そのとき理学療法士はこう考える

事例で学ぶ臨床プロセスの導きかた

編集
藤野 雄次
埼玉医科大学国際医療センター
リハビリテーションセンター・主任

編集協力
松田 雅弘
城西国際大学福祉総合学部
理学療法学科・准教授

畠 昌史
厚生連高岡病院
リハビリテーション部

田屋 雅信
東京大学医学部附属病院
リハビリテーション部

医学書院

編者略歴 ■ 藤野雄次（ふじのゆうじ）

1983年，茨城県生まれ．2004年，埼玉医科大学短期大学理学療法学科を卒業．同年4月，埼玉医科大学附属病院（現：埼玉医科大学病院）に入職．脳卒中のほか整形外科疾患や神経難病，内部障害，在宅訪問など各領域を幅広く経験する．2007年4月より埼玉医科大学国際医療センターに異動（現職）．高度急性期の脳卒中，救命救急領域の臨床に従事．2011年3月，首都大学東京人間健康科学研究科理学療法科学域で修士課程を修了．2016年3月，同大学院で博士号（理学療法学）を取得．
【資格】認定理学療法士（脳卒中），専門理学療法士（神経），心臓リハビリテーション指導士，3学会合同呼吸療法認定士
【所属】日本理学療法士協会，埼玉県理学療法士会（第25回学会事務局長），日本高次脳機能障害学会，日本神経心理学会，日本心臓リハビリテーション学会，理学療法科学学会，東京臨床理学療法研究会，日本理学療法イニシアティブ研究会（理事）

そのとき理学療法士はこう考える
──事例で学ぶ臨床プロセスの導きかた

発　　行　2017年5月1日　第1版第1刷Ⓒ
編　　集　藤野雄次
編集協力　松田雅弘・畠　昌史・田屋雅信
発行者　株式会社　医学書院
　　　　代表取締役　金原　優
　　　　〒113-8719　東京都文京区本郷1-28-23
　　　　電話　03-3817-5600（社内案内）
印刷・製本　双文社印刷

本書の複製権・翻訳権・上映権・譲渡権・貸与権・公衆送信権（送信可能化権を含む）は株式会社医学書院が保有します．

ISBN978-4-260-03004-5

本書を無断で複製する行為（複写，スキャン，デジタルデータ化など）は，「私的使用のための複製」など著作権法上の限られた例外を除き禁じられています．大学，病院，診療所，企業などにおいて，業務上使用する目的（診療，研究活動を含む）で上記の行為を行うことは，その使用範囲が内部的であっても，私的使用には該当せず，違法です．また私的使用に該当する場合であっても，代行業者等の第三者に依頼して上記の行為を行うことは違法となります．

JCOPY　〈出版者著作権管理機構　委託出版物〉
本書の無断複製は著作権法上での例外を除き禁じられています．複製される場合は，そのつど事前に，出版者著作権管理機構（電話 03-3513-6969，FAX 03-3513-6979，info@jcopy.or.jp）の許諾を得てください．

執筆者一覧(執筆順)

藤野　雄次	埼玉医科大学国際医療センターリハビリテーションセンター・主任
畠　　昌史	厚生連高岡病院リハビリテーション部
松田　雅弘	城西国際大学福祉総合学部理学療法学科・准教授
田屋　雅信	東京大学医学部附属病院リハビリテーション部
外山　洋平	埼玉医科大学国際医療センターリハビリテーションセンター
深田　和浩	埼玉医科大学国際医療センターリハビリテーションセンター
渡辺　　学	北里大学メディカルセンターリハビリテーションセンター・係長
新井　智之	埼玉医科大学保健医療学部理学療法学科・講師
鈴木　俊明	関西医療大学大学院保健医療学研究科・研究副科長/教授
井上　真秀	埼玉医科大学国際医療センターリハビリテーションセンター
鈴木　陽介	JIN整形外科スポーツクリニックリハビリテーション科
美﨑　定也	苑田会人工関節センター病院リハビリテーション科・科長
小山　貴之	日本大学文理学部体育学科・准教授
藤田　博曉	埼玉医科大学保健医療学部理学療法学科・教授
菊地　　豊	脳血管研究所美原記念病院神経難病リハビリテーション科・科長
松尾　善美	武庫川女子大学健康・スポーツ科学部健康・スポーツ科学科・教授
新田　　收	首都大学東京健康福祉学部理学療法学科・教授
田上　未来	城西国際大学福祉総合学部理学療法学科
奥野裕佳子	茨城県立医療大学保健医療学部理学療法学科
杉本　　諭	東京医療学院大学保健医療学部リハビリテーション学科理学療法学専攻・教授
大川　信介	社会医療法人さいたま市民医療センター診療技術部リハビリテーション科・係長
三木　啓嗣	東京都済生会中央病院リハビリテーション科
國枝　洋太	東京都済生会中央病院認知症疾患医療センター・副主任
万治　淳史	埼玉みさと総合リハビリテーション病院リハビリテーション部・主任
宮本　真明	渕野辺総合病院リハビリテーション室・主任
生野　公貴	西大和リハビリテーション病院リハビリテーション部・副技師長
中村　　学	花はたリハビリテーション病院リハビリテーション科・主任
廣澤　全紀	東京都リハビリテーション病院リハビリテーション部理学療法科・主任
沼尾　　拓	社会医学技術学院理学療法学科
丸谷　康平	埼玉医科大学保健医療学部理学療法学科
中城　美香	日高の里リハビリテーション課
伊勢崎嘉則	社会福祉法人養和会第二八丈老人ホーム
金子　達哉	柏たなか病院リハビリテーション科・主任
濱田　尚行	柏たなか病院リハビリテーション科・科長
蓮田　有莉	株式会社Next 障害者就労支援事業所りん・管理者
森　　隼人	リハビリの風訪問看護ステーション みなと
茂木　宏昌	社会医療法人さいたま市民医療センター診療技術部リハビリテーション科・主任

征矢　直之	池上総合病院リハビリテーション室
古谷　英孝	苑田会人工関節センター病院リハビリテーション科・副主任
来住野麻美	横浜市スポーツ医科学センターリハビリテーション科
窪田　智史	横浜市スポーツ医科学センターリハビリテーション科
見供　　翔	河北総合病院リハビリテーション科
早坂　　仰	船橋整形外科病院理学診療部・主任
三森由香子	慶應義塾大学病院リハビリテーション科
青木　賢宏	八王子保健生活協同組合城山病院リハビリテーション科・係長
安彦　鉄平	京都橘大学健康科学部理学療法学科・専任講師
加古　誠人	名古屋大学医学部附属病院リハビリテーション部
小川　大輔	目白大学保健医療学部理学療法学科・専任講師
市川　和奈	訪問看護ステーション北沢
松村　将司	杏林大学保健学部理学療法学科
瓦田　恵三	寺嶋整形外科医院リハビリテーション科
布施　陽子	文京学院大学保健医療技術学部理学療法学科
廣幡　健二	東京医科歯科大学スポーツ医歯学診療センター
桜井　徹也	医療法人葦の会石井クリニックリハビリテーション科医療部門統括
溝口　眞健	老人保健施設ハートフルライフ西城リハビリテーション部・課長
風間　寛子	群馬県立心臓血管センターリハビリテーション課
吉岡　　了	労働者健康安全機構関東労災病院中央リハビリテーション部
猪熊　正美	群馬県立心臓血管センターリハビリテーション課
西川　淳一	帝京大学医学部附属病院心臓リハビリテーションセンター・主任
長谷川　信	群馬大学医学部附属病院リハビリテーション部
渡邉　陽介	聖マリアンナ医科大学病院リハビリテーション部理学療法・主任
安井　　健	東京大学医学部附属病院リハビリテーション部
設楽　達則	群馬県立心臓血管センターリハビリテーション課・主任
金子　賢人	国立病院機構東埼玉病院機能回復部門リハビリテーション科
芝﨑　伸彦	狭山神経内科病院リハビリテーション科・副主任
笠井　健治	埼玉県総合リハビリテーションセンターリハビリテーション部理学療法科・主任
楠本　泰士	東京工科大学医療保健学部理学療法学科・講師
内尾　　優	東京女子医科大学病院リハビリテーション部
黒川　洋明	島田療育センターはちおうじリハビリテーション科
春山幸志郎	国立病院機構東埼玉病院機能回復部門リハビリテーション科
大熊　克信	社会医療法人さいたま市民医療センター診療技術部リハビリテーション科・科長補佐
武井　圭一	埼玉医科大学総合医療センターリハビリテーション部・主任
大隈　　統	医療法人和会武蔵台病院リハビリテーション課・課長
森下慎一郎	新潟医療福祉大学医療技術学部理学療法学科・准教授

序

「あなたは頑張り屋さんだからきっと大丈夫．がんばってね」

　これは，私が急性期病院での初めての実習を終える日，担当した患者さんから励まされた言葉である．
　学生時代の私は，試験に必要な知識をやみくもに暗記し，国家試験にさえ合格すれば"いち"理学療法士になれるという，極めて甘い考えの持ち主であった．教科書に書かれている評価を行い，先輩の事例報告を真似し，いかに理論的なレポートを書くかが重要と考えていた．きれいに理屈を並べたレポートは，私自身の評価を上げるための内容が書かれ，そこには患者さんや家族の想いが全く反映されていなかった．表面的には人の役に立つ仕事に就きたいとうたっていたが，その場しのぎの学生生活を送り，理学療法士としての知識や技術，責任感が欠如していた私は，実習で大きな挫折を味わい，何よりも患者さんの大切な時間を浪費させてしまったのである．そして，誰よりもつらいはずの患者さんからの言葉に，私は感謝の気持ちと後悔の念がこみ上げ，人目をはばからず涙したことを忘れることはできない．恥ずかしながら，私はこのとき初めて理学療法を真摯に学ぼうと決意したことを覚えている．
　入職後の私は，それまでの怠惰な姿勢を改め，足りない知識を取り戻すため，連日早朝から病院に行き教科書や文献を読みあさり，学会発表にも必ず取り組むようにした．しかし，いくら知識を補っても，経験の浅い私には先輩たちのように豊富な経験に基づく臨床判断ができず，目の前の対象者に最も適した評価，治療を選択できていなかった．臨床推論（クリニカルリーズニング）の能力に欠けていたため，机上で得た知識によって理論武装しても，武器の使いかたや応用の仕かたがわからなかったのである．クリニカルリーズニングをはじめとする臨床的な判断には，経験に基づく要素が多分に含まれているため，その判断の根拠を学ぶこと，伝えることは非常に難しい．しかしながら，この"臨床感"を言葉や文章に外在化し，一連の考えかたを学ぶことこそ，理学療法の質を高め，理学療法士の存在意義を打ち出すことにつながると考える．
　理学療法士にはなにができるのか．理学療法士にしかできないことはなにか．その答えは，なぜその評価が必要なのか，どのように問題点を抽出・解釈して治療に結びつけるのか，といった「活きた理学療法」の思考に触れることで見えてくるものがあるはずである．本書は，理学療法の基本や根拠を提示し，事例報告では科学的有用性と対象者1人1人の想いをどのように融合させ，理学療法を考えていくのかがまとめられている．理学療法は疾患や障害名が同じであっても，選択される評価，目標設定や治療プログラムが同じになることはない．大切なのは，対象者の主訴や生活，環境など様々な要素に対し，専門家としてどのように最善の策へと導いていくかを学ぶことである．読者の皆さんが本書から理学療法の本質を学び，そして本書が理学療法を必要とするすべての方々の生活を，人生をより良いものにするための一助になることを切に願う．
　初めての実習を経験してから14年．私を励ましてくれた患者さんは，今の私にどのよう

な言葉をかけてくれるのだろうか．当時とは境遇や経験値が違っていても，初心を胸に理学療法士として，1人の人間として，私はまだまだ成長していかなければならない．

　最後に，編集の機会を与えてくださった医学書院の北條立人氏，編集協力として多大なる助言をいただいた松田雅弘，畠　昌史，田屋雅信の諸氏，素晴らしい原稿を執筆していただいた方々，本書の章扉の掲載写真を撮影していただいた桑原陽子氏，これまでご指導くださった恩師の先生方，私を鼓舞してくれる埼玉医科大学国際医療センターの仲間，そして家族にこの場をかりて心から感謝を申し上げる．

　2017年3月

藤野雄次

目次

第 1 章
理学療法の意義 ... 1

1. 理学療法士ができること ▶藤野 雄次 ... 2
2. 理学療法は主訴から始まる ▶畠 昌史 ... 4
3. 評価や治療のなぜ？を考える ▶松田 雅弘 ... 6
4. 包括的リハビリテーションとは ▶田屋 雅信 ... 8
5. スペシャリストとジェネラリスト ▶松田 雅弘 ... 10

第 2 章
クリニカルリーズニング（臨床推論） ... 13

1. クリニカルリーズニングとは ▶藤野 雄次 ... 14
2. 動作分析のポイントと落とし穴 ▶藤野 雄次 ... 16
3. 脳画像の活用 ▶藤野 雄次 ... 18
4. 単純X線画像の活用─運動器について─ ▶畠 昌史 ... 20
5. 心エコー検査結果をどう活用するか ▶田屋 雅信 ... 22
6. 血液検査結果をどう活用するか ▶田屋 雅信 ... 24
7. 投薬状況にどう対応するか ▶田屋 雅信・松田 雅弘 ... 26
8. 文献の活用 ▶松田 雅弘 ... 28

第 3 章
現場で活きるリスク管理 ... 31

1. 病気がある人にとって運動は危険？ ▶藤野 雄次 ... 32
2. 急性期と生活期ではリスク管理の重要性は異なるのか？ ▶外山 洋平 ... 34
3. 理学療法士がなすべきリスク管理とは何か ▶田屋 雅信 ... 36
4. 診て，触れ，聞く─フィジカルアセスメントの重要性─ ▶田屋 雅信 ... 38

第4章

評価をどう活用するか ... 41

中枢神経疾患

1. 脳卒中の機能評価 ▶藤野 雄次 ... 42
2. Pusher現象の評価（SCP，BLS）▶深田 和浩 ... 44
3. 半側空間無視と注意機能の評価（BIT，CAT）▶渡辺 学 ... 46
4. バランス能力評価（BBS，FRT，TUG）▶新井 智之 ... 48
5. 動作分析（治療につなげるためのポイント）▶鈴木 俊明 ... 50
6. 体幹機能の評価（TCT，TIS）▶井上 真秀 ... 52

運動器疾患

1. 姿勢アライメントの評価 ▶鈴木 陽介 ... 54
2. 痛みの評価 ▶畠 昌史 ... 56
3. 人工関節置換術後の評価 ▶美﨑 定也 ... 58
4. 整形外科的テスト（頸部～体幹）▶小山 貴之 ... 60
5. 整形外科的テスト（上肢）▶小山 貴之 ... 62
6. 整形外科的テスト（下肢）▶小山 貴之 ... 64

内部障害

1. 心肺運動負荷試験（CPX）▶田屋 雅信 ... 66
2. 身体活動 ▶田屋 雅信 ... 68
3. 6分間歩行試験，シャトルウォーキングテスト ▶藤田 博曉 ... 70

神経筋疾患

1. 小脳性運動失調の評価（SARA）▶菊地 豊 ... 72
2. パーキンソン病の評価（UPDRS，Hoehn-Yahr分類）▶松尾 善美 ... 74

小児疾患

1. 脳性麻痺の評価（GMFM，GMFCS）▶松田 雅弘 ... 76
2. 小児における能力低下の評価（PEDI，WeeFIM）▶新田 收 ... 78

がん

1. がんの評価 ▶田上 未来 ... 80

ADL

1. 日常生活活動の評価（BI，FIM）▶奥野 裕佳子 ... 82

第5章

統合と解釈 ▶杉本 諭 ... 85

1. ICFを活用した理学療法評価とは？ ... 86
2. ボトムアップとトップダウンによる理学療法評価とは？ ... 88
3. 情報の統合と解釈はどのように行うのか？ ... 90
4. プログラム立案までのプロセスと考察のまとめかた ... 92
5. レジメの作成に必要なICFの理解 ... 94

第6章

事例報告の意義 ... 97

● 事例報告の意義 ▶松田 雅弘 ... 98

|中枢神経疾患|

1. 心不全のリスク管理が重要であった重度片麻痺者に対する理学療法の経験
　▶藤野 雄次 ... 100
2. 円背と変形性膝関節症を合併していたため早期歩行プログラムの検討が必要であった急性期脳卒中の事例 ▶大川 信介 ... 102
3. 脳卒中後うつ症状に対する動機づけと関わりかたが，している ADL の改善に重要であった事例 ▶三木 啓嗣 ... 104
4. 若年の右片麻痺患者に対して脳画像所見を用いて予後予測を行った理学療法の経験 ▶井上 真秀 ... 106
5. ワレンベルグ症候群後の誤嚥性肺炎合併により全身状態が悪化した事例に対して食事とトイレ歩行の獲得を目指した介入 ▶國枝 洋太 ... 108
6. Pusher現象により車椅子座位姿勢の崩れが著しく，ADL拡大に難渋した事例
　▶深田 和浩 ... 110
7. 脳卒中後重度片麻痺例に対して座位保持・移乗動作介助量の軽減を目指した事例 ▶万治 淳史 ... 112
8. 認知機能障害を呈した事例に対する入浴動作自立へ向けた行動変容アプローチ
　▶宮本 真明 ... 114
9. 麻痺側肩関節亜脱臼および肩関節痛を伴う重度運動麻痺に対して積極的なアプローチにより上肢ADLが拡大した事例 ▶生野 公貴 ... 116

10 全失語および右片麻痺患者の歩行再建にむけた取り組み—強化学習を用いて座位保持・歩行動作の運動学習を促進した一事例 ▶中村 学 118

11 高齢対麻痺事例のADL向上にむけた回復期病棟における取り組み ▶廣澤 全紀 120

12 注意障害や半側空間無視に対するアプローチによって，座位でのADLが拡大した高齢片麻痺例 ▶沼尾 拓 122

13 交通事故後に高次脳機能障害を呈した事例に対する職場復帰へのアプローチ ▶渡辺 学 124

14 腰痛により理学療法の方針転換が必要となった維持期両側片麻痺例 ▶丸谷 康平・中城 美香 126

15 特別養護老人ホーム入所者における摂食のリスクマネジメントと多職種連携を検討した事例 ▶伊勢崎 嘉則 128

16 麻痺の回復を望む生活期片麻痺患者へ障害受容を促すとともに生きがいである畑作業の再獲得を目指した事例 ▶金子 達哉・濱田 尚行 130

17 発症後6か月が経過した右片麻痺障害者のゴルフ復帰にむけた理学療法士としての関わり ▶蓮田 有莉 132

18 一人暮らしを続けるために必要な日常生活能力を多職種連携によって高めた事例 ▶森 隼人 134

19 脳腫瘍に伴い，右片麻痺と高次脳機能障害を呈した長期的な在宅支援の実施例 ▶松田 雅弘 136

運動器疾患

1 自覚的脚長差を呈した人工股関節全置換術術後患者に対する理学療法の経験 ▶茂木 宏昌 138

2 大腿骨転子部骨折術後，姿勢に注目し介入した結果，早期歩行自立が可能となった事例 ▶征矢 直之 140

3 階段昇降動作困難感に対して動作パターンを考慮しながら介入した人工膝関節全置換術後の女性事例 ▶古谷 英孝 142

4 半腱様筋腱を用いたACL再建術後事例—腱採取部に着目した術後3か月までのリハビリテーション ▶来住野 麻美・窪田 智史 144

5 ジョギング時の疼痛を呈したアキレス腱縫合術後患者に対する治療経験—フットサル復帰にむけて ▶見供 翔 146

6 剣道復帰を目指した腱板広範囲断裂術後事例 ▶早坂 仰 148

7 特発性側弯症手術後の大学生に対する術後早期から復学までの段階的な理学療法介入 ▶三森 由香子 150

8 発症早期より離床が開始され，自宅復帰した高齢脊椎圧迫骨折の事例 ▶青木 賢宏 152

9 仮義足作成前の体幹・骨盤モビリティーの向上が早期義足歩行自立を可能にした下腿切断の事例 ▶安彦 鉄平 154

10 左大腿転移性骨肉腫術後患者に対し，構造的要因と心理的要因に着目した一例
　　　　▶加古 誠人 …………………………………………………………………………… 156
11 変形性膝関節症患者（保存療法）の外側スラストに伴う歩行時痛に対して，
　　徒手療法を中心とする介入が有効であった事例 ▶小川 大輔 ……………………… 158
12 姿勢アライメントが肩関節周囲炎に影響していた事例
　　— Kaltenborn−Evjenth concept による評価を用いて ▶市川 和奈 ………………… 160
13 ダンス中に頸部痛を発症し，環軸椎亜脱臼と診断された関節リウマチ患者に
　　対する理学療法と日常生活指導の経験 ▶松村 将司 ………………………………… 162
14 骨アライメントから予後を予測しながら介入を進めた橈骨遠位端骨折後の
　　高齢女性事例 ▶瓦田 恵三 ……………………………………………………………… 164
15 頸椎症に対し，職場での座位姿勢に注目して介入することで改善に至った事例
　　　　▶畠 昌史 ………………………………………………………………………… 166
16 腰痛を呈する妊婦への理学療法 ▶布施 陽子 ………………………………………… 168
17 バレエダンサーの脛骨内果後方部痛に対する治療経験—足関節機能不全と
　　片脚連続ジャンプ動作時の骨盤アライメントに着目した事例 ▶廣幡 健二 ……… 170
18 積極的保存療法により競技復帰を果たした投球肘障害の一例 ▶桜井 徹也 ……… 172
19 高度脊柱変形を伴った利用者の参加制限に対し，生活行為向上
　　リハビリテーションを実施した結果と課題 ▶溝口 眞健 …………………………… 174

内部障害

1 フィジカルアセスメントとBNPによる評価を行いながら離床を進めた
　高齢心不全事例 ▶田屋 雅信 …………………………………………………………… 176
2 急性大動脈解離術後に残存解離を認め，運動時の血圧管理に難渋した事例への
　早期退院にむけた理学療法 ▶外山 洋平 ……………………………………………… 178
3 具体的な目標設定により再発予防への意識を高めた心不全事例 ▶風間 寛子 …… 180
4 社会復帰を目指した心不全患者に対する介入事例 ▶吉岡 了 ……………………… 182
5 心臓外科手術後に脳梗塞左上肢麻痺を発症後，作業療法士との連携を強化し
　自宅復帰と仕事復帰を目指した事例 ▶猪熊 正美 …………………………………… 184
6 歩行速度改善に着目して介入したフレイルを呈する高齢開心術後事例
　　　　▶西川 淳一 ……………………………………………………………………… 186
7 訪問リハ医療連携にて運動機能を維持向上できた在宅療養COPDの事例
　　　　▶長谷川 信 ……………………………………………………………………… 188
8 人工呼吸器装着中から早期リハビリテーションを開始しウィーニング・
　再挿管予防を達成した重症呼吸不全事例 ▶渡邉 陽介 ……………………………… 190
9 合併症への対応と退院調整を要した特発性間質性肺炎の事例 ▶安井 健 ………… 192
10 糖尿病コントロールに難渋した虚血性心疾患事例 ▶設楽 達則 …………………… 194

神経筋疾患

1 ギラン・バレー症候群を呈し歩行再建により独居が可能となった事例
　　　　▶金子 賢人 ……………………………………………………………………… 196

2 歩行時の視覚情報処理に着目した介入により歩行能力の向上が得られた
脊髄小脳変性症事例 ▶菊地 豊 ……………………………………………………… 198

3 機能低下に伴い歩行介助方法を変化させた筋萎縮性側索硬化症患者に対する
理学療法の経験 ▶芝﨑 伸彦 …………………………………………………… 200

4 異常姿勢と歩行中の身体認識にアプローチし加速歩行の改善を得た事例
▶笠井 健治 ………………………………………………………………………… 202

| 小児疾患 |

1 体幹機能に着目した長期的な介入により歩行機能と認知機能が改善した事例
▶松田 雅弘 ………………………………………………………………………… 204

2 屋内床上移動レベルの脳性麻痺児に対する選択的股関節筋解離術と
術後理学療法によって歩行を獲得した事例 ▶楠本 泰士 …………………… 206

3 NICUより早期介入した脳室内出血後水頭症の極低出生体重児 ▶内尾 優 …… 208

4 アテトーゼ型脳性麻痺児に対し就学にむけた環境調整を行い，活動範囲が
拡大した事例 ▶黒川 洋明 ……………………………………………………… 210

5 脊柱変形の進行予防を中心に包括的アプローチを展開した
デュシェンヌ型筋ジストロフィーの事例 ▶春山 幸志郎 …………………… 212

| がん |

1 脊椎転移に対するリスク管理が重要であった対麻痺を呈したがん患者の
理学療法 ▶大熊 克信 …………………………………………………………… 214

2 術後の運動耐容能の改善に伴い退院後生活に対する自己効力感が向上した
肺がん事例 ▶武井 圭一 ………………………………………………………… 216

3 進行肝がんと転移性胸椎腫瘍に伴う対麻痺を呈し，精神心理面に配慮して
目標設定と介入を行った事例 ▶大隈 統 ……………………………………… 218

4 移植前からの積極的理学療法により移植後も身体機能を維持できた
造血幹細胞移植事例 ▶森下 慎一郎 …………………………………………… 220

索引 …………………………………………………………………………………… 222

装丁・本文デザイン　hotz design inc.

本書で使用されている略語

略語	英語	日本語
ADL	activities of daily living	日常生活活動
AFO	ankle-foot orthosis	短下肢装具
Alb	albumin	血清アルブミン
ALT (GPT)	alanine aminotransferase (glutamic pyruvic transaminase)	アラニンアミノトランスフェラーゼ（グルタミン酸ピルビン酸トランスアミナーゼ）
AMI	acute myocardial infarction	急性心筋梗塞
AST (GOT)	aspartate aminotransferase (glutamic oxaloacetic transaminase)	アスパラギン酸アミノトランスフェラーゼ（グルタミン酸オキサロ酢酸トランスアミナーゼ）
AT	anaerobic threshold	嫌気性代謝閾値
BBS	Berg Balance Scale	
BIT	Behavioural Inattention Test	行動性無視検査
BI	Barthel Index	
BLS	Burke Lateropulsion Scale	
BMI	Body Mass Index	体格指数
BNP	brain natriuretic peptide	脳性ナトリウム利尿ペプチド
BRS	Brunnstrom Recovery Stage	
CAG	coronary angiography	冠動脈造影
RCA	right coronary artery	右冠動脈 (#1〜4)
LMT	left main trunk	左主幹部 (#5)
LAD	left anterior descending	左前下行枝 (#6〜10)
LCX	left circumflex	左回旋枝 (#11〜15)
CHF	congestive heart failure	うっ血性心不全
CI	cardiac index	心係数
CK	creatine kinase	クレアチンキナーゼ
CKC	closed kinetic chain	閉鎖性運動連鎖
COPD	chronic obstructive pulmonary disease	慢性閉塞性肺疾患
CPX	Cardiopulmonary Exercise Test	心肺運動負荷試験
Cr	creatinine	クレアチニン
CRP	C-reactive protein	C反応性蛋白
CTR	cardio thoracic ratio	心胸郭比
CT	computed tomography	コンピュータ断層撮影

略語	英語	日本語
DM	diabetes mellitus	糖尿病
eGFR	estimated glomerular filtration rate	推定糸球体濾過量
FIM	Functional Independence Measure	機能的自立度評価法
FRT	Functional Reach Test	機能的リーチテスト
GCS	Glasgow Coma Scale	
HADS	Hospital Anxiety and Depression Scale	不安・抑うつ尺度
Hb	hemoglobin	ヘモグロビン濃度
HDS-R	Hasegawa's Dementia Scale for Revised	改訂長谷川式簡易知能評価スケール
HOT	home oxygen therapy	在宅酸素療法
IADL	instrumental activities of daily living	手段的日常生活活動
JCS	Japan Coma Scale	
KAFO	knee-ankle-foot orthosis	長下肢装具
LTG	long term goal	長期目標
LVEF	left ventricular ejection fraction	左室駆出率
MAS	Modified Ashworth Scale	
MMSE	Mini Mental State Examination	ミニメンタルステート検査
MMT	Manual Muscle Test	徒手筋力テスト
MRI	magnetic resonance imaging	磁気共鳴画像
MSW	medical social worker	医療ソーシャルワーカー
NIHSS	National Institute of Health Stroke Scale	
NRS	Numerical Rating Scale	
Ns	nurse	看護師
OKC	open kinetic chain	開放性運動連鎖
ORIF	open reduction and internal fixation	観血的整復固定術
OT	occupational therapist	作業療法士
PAWP	pulmonary artery wedge pressure	肺動脈楔入圧
PCI	percutaneous coronary intervention	経皮的冠動脈形成術
PCWP	pulmonary capillary wedge pressure	肺毛細血管楔入圧
PLT	platelet	血小板
PT	physical therapist	理学療法士
QOL	quality of life	生活の質
RA	rheumatoid arthritis	関節リウマチ

略語	英語	日本語
Rancho Los Amigos による歩行周期		
IC	initial contact	初期接地
LR	loading response	荷重応答期
MSt	mid stance	立脚中期
TSt	terminal stance	立脚終期
PSw	pre-swing	遊脚前期
ISw	initial swing	遊脚初期
MSw	mid swing	遊脚中期
TSw	terminal stance	遊脚終期
ROM	range of motion	関節可動域
SCP	Scale for Contraversive Pushing	
SIAS	Stroke Impairment Assessment Set	
SMD	spina malleolar distance	棘果長
STG	short term goal	短期目標
ST	speech-language-hearing therapist	言語聴覚士
THA	total hip arthroplasty	人工股関節全置換術
TKA	total knee arthroplasty	人工膝関節全置換術
TMD	trochanter malleolar distance	転子果長
TUGT	Timed Up and Go Test	
USN	unilateral spatial neglect	半側空間無視
VAS	Visual Analogue Scale	
WBC	white blood cells	白血球

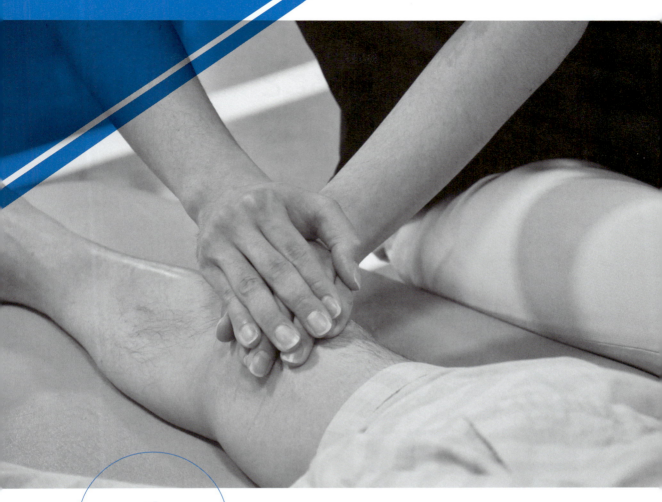

第1章
理学療法の意義

「理学療法士ってどんな仕事?」
理学療法士を目指した者であれば,必ず一度は人から聞かれたことがあるだろう.また,日々の業務に没頭しているなかで,ふと,理学療法士としての自分の存在意義に疑問を持ったこともあるのではないだろうか.
まず本章では,理学療法の意義について改めて考えてみたい.

理学療法士ができること

理学療法とは

　理学療法士による筋力トレーニングは，世間一般で行われるものと何が違うのか．

　この問いは単純だが奥が深い．理学療法はストレッチをはじめとする徒手療法，筋力トレーニングなどを治療手段の1つとしている．これらの治療を提供する職業は理学療法士に限らないため，理学療法士にしかできないことや他職種との違いを見いだすことがことのほか難しいようである．

　理学療法士はどのように理学療法の評価を解釈し，治療を実践するのかを常に自問自答し，専門職としての意義を打ち出せなければならない．そこでまず，理学療法をどう捉えるべきなのか，理学療法士の専門性は何なのかといった点を確認していきたい．

理学療法士は運動・動作を改善させる専門家

　理学療法士は運動，動作を改善させる専門家であり，ADL（日常生活活動）の改善，QOL（生活の質）の向上を目的としている．そのため，理学療法は，単に筋力の向上や疼痛の軽減を図るのではなく，あくまで真の目的を達成するための一手段として様々な治療を適応していく．

　たとえば起立・着座が困難な対象者に対し，理学療法士は，筋力が問題なのか，関節可動域が問題なのか，その他の原因なのかを検証し，筋力を改善させる必要があるとすればどの筋がターゲットになるのかを的確に抽出する必要がある．筋力トレーニングを治療として選択したならば，当然ながら筋力を向上させうる負荷量や回数を設定するが，単に足首に錘をつけた膝伸展運動を処方するのでなく，起立・着座動作の改善を見据えなければならない．立ち上がり時は大腿四頭筋の強い求心性収縮が求められ，反対に着座時は遠心性収縮によって勢いを制動しなければならない．そのため，膝伸展時は筋出力を高めるため足関節を背屈しながら素早く運動し，膝伸展位から屈曲位へはゆっくり戻す，といった視点が肝要である．理学療法には様々な治療手技が存在するが，その治療による断片的あるいは一時的な症状の改善にのみこだわることは理学療法士の自己満足になりうることを忘れてはならない．

　では，脳卒中後遺症によって片麻痺がある対象者にはどのようなことができるのか．そもそも動かなくなった手足に対し，いかにして運動機能や動作を改善させるのか．病気になってすぐの集中治療室から理学療法は開始され，チーム医療の一員として早期離床，早期歩行練習などが実践されている．もちろん，そのためには医学情報を共有・理解し，医師やNsなどと共通の言語でやり取りすることも欠かすことはできない．また，理学療法士は装具療法，機能的電気刺激など，治療を行ううえで武器ともいえる道具を活用し，運動麻痺がある対象者の機能やADLの改善を図ることが可能である．さらに，動作や生活を熟知する理学療法士は，福祉用具の選定や住宅改修に携わり，住み慣れた地域で継続して暮らすための援助も重要な役割となる．

職域の広がり

　従来，理学療法は脳卒中や整形外科疾患などに対する機能回復を促すことが主流であったが（3次予防），近年では予防医学における理学療法の役割も重要となってきている．これは，運動指導

や生活習慣の改善によって健康増進を図り,「病気になる前に予防する」というものである（1次予防）．そのほかにも理学療法士の活躍の場は広がっており（表1）[1]，それぞれの領域における理学療法の効果を科学的に検証し，専門職としての治療や地位の確立にまい進している．

このような状況において，理学療法士はどのような活動が必要とされているか．たとえば，予防医学における理学療法では元気に生活できる年齢（健康寿命）を延伸させる取り組みが行われている．この背景には，後期高齢者の増加によって莫大に膨れ上がっている社会保障費の増加を抑制する狙いがあり，この社会保障費の削減は医療経済における喫緊の課題とされる．理学療法士は，治療手技や知識の習得に対する研鑽を欠かすことはできないが，専門職としての役割を通して社会的問題や要求を解決することも課せられた使命の1つである．

死にゆく人々との関わり

がんの理学療法は，運動機能やADLの改善が目的の1つとなるが，緩和ケアのように死期が近づいている対象者にも実践される．このような方に対して理学療法士にできることはあるのだろうか．麻薬（鎮痛剤）を用いて何とか痛みに耐えている患者とそれを見守る家族は，理学療法士に何を求めるのか．

終末期における理学療法は，機能回復を目的とした理学療法とは一線を画すものかもしれない．筆者が以前担当した終末期のがん患者は，息子や孫に自身のつらそうな姿しか見せられていない，との思いから病院から外出して少しでも元気な姿を見せ，家族の思い出の寿司屋に行きたいという希望があった．息子宅は病院から約1時間であり，外出に必要な歩行手段の獲得，座位耐久性の向上を目的に理学療法を実施した．懸命に理学療法に取り組み，無事に外出して寿司屋で食事ができたときには涙して喜んでいた．その後，がんの進行に伴って痛みが強くなり，下肢の浮腫や発熱によって起きることもままならなくなった．理学療法士として治療できることはほとんどなかったが，患者とその家族は「筆者の顔が見たい，話をするだけでもいい」といい，亡くなる数日前まで手を握りながらその方の命に向き合った．

終末期医療における理学療法では，対象者の生存期間をできるだけ有意義に過ごしてもらうことが大きな役割となる．同時に疼痛や苦痛の緩和を図ることが非常に重要となる．痛みは生きるために不可欠な睡眠や食事を妨げ，その苦しさは計り知れない．理学療法士は不動性の痛みに対するストレッチや安楽な肢位へのポジショニング，あるいは浮腫に対するアプローチ，痛みや身体機能の低下を補う動作方法を指導することが可能である．また，これらのことを家族にも実践してもらうことで医療・介護に参加し，家族が患者とともに病気に向かい合う機会を作ることもできるのである．緩和ケアや終末期医療では，残された時間のなかで理学療法が実践されるため，その責任は重い．理学療法士はたとえ動作やADLの回復が期待できなくとも，患者や家族に寄り添い，精神心理的なケアを含めた全人的な関わりが求められる．

表1 日本理学療法士協会における分科学会と部門（2017年2月時点）

分科学会	部門
・日本運動器理学療法学会 ・日本基礎理学療法学会 ・日本呼吸理学療法学会 ・日本支援工学理学療法学会 ・日本小児理学療法学会 ・日本神経理学療法学会 ・日本心血管理学療法学会 ・日本スポーツ理学療法学会 ・日本地域理学療法学会 ・日本糖尿病理学療法学会 ・日本予防理学療法学会 ・日本理学療法教育学会	・ウイメンズヘルス・メンズヘルス理学療法部門 ・栄養・嚥下理学療法部門 ・学校保健・特別支援教育理学療法部門 ・がん理学療法部門 ・産業理学療法部門 ・精神・心理領域理学療法部門 ・徒手理学療法部門 ・動物に対する理学療法部門 ・物理療法部門 ・理学療法管理部門

〔日本理学療法士協会ホームページより〕

[文献]
1) 日本理学療法士協会ホームページ（http://www.japanpt.or.jp/）

（藤野雄次）

理学療法は主訴から始まる

主訴によって理学療法の方向性が決まる

　理学療法の対象は非常に幅広い．年齢は新生児から超高齢者まで，疾患は心臓移植後のリハビリテーションからスポーツ障害まで，多種多様である．さらに，同じ年齢，同じ疾患でも，それぞれの対象者にはそれぞれの心身の特徴がある．生活歴や価値観，家庭環境，住居環境，食生活も異なり，その結果，対象者の状態像は，それまでの生活，人生を反映した，極めて個別的で個性的なものになる．これがいわゆる「個別性」である．理学療法士は対象者の個別性に対応したリハビリテーションを提供することが求められる．

　それでは，個別性に配慮した理学療法はどのように開始されていくのか．どのように方向性が決定されていくべきか．その答えの1つは，間違いなく，対象者の「主訴」である．理学療法は対象者の主訴から始まるといっても過言ではない．

主訴とは？

　リハビリテーション場面における「主訴（chief complaint；C.C.）」は，疾病や障害に関する対象者の主な訴えのことで，現在最も困っていることや苦痛に感じていることを対象者の言葉で表現してもらったものである．基本的に「主訴」は理学療法初回評価で聴取する．その他に理学療法士が得るべき情報として，対象者本人が主観的に要求するものである「要望（Demand）」や「希望（Hope）」がある．そして理学療法評価の結果を統合・解釈したうえで，対象者にとって客観的に必要と判断される「ニード（Need）」を把握する．Needは，患者像を理解し，治療効果や理学療法介入効果も踏まえて決定されるため妥当で実現可能な内容[1]にならなければいけない（表1）．

疾患をみるのではなく，対象者という"個"をみる

　これらの主訴やDemand・Hopeがあってはじめて理学療法が成立するといえる．

　たとえば，患者は「筋力が落ちたから」医療機関を受診することはまずない．もちろん「歩行時にトレンデレンブルグサインが出るから」受診するわけでもない．患者は「膝が痛い」から受診するのである．この「膝が痛い」が患者の「主訴」であり，そこから理学療法評価を展開していくことになる．どのような痛みなのか，どういうときに痛むのか．そしてその痛みが具体的にどのように生活に影響しているのかなど，理学療法士としての専門性をもって，主訴を掘り下げていく．

　筆者がこれまで指導してきた実習生のなかには，患者の疾患名を聞いただけで，評価項目を挙げることができる者が何人かいた．「変形性膝関節症だから内反変形があって，歩行時にラテラルスラストが生じているので，それを制動するためには筋力強化が必要です」といった具合に，まだ実際に会ってもいない患者の問題点とそれに対する治療プログラムも挙げることができた．しかし，これは〇〇さんという個の「対象者」と向き合わず，△△症や□□障害といった「疾患や障害」だけをみている状態である．「疾患」について予習してきたことは評価できるが，対象者と向き合う理学療法士としては，決して褒められる姿勢ではない．先入観によってミスリードを起こし，目の前で生じている大事な現象を見逃してしまう危険さえある．セラピストは歩行障害を予測していても，実

表1 理学療法における主訴，要望・希望，ニード

主訴	疾病や障害に関する主な訴え(対象者の言葉) 最も困っていることや苦痛に感じていること 例：「外を歩いていると，右膝が痛くなってくる」「右手と右足が動かない」
要望(Demand)・希望(Hope)	対象者が要望・希望すること 実現可能かどうかは問題ではない 例：「友人とバス旅行に出かけたい」「これまでのように家事ができるようになりたい」
ニード(Need)	対象者にとって客観的に最も必要なこと 妥当で実現可能なもの 例：「荷物を持って300mの連続歩行が痛みなくできる」「トイレ動作が安全にできる」

際の患者は，「歩くのは問題ないのですが，正座したときに痛いです」という主訴かもしれない．

診断名は同じ変形性膝関節症でも，「歩いたときに膝が痛い」という患者と，「膝が曲がらなくて階段が上れない」という患者では，当然，評価も治療プログラムも変わってくる．単に「変形性膝関節症の患者」として関わっていたら，真の問題点にたどり着くまで随分遠回りをしたり，無駄な評価・治療を実施してしまう危険がある．極端にいうと，年齢，性別，職業，性格，変形の程度，体格，合併症，家屋状況，家族などの情報に関わらず，どのような「変形性膝関節症」の患者にも同じ対応をすることになってしまう．現実にはあってはならないが，主訴を聞かずに理学療法を開始すると，患者の望んでいないことにまで介入してしまうというとんでもない事態を招きかねない．主訴を聞かないことには理学療法を始められないのである．

主訴の次に，対象者がどうなりたいのかDemandあるいはHopeを聴取する．身体構造のことについて話す方もいるし，活動・参加レベルのことを訴える方もいる．ここでは実現性は関係ない．Demand・Hopeを聴取することで，セラピストは対象者の状況を理解したり，生活や人生，あるいは家族に対する思いの一部を知り，共有することとなる．それは評価や介入方法に反映させるべき貴重な情報になるだけではなく，対象者との信頼関係の構築にもつながる重要な作業である．

主訴もDemand・Hopeも，対象者の主観的な訴えに対してわれわれセラピストは客観的に聞くことが重要である．相手の訴えを尊重し，セラピストの価値観や思いこみで解釈してしまわないように注意したい．

そしてそれらをもとに各評価を実施し，その結果からNeedを明確にする．Needは対象者にとって最も必要なことである．したがって内容は，妥当かつ最善なものであるべきで，多くの場合，それが目標(ゴール)となる．

個別性に対応するために

急性期のリハビリテーションにおいては，意識障害がある時期から介入することも多い．また終末期，小児など，自身の状態の理解が難しいケースや状況の判断が困難なケースもある．その場合には，家族や介護者の主訴を優先することになる．また理学療法士は，根拠に基づいて，患者の機能予後を的確に予測することができるため，後々その対象者から出る主訴を予測して介入を開始することもある．当然，経過に伴い対象者の状況は変化するため，適宜，主訴とDemand・Hopeを確認し，Needを見直しながら介入を進めていくことになる．

このように，ほぼすべてのケースにおいて，理学療法は主訴から始まるべきであると筆者は考える．それこそが対象者の個別性に対応するために重要なはじめの一歩となる．それゆえ，事例報告書の冒頭には「主訴」が出てくる必要があり，その「主訴」が事例に対する理学療法の方向性を指し示しているべきである．もちろん評価や考察の内容は，症状や障害に関することがメインになることが多い．しかしその大前提として対象者の「主訴」があることを忘れてはならない．

[文献]
1) 齋藤昭彦(監修)，榎本雪絵，他：よくわかる理学療法の検査・測定・評価．図解入門メディカルワークシリーズ，pp67-68，秀和システム，2013

(畠　昌史)

評価や治療のなぜ？を考える

最善の治療の陰に根拠をもった評価がある

理学療法士は，様々な疾患の症状や徴候を評価したうえで，適切な治療を選択する能力が求められる．その評価や治療の選択にあたっては，なぜそのように考えたのかを意識しておく必要がある．たとえば，運動性失語によって発話がうまくいかないが在宅で自立した生活を送っている方を想像してほしい．そのような方の意識レベルを評価するとき，どのような評価を選択するべきだろうか．意識レベルの評価＝Japan Coma Scaleと安易に評価方法を選択してしまえば，たとえ意識がしっかりしている患者でも，失語症状のために質問に答えられず，「意識障害あり」と誤った判断をしてしまう．

「運動麻痺だからBrunnstrom Recovery Stageをみる」といったルーチンワークから得られる評価結果は，単なる「数値」であり，その数値が本当に意味あるものなのか，どのような解釈ができるのか判断できない．どのような評価を選び，どのように評価するのか．明確な理由をもった評価から得られる結果は，治療へと展開するための多くの判断材料や情報が含まれている．

評価のなぜを探る

網羅的に評価すると，多くの時間を要し，明確にしたい評価があいまいになりやすい．ある症状に対して検証作業を確実に行うためには，表1[1]に挙げるような対象者，検者，尺度特性において望ましい要件を満たした評価尺度を用いるとよい．迷ったときには，ガイドラインにスタンダードな評価尺度が紹介されているので参考になる．

表1 望ましい評価尺度の条件

対象者	・負担が少ない，疲れを招きにくい ・安全である
検者	・短時間で計測できる ・特別な時間や場所でなくても計測できる ・特別な機器や技術がなくても計測できる
尺度特性	・信頼性が高い（測定の精度が高い） ・妥当性が高い（測定しようとしたものをよく表している） ・感度が高い（障害が存在していることを正しく検出できる） ・特異度が高い（障害が存在していないことを正しく検出できる） ・参考値が提示されている ・量的データ（量的変数）である（情報量が多いデータである）

〔橋立博幸：リハビリテーション評価計画の立て方．潮見泰藏，他（編）：リハビリテーション基礎評価学，p32，羊土社，2014より〕

繰り返しになるが，評価はある症状に対して「なぜ？」を探るために選択されるべきで，その選択される評価で何を知りたいかを明確にしておきたい．たとえば，運動麻痺はBrunnstrom Recovery StageやStroke Impairment Assessment Setなど複数の評価から選択するが，その真意は数値を知ることではなく，歩行やその他の動作に及ぼす影響を知ることにある．そして，その評価結果から予後を予測することで，治療展開を創造していくことが可能になる．

治療のなぜを探る

理学療法のアプローチは図1[2]のように多角的なものであり，単に麻痺を治療するだけではない．機能・構造の障害に対するアプローチ（治療的アプローチ）は一般的な理学療法の治療手法である．活動制限に対して機能代償や補装具などの手段を用いて，反復練習によってスキルの向上を目指す練習的アプローチ，参加制約に対して日常生活や

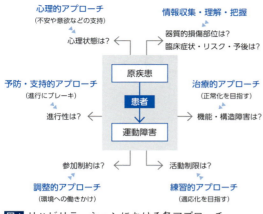

図1 リハビリテーションにおける各アプローチ
〔對馬 均:治療計画(理学療法プログラム)の立案. 内山 靖(編):標準理学療法学 専門分野, 理学療法評価学, 第2版, p249, 医学書院, 2004 より〕

表2 エンドフィール(最終域感)

Soft: 軟部組織の接近	正常	しなやかな圧迫感
	異常	過剰な筋肥大による関節可動域制限
Soft: 筋の伸張感	正常	ゴムのような弾力のある停止感
	異常	筋緊張亢進や短縮筋による弾性の増大
Firm: 関節包の伸張	正常	革のような硬い停止感
	異常	短縮した関節包や靱帯による,正常な停止の前におこる感覚
Hard: 骨性	正常	骨と骨との接触で弾力に欠けた硬い感じ
	異常	骨性の軋轢や制動で痛みを伴う
弾性の減少	異常	瘢痕組織や短縮した結合組織による弾性の減少
筋スパズム	異常	運動が突然停止するような痙攣終末感で痛みを伴う
その他		

社会生活上での不都合につながる環境条件の調整を図る調整的アプローチなど,機能面だけではなく,代償的な手段を主体としたアプローチ方法もある.われわれ理学療法士は,このような複合的な治療手段を適切に選択していかなくてはいけない.

脳卒中ガイドラインでは,歩行能力の改善には起立-着席練習や歩行練習などの下肢の運動量を多くすることを強く勧めている(グレードA).しかし,どのような課題で起立-着席練習を行うのか,詳細な治療戦略は理学療法士の評価によって決定される必要がある.そのため個々の評価結果に基づき,なぜその治療を選択し,どのような条件で治療を行うのかについて明確な根拠をもたなければ個別的なプログラムは立案できない.装具や杖の選択,歩行距離や速度,回数の選択,患者の誘導方法や声掛けなど,そのすべてが個別の評価結果から判断されたオリジナルなものでなければならない.

評価と治療を切り離さない

学生のレポートをみていると,関節可動域の項目にはエンドフィールが記載されているが,関節可動域を測定している現場でエンドフィールはどうであったかを問うと答えられないことが多い.つまり,治療に直結させるための評価ではなく,単なる関節角度の測定になっており,エンドフィールの原因が後付けになっているのである.その結果,評価に基づく意思決定は困難となり,治療計画を立案しても具体性や論理性に欠ける内容となり,効果判定もあやふやなものになる.

表2 に示したようにエンドフィールには様々な種類があり,可動域を制限している原因が異なれば,当然ながら治療のターゲットになる組織も治療手段も異なる.このことはすべての評価に当てはまるものであり,得られた所見が治療選択においてどう活用されるのかを常に考えて評価に取り組まなければならない.

[文献]
1) 橋立博幸:リハビリテーション評価計画の立て方. 潮見泰藏, 他(編):リハビリテーション基礎評価学, p32, 羊土社, 2014
2) 對馬 均:治療計画(理学療法プログラム)の立案. 内山 靖(編):標準理学療法学 専門分野, 理学療法評価学, 第2版, p249, 医学書院, 2004

(松田雅弘)

4 包括的リハビリテーションとは

同じ土俵でPTの専門性を発揮するには

多職種協働(interprofessional work；IPW)やチーム医療といわれる昨今，理学療法士に求められる専門性は何か考える必要がある．最近では，地域包括ケアシステムにおいても「包括」という言葉が組み込まれている．すなわち，これまで以上に多職種と同じ土俵で理学療法士の専門性を発揮することが求められている．

本項目は筆者の専門である心臓リハビリテーションの現場からIPWの重要性，理学療法の専門性について言及する．

1. 共通の言語を使用する

同じ土俵にいるということは共通の言語で患者の情報を共有し理解できることである．理学療法の専門用語は多職種に理解されづらいことを経験したことはないだろうか．カルテに自分なりに記載したことが，医師，Ns，時には他の療法士に理解されず，自己完結に終わらないよう心掛ける必要性がある．少なくとも多職種が理解できないことは，患者にも伝えることが難しい．

2. 多職種と連携し理学療法の相乗効果を引き出す

医学的な知識のもとに運動療法は理学療法士が行うというのはゆるぎないものと信じているが，チーム内においてはお互いがゴールを見据えて，Nsの見守りのもとで行うことも重要である．理学療法は最短で1日20分，長くても1時間程度である．患者にとっては24時間のうちのわずかな時間の中で，いかに質を高めゴールを達成できるかが求められている．20分の理学療法で患者を離床させ，後の時間はベッド上で過ごすのでは効果が少ない．患者が動けるようであれば活動量(歩数)を増やす．介助が必要であればNsと連携して離床時間(ベッド上座位時間も含む)を増やすことが重要である．

3. 多職種の介入内容を理解する

心大血管リハビリテーション料は，「心機能の回復，当該疾患の再発予防等をはかるために，心肺機能の評価による適切な運動処方に基づき運動療法などを個々の事例に応じて行った場合のみ算定する」としている．「など」にはNsによる生活指導，栄養士による栄養指導，薬剤師による服薬指導などが含まれている．ある患者に対し行われた生活指導，栄養指導の内容を理学療法士も理解し，時には指導内容が遵守されているかを運動療法中に問診することも必要である．

4. テーラーメイド型の理学療法を目指す

内部障害に対して理学療法士は何を評価し，治療をすることが患者にとって良いことなのか．運動療法が健康寿命の延長や再発予防に効果的であることは，すでにわかっている．しかし，一様に同じ内容(1日30分以上ウォーキングすること)の運動を指導するだけではゴールの達成が難しい．その患者の生活，職業などの背景を加味したアプローチが必要となる．例えば，仕事がデイタイムならば運動はできないし，休日も運動に時間を割けるかどうかわからない患者に対しどのような運動指導が求められているのかを考える．

包括的リハビリテーションにおける理学療法プログラムの構築にむけて配慮すること

心臓リハビリテーションにおける理学療法は運動療法が中心となるが，患者教育を併用しなければ再発予防，医療経済の面において有益な効果を得られない．呼吸リハビリテーションにおいても

同様で，自己管理や病状悪化の予防と治療に関する教育が必須要素であるとされている．このように内部障害に対しては包括的リハビリテーションを行うと効果的であるというエビデンスがある．

1. コンプライアンス

患者教育は医療者が指導する側，患者が指導される側という関係となる．これに対し，患者が指導内容に従順に従っていることをコンプライアンスという．コンプライアンスが悪い患者に対し一方的な指導だけでは効果が得られないこともある．ある部分は許容し，再発予防にむけて絶対に守ってほしいことは強調することも時には必要となる．あれもダメ，これもダメ，という指導では患者はストレスがたまり，ついにはリハビリテーションからドロップアウトしてしまう結果を生むことになる．

2. アドヒアランス

アドヒアランスとは，医療者の勧めにより患者が納得して自分の意思で行動変容を行うことである．理学療法プログラムの遵守にはアドヒアランスを高めるよう配慮することが必要である．患者のアドヒアランスの高さは，医療者のわかりやすく説得力のある指導や熱意に依存するので，医療者は患者と理解しあえる共通言語で指導できるよう研鑽が必要である．また，患者のアドヒアランスを高めるにはチーム内でのスタッフ教育，スタッフの接遇指導，チームにおける情報共有化システムの構築を行うことが必要とされる．

3. 応用行動分析学

患者側にはプログラムの十分な説明，治療のゴール設定，心理的サポートを行うことが効果的である．特に，患者の達成度を視覚化し患者だけでなくチーム内で把握することもアドヒアランスの向上には重要である（図1）．また，行動変容の内容が患者の自己管理能力に合わせて計画される必要がある（表1）[1]．

[文献]

1) Falvo DR : Effective Patient Education : A Guide to Increased Compliance. 2nd ed, Aspen Publishers, 1994

（田屋雅信）

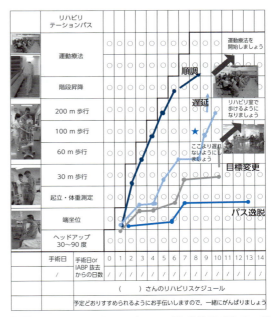

図1 応用行動分析学的アプローチ（心臓外科手術後の離床パス）

術後日数ごと（横軸）に達成した離床段階（縦軸）にチェックをして棒グラフでつなげていき，達成感という正の強化刺激を付加できる．パス遅延例には目標達成への意欲の向上を促す．さらに遅延している場合は，達成しやすいような目標に下方修正して変更することで患者の意欲維持につながる．

表1 医療者−患者間のコミュニケーション手順（LEARN）

L : Listen 聞く	患者自身のもつ問題，考え，希望などに対し共感をもってよく聴いて，基本的な信頼関係を築く．双方向コミュニケーションを取りやすくしたうえで，教育・情報への患者・家族の受け入れ体制に関する事前の確認とその調整を行う．
E : Explain 説明・指導	患者が理解できる平易な言葉で誠意をもってエビデンスに基づいた医学的情報を説明する．理解度や日常生活の様子に応じて伝える内容・量を決める．学校教育における師弟の関係とは全く性質が異なる．
A : Acknowledge 認め合う	患者と治療者側の意見の一致点と相違点を明確にし，お互いの意見を認め合う．
R : Recommend 推奨・提案	お互いの一致点，相違点を踏まえたうえで最適と考えられる治療を提案する．患者側からの提案であってもよい．
N : Negotiation 交渉・折衝	提案をもとに両者が同意できる妥協点を交渉し合う．最終的には患者の自己管理能力を高めることが重要である．

〔Falvo DR : Effective Patient Education : A Guide to Increased Compliance. 2nd ed, Aspen Publishers, 1994 より〕

5 スペシャリストとジェネラリスト

理学療法士はスペシャリストであるべきか

　理学療法分野におけるスペシャリストとジェネラリストとは？

　まずは，その語句の定義を理解し，理学療法士（PT）としてのあるべき姿を考えていきたい．

- スペシャリスト（specialist）：特定分野に深い知識や優れた技術をもった人
- ジェネラリスト（generalist）：分野を限定しない広範囲な知識・技術・経験をもった人

　この2つの専門性を考えたとき，あなたはどのようなPTになりたいと思うだろうか．PTの世界では脳卒中や内部障害など，それぞれの領域において専門的な能力を身につけたスペシャリストが存在する．一方，PTの様々な専門領域についての社会的認知は低く，PTは理学療法の各領域に特化しないリハビリテーション全般に関わる職業として認知されていることだろう．そのため，われわれがイメージするPTのスペシャリストと，一般の人がイメージするそれとでは乖離があるように思う．

　このように，組織や社会からの要求や認識の違いによってPTのあるべき立ち位置は変化するため，どのような社会的価値観にも対応できるようジェネラリストとしての能力を備えておかなければならない．

実のある理学療法を実践するには？

　病院では内科，整形外科，消化器科などの診療科があり，それぞれの専門領域に分けられている．これらの診療科を，専門に特化した縦割りの組織と考えた場合，リハビリテーション科は横割りの組織といえよう．PTは様々な診療科の患者を対象とする可能性があり，ジェネラリストとしていかなる疾患にも対応できなければならない．

　一方，近年の医療の高度化は急速であり，検査や治療方法，医療機器の発展が著しい．そのため，PTは各専門領域における医療の変化を縦割りの診療科と同等に理解することは非常に難しい．また，リハビリテーション分野も日々進歩しているため，高度な理学療法を提供できるスペシャリストの必要性が増している．そのため，日本理学療法士協会では各分野において専門理学療法士や認定理学療法士などの認定制度を設け，スペシャリストの養成と活躍を推進している（3頁の表1参照）．

　では，どのようにPTとして自己研鑽していけばよいのであろうか．筆者は，神経理学療法の専門理学療法士を取得し，その領域において多くの治療経験や研究実績をもつため，スペシャリストとしての意識は強い．しかし，実際には神経系疾患以外の問題をもつ患者も多く，神経系疾患に関する知識や治療技術のみでは十分な理学療法を提供できない．装具療法や生活支援，運動器の異常に対する治療など幅広い対応ができなければ，患者の問題や生活を改善できないのである．そのため，筆者は生活環境支援の専門理学療法士も取得し，複数の領域にまたがってPTとしての能力を向上させるべく取り組んでいる．

　このように社会的な要請を考えると，PTは1つのスペシャリストだけではなく，患者から求められ，あるいは期待される能力を発揮すること，多くの知識・技術を有すること，つまりジェネラリストの能力を同時に身につけていく必要があるといえよう．

　日本におけるPT数がまだ少なかった時代のわ

れわれの大先輩のPTは，多くの疾患に対する治療経験をもち，リハビリテーション科の横割りの業務内容に対応してきた．現在のPTも，国家試験の内容を考えれば幅広い疾患や障害に対応できる基礎力が期待されていることは明らかである．高齢社会の到来により，重複する障害をもつ患者が増加している．そのようななかで，いま改めてジェネラリストの重要性が再認識されている．多様な病態に対応するためには，理学療法の基盤となる基礎的な知識や技術の習得は不可欠といえる．ある特定領域の理学療法を追究することは大いなる意義があり，実践の場でも役立つ．しかし，目の前の患者に対して専門領域でないからと，何の理学療法も提供できないとしたら本末転倒である．やはり，ジェネラリストを基盤としたスペシャリストとして成長することこそが重要であろう．

専門領域を絞るべきか，広げるべきか

神経理学療法の専門理学療法士である筆者は，神経系疾患をもつ患者を担当するときは自信をもって対応できるし，また対応していかなくてはいけない．自身の興味や関心，勤務先からの要望など，いかなる理由であってもスペシャリストとしての能力を習得することは，PTとしての価値を高め，その組織にとって貴重な人材となる．一方，治療経験の少ない疾患を有する患者や得意ではない領域の患者を担当するときは，誰もが不安を感じることだろう．このような場合でも，1つの領域の専門性を高めておくことが役立つ．つまり，1つの専門領域をもつことは，そのPTの土台となり，木に例えるならばPTの幹といえる．木の幹がしっかりしていれば，様々な方向へたくさんの枝葉を広げていくことできる．

訪問リハビリテーションでは，病院のように特定の診療科から理学療法の依頼があるわけではないため，理学療法の対象となる年齢や疾患は比較的幅が広い．筆者は，訪問リハビリテーションの勤務で小児を含む様々な疾患を担当し，年齢は1歳から，それこそ100歳を超える方まで経験した．このように，PTが活動する場によってはジェネラリストとしての色合いが強まる．ジェネラリス

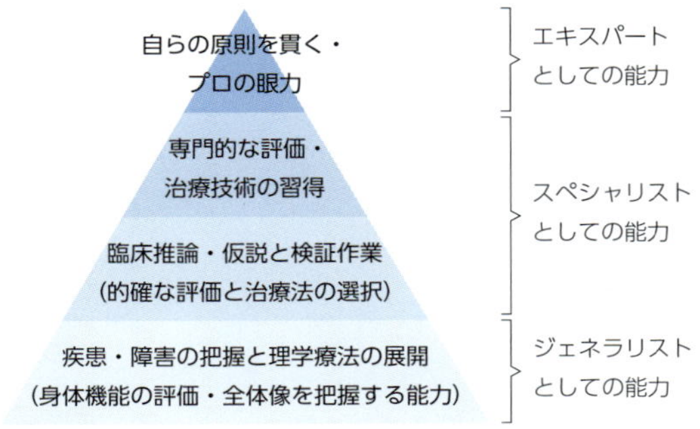

図1 理学療法士の能力の骨格

トは幅広い知識をもつため，地域の理学療法では特に重要であり，浅く広い知識や技術だけでは理学療法の質を下げる一方である．浅く広い理学療法，すなわち多くの枝葉はあっても，幹が太くなければ大木にはならない．つまり，われわれは多くの専門的な知識，技術を融合できるジェネラリストになっていかなくてはいけない．

専門性を求め，そして全体を把握する能力を身につけよう（図1）

スペシャリストの能力とは，①専門領域の大きさ（過度に狭くなっていないか），②専門性の深さ，③病院・施設や患者からの要求と合致しているか，④汎用性があるか，⑤相対評価として，同様の仕事をしている人と比較してどのくらいのレベルにあるかといった要素で決まる．スペシャリストは「強み」であり，要求に応える「確実さ」とも言い換えられる．PTはそのような能力を遺憾なく発揮して，社会貢献していかなければならない．さらなる高齢化や地域包括ケアシステムの導入，予防理学療法や再生医療，ロボット医療など様々な社会変化に伴い，PTが社会から求められる能力は今後も多様化することが予測される．そのため，同じ職種のなかでも専門分化は避けられない．そのなかで，PTは対象者と全人的に関わっていき，そのアプローチの方法を具現化できる幅広い知識と技術をもった専門職を目指していかなければならない．

（松田雅弘）

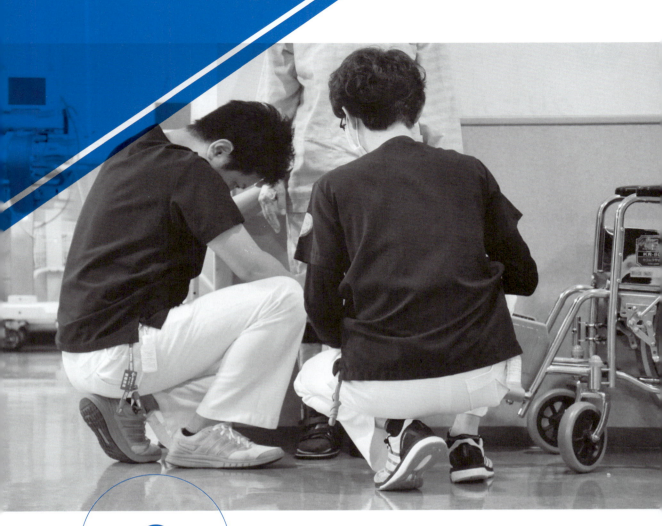

第2章 クリニカルリーズニング（臨床推論）

だれもが患者に対面すると，「歩くのが大変そうだ」「元気がなさそうだ」など多くの印象を抱くだろう．
理学療法の評価はこの時点からすでに始まっており，視診や問診あるいは動作分析としてそれらの情報を捉えていくことが重要となる．また，臨床画像，検査値などから得られる情報は，評価の解釈や治療方針など，理学療法の内容に大きく影響する．
本章では，クリニカルリーズニングの方法や活用すべき手段について紹介する．

1 クリニカルリーズニングとは

魔法の手の正体は？

　クリニカルリーズニング（clinical reasoning；CR）とは，「対象者の訴えや症状から病態を推測し，仮説に基づき適切な検査法を選択し，最も適した介入法を決定していく一連の心理的過程」と説明されている．正直なところ，筆者はこの定義や概念からCRをイメージすることができず，CRを理解し実践するには何年もの歳月を要した．

　CRの実態は何なのか？ ベテランの理学療法士に自身の担当患者をみてもらうと驚くほど良くなった，という経験はないだろうか．これは，その治療者が魔法の手をもっているのではない．様々な問題点を頭の中で考え，適切な評価を選択し，真の原因を特定してピンポイントに問題を解決しているのである．この「頭の中」で考え，最良の治療を決定していく過程がCRである（図1）．

どう考えていくのか

1. 疑うことから始める

　片麻痺例の歩行を観察したとき，麻痺側の下肢がうまく振り出せない場面によく遭遇する．これは，下肢を随意的に動かせないため，すなわち運動麻痺が原因であると短絡的に解釈していないだろうか．

　CRの最初のステップは，ある現象・症状を捉え，その現象に関係しうる事象をいかに多く挙げられるかである．たとえば，麻痺側の骨盤が下制していることが関係するかもしれないし，非麻痺側に十分な重心移動ができていないことに起因しているかもしれない．このように，ある現象には複数の要素が考えられ，単に「運動麻痺」のような機能障害だけで片づけることはできない．また，特定の現象にのみ着目せず，麻痺側振り出しの前後や非麻痺側立脚相はどうか，上肢や脊柱の動きはどうかなど，動作あるいは身体を総合的に観察

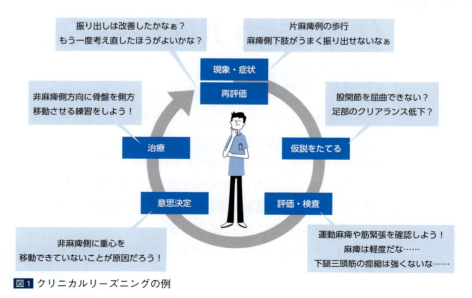

図1 クリニカルリーズニングの例

し，あらゆる可能性を疑わなければならない．

2. 原因を追究する

　麻痺側の骨盤下制によって下肢がうまく振り出せないと考えたならば，次はなぜその現象が生じているかを考えなければならない．これまでの過程はあくまで現象を捉えているだけであり，下肢が振り出せないことも，麻痺側骨盤が下制していることも「現象」であって「原因」ではない．「現象」＝「原因」として捉えてしまうと，治療は極めて曖昧なものになってしまう．野球でたとえるならば，打てないバッターに対して，打て！と指導するようなものである．骨盤が下制する原因としてどのようなことが考えられるのか．図2に非麻痺側立脚中期に限定した場合に考えられる骨盤下制の原因を示した．言うまでもなく，運動学や解剖学などの知識がなければ複数の原因を考えることは不可能である．繰り返しになるが，麻痺側の初期接地や立脚終期に原因が潜んでいることもあり，図2はあくまで非麻痺側立脚中期の一例であることを強調しておきたい．

3. 原因を特定する

　図2のように骨盤下制の原因をいくつか挙げられたら，次のステップは骨盤下制の本質的な要素は何なのかを確認する，いわば検証作業となる．この検証作業は，クリニカルリーズニングに長けた理学療法士であれば動作分析からある程度可能であるが，まずは抽出したいくつかの要素に対し，1つ1つ評価をして動作とすり合わせていくことが大切である．中殿筋の筋力，股関節内転筋群や腹部筋の筋緊張を確認し，真の原因になり得るものを特定していく．注意したい点として，中殿筋の筋力測定では脊柱や骨盤を固定するための筋活動も重要であり，中殿筋以外の要素で筋出力が低下する例も多い．すなわち，得られた評価結果にも様々な原因が存在しており，MMTの規定に則って筋力低下があると判断しても，中殿筋が原因と断定できない可能性があることも考慮しなければならない．このような場合は，不足した固定作用を理学療法士がアシストする，軽く支持物に

※一側下肢への荷重によって仙腸関節には剪断力が働く．内腹斜筋は骨盤内で横方向に走行し，この上下方向へのズレの力を防ぐ作用があるとされる[1]．

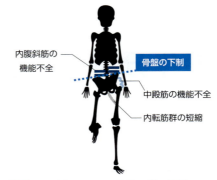

図2 立脚中期における骨盤下制の原因

つかまった条件で片脚立位をして骨盤が下制しないかを確認する，など中殿筋の筋出力に影響する要素をできるだけ排除することで判別していく．これらの検証作業を通して，内腹斜筋の機能低下が原因※と判断したのであれば，内腹斜筋の筋活動を高めるための治療を検討・実践し，その現象が改善するかどうかを再評価して自身の判断を見つめ直す作業に戻る（図1）．

「気づき」の大切さ

　たとえ知識が豊富であっても，目の前の対象者のわずかな変化に気づかなければ，原因を考えることも，治療方法を選択することもできず，その知識も活かされない．すなわち，CRは理学療法士の「気づき」が重要であり，加えて，正しい解釈のもと迅速に治療が遂行されなければならない．そして，丁寧に仮説を検証する作業を繰り返し，CRの経験を重ねることによってその精度が高まるのである．どんなに優れた治療技術を身につけていても，CRによる治療の選択が間違っていれば対象者の現象・症状は改善させられない．理学療法士は最新の知見や治療技術を学び続けるとともに，適切に問題点を抽出し，対象者に応じた個別で最良の治療を提供できる能力が求められる．

[文献]
1) 鈴木俊明，他(監修)：The Center of the Body ―体幹機能の謎を探る．第4版，pp117-121，アイペック，2010

（藤野雄次）

動作分析のポイントと落とし穴

木を見て森を見ず

　動作分析は関節可動域や筋力の評価などのように明確な基準がなく，評価の方法も解釈も人によって異なる．そのため，動作分析は理学療法士にとって最も重要な技能の1つであるにもかかわらず，最も困難な評価ともいえる．特に，初学者では運動学的用語を駆使して動作を詳細に記述することに終始してしまい，治療すべき問題を特定する作業に至らない実情がある．動作の詳細な分析は不可欠であるが，分析から問題解決にむけたプロセスを常に念頭におき，大局的に動作を捉えるトレーニングをしていかなければならない．

「なんとなく」を具現化していく

1. 印象を大切にする

　動作分析のポイントは，「いくつかの相に分け，相ごとに順に観察すること」「身体の左右や動作の前後との関係を捉えること」といった説明を見聞きしたことはないだろうか．ある程度の分析能力が身につけば，頭の中で動作を相分けし，身体の隅々まで目が行き届くかもしれないが，いきなりこれらの型に当てはめようとすると，冒頭で述べたように動作を詳細に記述することに多大な労力を費やすという事態に陥りやすい．

　動作分析において，筆者が最も大切にしていることは，「なんとなく不安定」とか，「なんとなく歩行が安定した気がする」という「印象」である．動作をみて感じる印象は，対象者の問題点や変化に対する理学療法士の気づきや感性であり，動作分析への糸口になる．

2. 現象から運動へ

　片麻痺例の座位について考えてみたい．たとえ

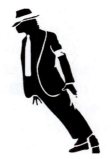

図1 有名なダンス

ば，「後ろに倒れそう」という印象をもったら，自身が感じた印象がどの現象によるものかを考えていく．この印象は，「骨盤が後傾してしまう」という現象に起因するかもしれない．ある現象に着目したら，次はその現象を「腰椎の屈曲」による骨盤の後傾，と運動学的に表現し，姿勢や動作を捉えていくことが大切である．

3. 観察した姿勢や動作を分析する

　観察上，腰椎の屈曲によって骨盤が後傾していれば，その原因を考え，評価する作業が必要である．「体幹が弱い」という漠然とした解釈ではなく，観察に基づいて「腰椎の伸展」という運動を考え，そこに作用する大腰筋や多裂筋の働きはどうかといったことを検証し，問題を特定していく作業が分析である．

見えない重心との戦い

1. 重心のみかた

　図1 に示した有名なダンスを知っているだろうか．このダンスは何らかの仕掛けがなければ現実的に不可能だと想像することは難しくないだろう．

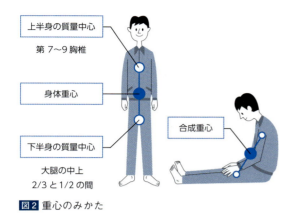

図2 重心のみかた

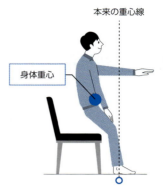

図3 立ち上がり動作と重心

一方，動作を観察したとき，「重心が後方に偏倚している」と表現されることがある．ここに動作分析を曖昧にしている要因がある．重心は直接観察できるものではなく，なぜ重心が後方に偏倚していると判断したかを姿勢や動作の観察から明確にすることが重要である．

重心を捉えるためには，身体重心の考えかたを用いるのがよい（図2左）．上半身と下半身の質量中心を結んだ点に合成重心があり（図2右），重心位置から床面に下ろした線が重心線となる．このように重心を想定して動作を観察していくと重心位置が把握しやすい．いま一度，身体重心を想定して図1を見ていただきたい．支持基底面から大きく逸脱した，目に見えないはずの重心が見えてきただろうか．

2. 応用のしかた

立ち上がり動作は，殿部と足部で形成されている支持基底面を足部のみに移行する動作といえる．殿部を離床する際，足部の支持基底面に重心線が移行できなければ，図3のような立ちかたになる．このような動作をみたとき，殿部離床に必要な運動，すなわち股関節の屈曲による骨盤と体幹の前傾が生じているか，足関節背屈（下腿前傾）や下腿前傾を保持した状態で膝関節が伸展しているかなどを確認し，それらの運動やアライメントから重心位置を解釈して表現すれば，「重心が後方に偏倚している」理由を提示できる．また，重心と支持基底面の関係が理解できると，動作の遂行時になぜ次の相に移行できないのか，次の相に移行するためにどのような代償が生じているのかなど，分析するうえでのヒントにもなる．

注意すべきポイント

骨盤の前傾は，腰椎の伸展や股関節の屈曲による運動であるが，これらを混同し，運動として表現できていないことが意外と多いため注意すべきである．

そのほか，「起立動作で殿部離床ができない原因」＝「体幹の前傾が少なく，重心移動が不十分」といった固定観念であるかのような考えは，それ以上の思考を停止させ，その他の原因を追究することを阻害してしまう危険性がある．骨盤を前傾させる腰椎の伸展はどうか，足関節背屈の可動域制限による足部の接地位置の問題はないかなど，注目した運動や部位以外にも目を光らせる必要がある．動作は様々な関節の複合的な運動によって構成されている．前述したプロセスを参考に，結果的には動作や身体を全体的にみていかなければならない．

（藤野雄次）

3

脳画像の活用

理学療法士と脳画像

　理学療法士は運動麻痺やそれに起因する基本動作の障害などに対してアプローチする．しかし，運動麻痺は骨折のような手足の直接的な損傷ではなく，あくまで損傷しているのは「脳」である．脳損傷の状況が対象者の症状を規定する重要な要因であることは言うまでもなく，理学療法士は損傷部位の把握や治療計画，機能障害の予測に脳画像を活用しなければならない．

脳の全体をみる

　脳画像をみるとき，理学療法士が最も気にする点は運動麻痺の程度や予後だろう．皮質脊髄路（図1）は，その局在と走行が明確であり，この経路が損傷されているか否かを把握することが大切である．一方，脳の損傷部位だけに焦点を当てるのではなく，脳の全体をみて，機能的代償を担う正常な脳組織がどのくらい残されているかを確認することも極めて重要である．たとえば，脳萎縮や慢性虚血性病変，陳旧性出血病巣の存在（図2）は，認知機能やバランス機能などに影響し，代償として働く部位や経路の障害は機能予後を低下させうるため，脳損傷部位と併せて把握したい．

双方向性にみる

　臨床の場では，たとえば運動麻痺の症状があればその病巣を推測し，逆に運動麻痺の関連領域に病巣があれば，それらの症状に注目して病態や症状を捉えることが重要である．運動麻痺の症状に見合う病巣がないときは，意識障害や失語症などにより運動機能が正しく評価できていないのかも

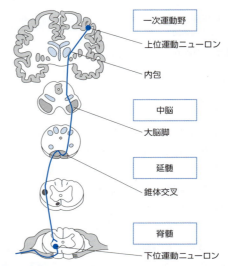

図1 皮質脊髄路

しれないし，もしかしたら末梢神経障害による麻痺かもしれない．脳画像と臨床所見を双方向性にみることで，正確な評価と治療計画が可能になる．

経過をみる

　脳画像は様々な情報を提供してくれるが，画像所見だけですべての運動機能障害や高次脳機能障害を説明できるとも限らない．特に急性期では，脳浮腫や意識障害などによって実際の錐体路損傷の程度よりも重篤な運動麻痺を呈する，といったケースも少なくない．画像所見と実際の症状が合致しているのか，あるいは乖離しているのかをイメージし，当初の画像所見に基づく予測に固執することなく，柔軟に目標を軌道修正することも大切である．

皮質下線維を意識しよう

　遠隔効果（diaschisis）は脳損傷部位から離れた，

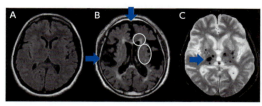

図2 損傷部位のほかへの影響
A：正常脳
B：MRI FLAIR 像
　脳萎縮による脳溝の拡大（矢印），側脳室周囲白質・深部皮質下白質の慢性虚血性病変（丸印）
C：MRI T2 強調像
　微小出血（矢印）

神経線維連絡がある部位に起こる可逆性の機能抑制現象である．遠隔効果の程度は，病巣の大きさや部位に依存し，病巣が大きく意識障害が重度となるほど，反対側の大脳半球や小脳半球の脳血流低下を招く．この機能抑制の現象によって，脳の損傷部位の機能では説明がつかない症状を呈することがある．たとえば被殻出血でも失語症や半側空間無視が生じ，これは血腫周囲の組織への圧迫や皮質下線維の障害による遠隔効果が原因と考えられている．同様に小脳病変では，小脳と大脳皮質の間の神経回路の損傷によって生じる遠隔効果により，遂行機能障害や空間性障害などを呈することが知られている．皮質下線維は図2のような画像では同定できないが，これらの知識や病態を理解して注意深く観察，評価をしなければ，その障害を見過ごしてしまうことが危惧される．

画像から症状を読み解く

右視床出血（図3）の一例を提示する．まず，運動麻痺は血腫が視床から内包後脚を横切っているため必発と考えられる．視床核は，①後内側腹側核と後外側腹側核，②視床後外側部，③正中中心核などの損傷が示唆される．①は感覚の中継点，②は Pusher 現象の責任病巣，③は脳幹網様体からの入力を受けており，感覚障害や Pusher 現象の出現，意識障害の遷延化が危惧される．高次脳機能は，空間性注意に関わる外側腹側核が損傷されていることから，半側空間無視の出現も十分考えられる．一方，視床枕と内側・外側膝状体を形成する視床後端部や，パペッツ（Papez）回路の1

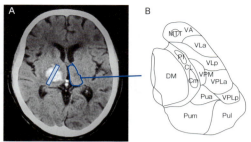

MTT：乳頭体視床束　　VPLp：後外側腹側核の後方　　Pul：視床枕の外側
VA：前腹側核　　　　　VPM：後内側腹側核　　　　　Pua：視床枕の前方
VLa：腹外側核の前方　　Pf：束傍核　　　　　　　　　Pum：視床枕の内側
VLp：腹外側核の後方　　CL：外側中心核　　　　　　　DM：背内側核
VPLa：後外側腹側核の前方　Cm：正中中心核

図3 右視床出血の脳画像
A：内包後脚の損傷（出血部分の青印）
B：水平断での視床核の配列

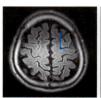

図4 中心溝を同定する方法
左図：「レ」の字を見つける
　　　レの縦線が上前頭溝
　　　レの跳ね上がる部分が中心前溝
　　　中心前溝の1つ後ろが中心溝
右図：逆Ω（オメガ）を見つける

つである視床前核（前腹側核）に損傷はなく，視野障害や記憶障害の出現は否定的であると思われる．その他，血腫の一部が淡蒼球に及んでおり，基底核と視床を結ぶ入出力系のループへの影響についても考慮する必要がある．

脳画像を理解するために

脳画像を理解するためには，脳の局在性や機能解剖学的な知識が必要であり，図4のような脳画像の読影方法も習得しなければならない．そのため，これらの教育が十分とは言い難い理学療法士にとって，脳画像を活用することは敷居が高いかもしれない．しかし，脳の状態をみることは，中枢神経疾患において理学療法を展開するうえでの科学的基盤になることは間違いない．

（藤野雄次）

単純X線画像の活用
―運動器について―

理学療法士らしいX線画像のみかた

　理学療法における単純X線画像の活用法は，医師のそれとは異なる．

　単純X線撮影は，整形外科の診療において根幹をなす[1]とされているように，医師はX線画像を様々な視点から読影し，診断，術式や治療方法の選択，経過の把握などを行う．一方，理学療法士は，運動療法や動作練習を念頭にX線画像を活用する．時に何か新しい損傷を見つけようとしているかのように，X線画像の読影に過度な時間と労力をかけているセラピストもいるようだが，画像診断自体はやはり医師の仕事である．

　言うまでもなく，医師と同等にX線画像を読影できればそれに越したことはない．しかし理学療法士に最低限求められることは，「リハビリテーションチームの一員として医師の診断と治療方針を理解し，多職種と共有すること」である．そのうえで，理学療法士らしくX線画像をみることで，評価・介入に役立つ多くの情報を得ることができる．

なにを見るのか？
―写っているもの，いないもの―

　詳しい読影方法は成書に譲り，ここでは，理学療法士らしい単純X線画像のみかたのポイントを述べる．

1. 骨・関節をみる

　骨折線や脱臼方向を観察することは基本である．ポイントは，受傷機転や皮膚の損傷などの情報と合わせて，受傷時にどのような力が骨にかかったのかを推察することである．骨への力学的ストレスには，ずれ応力（剪断），ねじれ，引っ張り，圧迫，屈曲がある（図1）．そのうちのいずれか，あるいは複数の力学的ストレスが骨や関節の強度を超えて加わったときに骨折や脱臼が生じる．すなわち損傷部位にとっては，その原因となった応力こそが転位させる力であり，その力に対して非常に弱い．したがって，特に急性期における運動療法の際は骨折・脱臼を引き起こしたものと同様の力学的ストレスを与えないように注意する必要がある．

　関節については，変形や変性の有無とその程度をみる．疼痛や可動域，荷重時の安定性などに大きく関わるため，関節面の状態や適合度は特に重要である．

　また骨自体の形態や弯曲も観察する．なぜなら，当然それらは理学療法の介入対象にはならないものの，姿勢アライメントに強く影響していることがあるためである．したがって，姿勢を解釈するためには骨の形態や弯曲も大切な情報となる．

2. 軟部組織をみる

　骨や関節が損傷したときには，靱帯・関節包・筋・筋膜・腱・神経・血管などの周囲組織も必ず損傷している．そこで上述したように力学的ストレスの方向と大きさを考慮し，軟部組織がどのように，どの程度傷ついたかを推測する．なぜならその軟部組織こそが外傷後の理学療法の問題点となり，介入対象になることが多いからである[2]．たとえば，炎症による疼痛や，受傷時に防御的に生じた筋のスパズム，筋の損傷による収縮不全，靱帯や関節包，筋膜などの皮下組織の治癒過程における癒着などである．ゆえに，実際にはX線画像上に写っていない軟部組織をみることが，極めて重要なポイントになる．

3. 手術をみる

　術式を把握し，固定状態（安定性）やインプラン

トの種類，挿入位置を確認する．インプラントの種類にはそれぞれ特徴があり，その特徴を理解できると術者の意図や戦略がみえてくる．損傷部位だけでなく，インプラントの位置をみて，手術侵襲による皮膚や筋・筋膜への影響を考える．

また，手術を行っていても，固定されていない骨片が存在するケースもある．運動療法では，疼痛との関連を考慮するとともに，その骨片に付着している筋の収縮を避けることが必要なこともある．比較的多い例としては，小転子の骨折を伴う大腿骨転子間骨折における小転子骨片が挙げられる．小転子には腸腰筋が付着しており，その筋力が発揮できないだけでなく，筋収縮によって骨片を転位させてしまう可能性もある．そのほか，上腕骨近位端骨折など複数の骨片が生じたケースは手術後の固定状態を必ず把握する．

図1 力学的ストレス
〔青木隆明（監修），浅野昭裕：運動療法に役立つ 単純X線像の読み方．p4，メジカルビュー社，2011 より〕

実践例

• 頭の中で動かしてみよう

単純X線画像を見ながら頭の中で関節可動域運動をイメージしてみる．関節面の状態や骨折線，またはインプラントの位置を確認し，関節運動が起こるとそれらがどのような位置関係に変化するかを予測する．また，どこでインピンジメントが生じるか，痛みが生じるかを予想する．その情報と，実際に動かすことで得られた情報を比較し統合することで，制限因子を特定できることもある．

• 筋の走行をイメージしよう

X線画像上で筋の走行をイメージし，その筋が収縮するとどうなるか推測することができる．中殿筋を例に考えてみたい（図2）．中殿筋の起始は腸骨稜，停止は大転子である．変形性股関節症で大腿骨頭が扁平化あるいは上方化すると，腸骨稜と大転子との距離は短くなる．その結果，中殿筋は本来の長さで活動できず発揮筋力が低下する．さらに，その事例が人工股関節置換術を施行した場合，今度は起始と停止の距離が引き伸ばされることが画像上でも確認できる．すなわち，中殿筋は本来の長さより長い状態での活動を強いられることになり，やはり筋力は発揮しにくいことが予測される．このように，X線画像上で筋の走行を

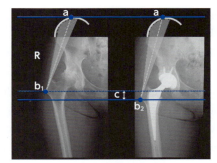

図2 THA前後における中殿筋の長さの違い（左：手術前，右：手術後）
a：腸骨稜，b_1，b_2：大転子，c：中殿筋の長さの差

想像しておくと，問題点の解釈や介入方法の選択に役立つ．

まとめ

理学療法においては，単純X線画像が何かしらの「決め手」になる場合もあれば，そうはならない場合もある．これは事例による．あくまで目の前の事例で起きている臨床症状を評価することが大前提であり，X線画像は情報の1つとして捉えておく必要がある．それを理学療法士らしく「活用する」ことで，より正確で効率的な介入につなげることができる．

［文献］
1) 三浦裕正：単純X線検査．松野丈夫，他（総編集）：標準整形外科学，第12版，p138，医学書院，2014
2) 青木隆明（監修），浅野昭裕：運動療法に役立つ 単純X線像の読み方．pp2-11，メジカルビュー社，2011

（畠　昌史）

心エコー検査結果をどう活用するか

患者の症状とレポートをすり合わせよう

患者を担当する前には心エコーレポートを確認しておくのが基本であるが，理学療法実施時に以下に示す症状や現象からレポートを再確認することも重要である．

1. 収縮不全か拡張不全か

心不全には左室駆出率（LVEF）が低下した（LVEF ≦ 40%）心不全（heart failure with reduced ejection fraction；HFrEF）と，LVEF が保持された（LVEF ≧ 50%）心不全（heart failure with preserved ejection fraction；HFpEF）がある．前者を収縮不全，後者を拡張不全とよぶ．

LVEF と運動耐容能の指標である peak $\dot{V}O_2$ は相関がないとされている．LVEF が保持されていても拡張不全があれば運動耐容能が低くなるためである．特に重要なのは，運動耐容能は心機能だけでなく末梢骨格筋の機能が影響するという点である．

LVEF は 40% 未満でリスクが高くなってくるが，さらに低い重症な収縮不全（30% 未満）は致死性不整脈や頻脈性不整脈が生じやすい．また，骨格筋への血流供給が不足するため，容易に筋疲労を起こし息切れを生じやすくする．

一方，拡張不全は高齢者に多い．加齢に伴い心筋の間質が線維化し脂肪組織が増加するためである．特に高齢者は高血圧性心疾患や大動脈弁狭窄症を有することが多く，左室の壁厚が増加しているため，心臓が拡張しづらくなっている．左室が拡張しづらいことで左房がより代償的に収縮することや心拍出量を心拍数増加で代償するようになる．拡張不全患者が心房細動になることは左房が機能不全となるため容易に心不全をきたすので注意が必要である．さらに，頻脈になりやすいことも念頭に置く必要がある（図1）．

2. うっ血の程度を把握する

左心不全によるうっ血は肺うっ血で肺動脈楔入圧（PAWP）が高値となれば重症となる．PAWP と相関するのが E/E′（イー・バー・イープライム）の拡張機能である．E/E′ が 8 未満なら PAWP < 15 mmHg で正常，16 以上なら PAWP > 25 mmHg で異常となる．

右心不全によるうっ血は体うっ血で胸水，頸静脈の怒張，腸管浮腫，下腿浮腫が出現する．三尖弁圧較差（tricuspid regurgitation pressure gradient；TRPG）は肺動脈圧を推定する．肺動脈

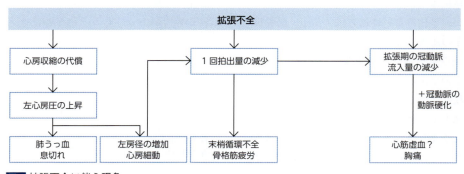

図1 拡張不全に伴う現象

圧（TRPG＋右房圧）の基準値は15〜25 mmHgである．肺高血圧や三尖弁閉鎖不全症などで高値を示す．その際は，安静時の頸静脈怒張だけでなく，運動時に頸静脈の怒張や拍動が出現するかどうかを確認する．この現象が認められたならば数日間の体重増加を確認し，他のうっ血所見も確認する必要がある（フィジカルアセスメントの項を参照 ➡38頁）．

また，心エコー上の画像で下大静脈（IVC）が呼吸によって変動するかどうかの記載をレポートで確認する．うっ血が強く血管内に貯留していれば静脈が張っている状態となり，呼吸をしても血管径は変動しない（図2）．

3. 心筋梗塞後または僧帽弁閉鎖不全症（MR）で留意すること

LVEFには複数の条件で測定された値が記載されていることがある．一般的にはMモード法で計測される．ただ，ある直線上の動きをみているだけなので，心臓の壁運動異常がある（測定部位によっては心臓の伸び縮みが異なる）場合，LVEFの過大あるいは過小評価となる．MOD（method of discs）法で測定されたLVEFは，ある一直線の部位ではなく心臓の容積から測定しているので，心筋梗塞などで壁運動異常がある場合にはこちらのLVEFを採用する．また，僧帽弁閉鎖不全症（mitral valve regurgitation；MR）がある場合，心臓が収縮すると大動脈だけでなく左房にも逆流するので心臓自体は抵抗なく収縮しやすくなっている．MRがある場合のLVEFは過大評価していることに注意する．一方で，MRに対する手術後にLVEFが術前より低下することがある．これは逆流がなくなることにより本来の収縮機能が評価されただけであり，心機能が低下したわけではないと解釈する．

4. 大動脈弁狭窄症（AS）

大動脈弁狭窄症（aortic valve stenosis；AS）の原因は，リウマチや先天性の二尖弁以外は動脈硬化によるものが多い．特に高齢者に存在していることが多いので確認が必要である．ASの重症度は，弁口面積（aortic valve area；AVA）や大動脈

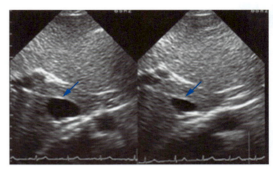

図2 下大静脈
図の血管（矢印）は呼吸に伴い形が変動しているが，呼吸性変動がない場合は正円となり，血管が張っている状態となる．

表1 大動脈弁狭窄症の重症度

	軽度	中等度	高度
AVA（cm²）	＞1.5	1.0〜1.5	≦1.0
AVPG（mmHg）	＜25	25〜40	≧40

弁圧較差（aortic valve pressure gradient；AVPG）にて評価できる（表1）．特に症状のある高度ASは手術適応であり，運動療法は禁忌である[1]．AVAが小さいと左心室から大動脈へ拍出される血液量が減少するため，冠動脈への流入量，脳血流量が低下し狭心症や失神が生じる．また，AVPGが高くなる（＝左心室心筋が強く血液を押し出そうとする）と左心室心筋が徐々に肥大するようになる（心筋が厚くなる）．心筋が厚くなると心臓が拡張しづらくなるため，高齢者は拡張障害の有無も併せて確認が必要となる．症状が出現してからの高度ASの予後は不良であり，狭心症が出現してからの平均余命は5年，失神では3年，心不全では2年とされている[2]．

[文献]
1) 日本循環器学会，他：循環器病の診断と治療に関するガイドライン（2011年度合同研究班報告）心血管疾患におけるリハビリテーションに関するガイドライン（2012改訂版）．p69, 2012
2) Ross J Jr, et al：Aortic stenosis. Circulation 38（1 Suppl）：61-67, 1968

（田屋雅信）

血液検査結果をどう活用するか

縦断的な評価を身につけよう

血液検査では，いつもより（昨日，1週間前，1か月前より）数値が変化していないかを確認する．理学療法の際に確認する血液検査と状況を表1に示す．

まずはガイドライン，各病院で取り決めている理学療法中止基準，リハ処方での中止基準に該当していないかを確認することが重要である．

理学療法時に考慮すべき血液検査結果の一部を紹介する．

理学療法を実施してよいかを判断する

必ず数値だけでなく付随した所見についてフィジカルアセスメントを行う．特に異常な数値まで急性増悪した際には注意を要する．

1. 貧血（ヘモグロビン：Hb）

心臓外科手術後急性期は低めにコントロールすることもあるが，8 g/dL 以下で推移している場合は有酸素運動などの運動療法を開始してはならない．腎機能障害に合併することがあり，腎機能も併せて確認する．急激な低下は出血傾向でないか PT-INR などを確認する．貧血を呈している際にめまい，労作時の息切れ，頻脈（脈の著明な上昇）がないかを評価する．

2. 炎症（C反応性蛋白：CRP，白血球：WBC），栄養状態（アルブミン：Alb）

入院中の急性期から回復期にかけて評価をすることが多い．全身の発熱，関節などの炎症所見がないか評価する．炎症により低アルブミン血症となるため，Alb 値を確認する．浮腫などの身体所見だけでなく，実際の食事量なども併せて評価する．炎症による内因性の消費カロリーの増加かつ栄養状態不良による摂取カロリーの不足は，蛋白異化亢進の状態となり骨格筋の分解を進めてしまうため，運動療法が悪影響を及ぼすこともある．

3. 血球系検査（Hb，血小板：PLT，WBC）

がん患者に対する化学療法は骨髄抑制が生じるため，血球系検査が理学療法の中止基準の1つ（Hb 7.5 g/dL 以下，PLT 2万/μL 以下，WBC 3,000/μL 以下）となっている．治療期間と検査値の変化に注意し，特に PLT の値によって運動強度を考慮する必要があるので主治医に確認する．

4. 腎機能（Cr，eGFR），肝機能（GOT，GPT）

腎機能はクレアチニン（Cr）や慢性腎臓病（chronic kidney disease；CKD）の診断のカットオフ値でもある推定糸球体濾過量（eGFR）が 60 mL/min/1.73 m^2 以下であるかどうかを確認する．CKD を合併した心疾患者は，腎機能が重症化すればするほど予後が悪く運動耐容能も低い．外科手術後急性期には急性腎障害をきたすこともしばしば見受けられる．Cr が上昇し 2.5 mg/dL を超えたら離床の進行や運動療法は中止を検討する．

腎機能や肝機能は薬物による副作用で悪化することもあるので，内服状況や変更についても確認する．腎機能の悪化時には利尿状況を確認するとともに，肝機能悪化も含め右心不全の所見であるので，体うっ血所見（フィジカルアセスメントの項を参照）も評価する．

5. 脳性ナトリウム利尿ペプチド（BNP）

脳性ナトリウム利尿ペプチド（brain natriuretic peptide；BNP）は心不全の重症度を表す．月1回の測定となるため頻回なモニタリングができないことが多いが，直近の測定値と比較しておく．BNP 上昇時には心不全所見を必ず評価する．

理学療法中に有害事象が起きる可能性を予測する

1. 電解質（Na，K）

低 Na 血症は心不全の低灌流所見（フィジカルアセスメントの項を参照 ➡ 38 頁）である．倦怠感が強く易疲労性を生じやすい．

高 K 血症（5.0 以上）は心室性の致死性不整脈を誘発しやすくするので，理学療法中の心電図モニタリングは必須である．電解質のバランスは利尿剤の変更による水分バランスの変化で生じる．また，食事（果物，野菜には K が多く含まれる）によっても変動するので，内服のコンプライアンスだけでなく食事内容の摂取状況も確認が必要である．低 K 血症は下痢や利尿促進に伴う脱水時に生じる．特に骨格筋の収縮に影響を与えるため，筋力低下や痙攣が生じないように注意する．重度になると四肢麻痺にいたることもある．

理学療法実施後の効果判定や過負荷の判定をする

急性期と回復期では測定頻度が違うので，測定値の増減についての解釈が異なる．急性期では主に理学療法による介入を行ってよいか，進めてよいか，過負荷になっていないかの判断材料となる．

理学療法後短期間で血清クレアチンキナーゼ（CK）が上昇した場合，過用性筋力低下（overwork weakness）に注意する．臨床的には神経筋疾患での報告が多く，疲労感，筋痛，筋力低下を確認する．また，遠心性収縮主体の運動や高強度の運動では，8～24 時間後に遅発性筋肉痛を引き起こすこともあり，CK 上昇（2～3 日でピーク）に加え筋力低下，ROM 制限が生じる．CK 上昇は脂質異常症治療薬など薬の副作用による横紋筋融解症で生じることもあるので，身体所見だけでなく内服薬の確認も必要である．

回復期では症状の変化やフィジカルアセスメントを駆使することが必要である．重症例に対しては外来での定期的な検査頻度を増やすことを医師と相談しながら決定してもよいだろう．生活習慣病を有する患者に対しては，冠危険因子（糖代謝，脂質代謝）を定期的に測定し目標数値（表2）とともにフィードバックし，患者の意欲を高めていくことも重要である．近年，食後高血糖や食後高中性脂肪血症が冠動脈疾患の発症率を高めることが言われてきている．HbA1c は 1 日の血糖変動の平均値であるため，同じ HbA1c の患者でも血糖変動には差が生じていることがある．食後に血糖が上昇しやすい患者に対し，食事は野菜から摂取するなどといった指導をすることも重要である．

（田屋雅信）

表1 血液検査からの評価

	正常範囲の目安	理学療法時の評価
ヘモグロビン（Hb）	男 14～18 g/dL 女 12～16 g/dL	短期間での減少（8 g/dL 以下）は医師に相談 頻脈，息切れを確認
白血球（WBC） C 反応蛋白（CRP）	5,000～8,000/μL 0.3 mg/dL 以下	発熱，炎症所見を確認
血小板（PLT）	13.0～34.9（10⁴/μL）	低い場合は出血傾向を確認
アルブミン（Alb）	3.8～5.3 g/dL	食欲，食事量の確認 炎症の際には低値を示すので注意
プロトロンビン比（PT-INR）	1.0	弁置換術後や心房細動などで抗凝固内服時には 2.0 程度
クレアチニン（Cr）	0.5～1.3 mg/dL	非透析患者で 2.5 以上は理学療法中止を検討
グルタミン酸オキサロ酢酸トランスアミナーゼ（GOT），グルタミン酸ピルビン酸トランスアミナーゼ（GPT）	40 IU/L 未満	3 桁で理学療法中止を検討
ナトリウム（Na）	135～147 Eq/L	低 Na 血症は心不全の低灌流所見に注意
カリウム（K）	3.5～5.0 Eq/L	致死性不整脈に注意
血漿脳性ナトリウム利尿ペプチド（BNP）	18.4 pg/mL	40～100：軽度心不全 100 以上：心不全治療が必要 200 以上：予後が悪い 4 桁：重症，心移植登録検討

表2 冠危険因子の達成目標（2 次予防）

冠危険因子	目標数値
糖代謝 　HbA1c（NGSP） 　食後高血糖	7.0％ 未満 ブドウ糖 75 g OGTT 検査で 60 分値 140 mg/dL 未満
脂質代謝 　HDL コレステロール 　LDL コレステロール 　中性脂肪	40 mg/dL 以上 100 mg/dL 未満 150 mg/dL 未満

投薬状況にどう対応するか

なぜ投薬状況に応じるのか

医師，Nsだけではなく理学療法士も1日〜1か月ごとの投薬内容の変化やそれに準じた副作用の有無を評価すべきである．また，1日の中でどのくらいの量をいつ服用しているかを加味して患者の状態を評価し，理学療法プログラムを構築することが重要である．

心不全の投薬治療に応じた理学療法とは

心不全の基本的な投薬の治療経過（図1）は，急性増悪後に機能が低下した心臓に対して鞭をうつ強心薬などが投薬される．その後，心臓や周りの臓器への循環が回復してきたら強心薬を徐々に減らし自分の心臓の仕事を増やしていくのだが，今度は心臓が仕事を頑張りすぎないように手綱を引くβ遮断薬や心臓の負担を減らせるACE阻害薬・ARBが投薬される．β遮断薬によって心臓が抑えられすぎることで生じる心不全悪化にも注意が必要であるため，少量から開始し少しずつ増量していく．このように，病態に応じて内服が追加・変更されていくため，増減されたときは薬効の変化を評価していく．投薬状況に応じて理学療法の負荷を徐々に上げていく．

心不全に対する理学療法は心臓に対し負荷を加えることになるので，強心薬が高用量であるとき，あるいは強心薬を徐々に減らしているときには注意を要する．強心薬の投与状況によって考慮すべき理学療法内容を表1に示す．ドブタミン低用量（5μg/kg/min以下）では，軽度の血管拡張作用による全身血管抵抗の低下および肺毛細血管低下をもたらす．ベッドサイドでの理学療法介入時には，低用量のドブタミンによる治療を継続していることが多い．血圧が安定し，体重の増加や安静時心拍数の増加などがなければ，医師の許可を得て起立・歩行練習を開始し離床を進めていく．

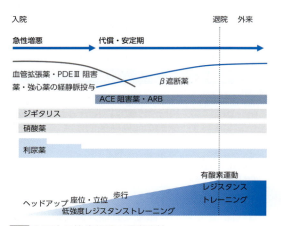

図1 心不全の治療経過と理学療法

表1 強心薬投与状況による理学療法内容

強心薬	目的		理学療法
ノルアドレナリン	昇圧（強力）		中止またはヘッドアップ，関節運動
ドパミン	昇圧（5〜10μg/kg/min以下）		ベッド上〜端座位
	利尿促進（3μg/kg/min以下）		歩行
ドブタミン	肺毛細血管拡張・心収縮力増強	10μg/kg/min以下	ベッド上〜端座位
		3μg/kg/min以下	歩行

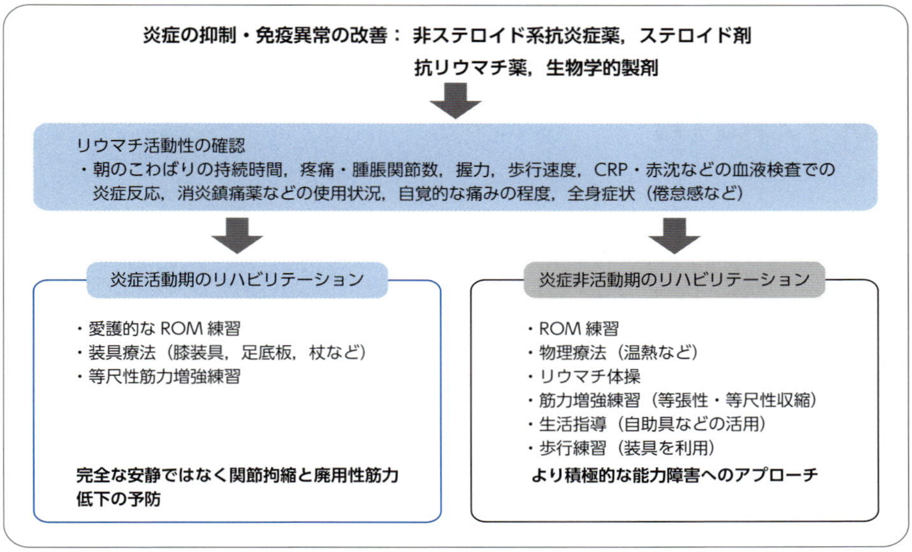

図2 関節リウマチに対する理学療法

パーキンソン病の投薬治療に応じた理学療法とは

　パーキンソン病(以下,PD)の治療は,薬物療法と運動療法を両輪としており,運動障害に対してL-dopa製剤,ドパミンアゴニストなどの治療薬が用いられる.

　長期的にPDの症状は進行し,薬の副作用による症状の変動(on-off現象,wearing-off現象),ジスキネシア,精神症状の出現が問題となる.on-off現象は,普通に歩いていた患者が,急に動けなくなるoffの状態が5〜30分から2〜3時間も続くことが1日1回から数回起こるため,ADLは著しく障害される.そのため,投薬時間を確認し,身体が動きやすい時間帯に運動療法を行う.wearing-off現象は,L-dopaの薬効時間が短縮し,数時間を経過すると薬効が消退する.患者は薬効の消失を自覚し,服用すると再び改善するため,薬を多く服用するようになる.

　理学療法の実施にあたっては,嘔吐などの消化器症状,起立性低血圧,幻覚・妄想,眠気,足背・下腿浮腫などの副作用からくる症状に注意すべきである.運動療法は運動症状だけではなく,必発する認知症症状にも有効とされ,適切な運動療法は長期的なPDの症状の進行を緩徐にする手段となりうる.

関節リウマチの投薬治療に応じた理学療法とは

　関節リウマチ(以下,RA)の治療は薬物療法,運動療法,日常生活の指導,装具療法,手術療法などがある.RA治療薬は生物学的製剤,免疫抑制薬,疾患修飾性抗リウマチ薬(DMARDs),ステロイド薬,非ステロイド性抗炎症薬(NSAIDs)に区分される.RA治療では,疾患活動性の制御と長期予後の改善を目的とした投与により,患者の疾患活動性の評価とその臨床検査値が重要となる.経過に応じてCRPや赤沈などの検査値が同じであっても,疼痛の程度は異なるため,検査値と患者の愁訴を聴取したうえで理学療法のプログラムを調整する.

　RAに対する理学療法は,痛みや変形の原因となる炎症の程度,すなわちRAの活動性を目安に,保護的に行うか,積極的に行うかを決定する.RAに対する運動療法は,筋力および心肺機能を指標とした身体機能の向上,ADL能力の改善について効果がみられる.身体機能の向上は,多くのRA患者が直面している加齢,生活習慣病,変形性関節症への対策にも有用である.

（田屋雅信・松田雅弘）

8 文献の活用

1. 文献の活用について

　患者の評価や治療を選択するとき，何を参考にしているだろうか．書籍・総説・論文などの文献を参考にして治療手段を検討したうえで，治療計画を組み立てることが多いことだろう．また，自らの治療に対する結果を考察する際も，なぜそのように考えたのかを明確にするためには文献を参照する必要がある．近年では，数多くの論文を検索でき，無料でダウンロードすることも可能である．常に最新の知見を得ることは，文献に基づいて自らの治療を振り返ることができ，臨床能力の向上にもつながる．文献検索サイトの一部を 表1 にまとめたので参照されたい．

　エビデンスレベルとは，その治療がどれだけ一般的な方法かを示した指標といえる．研究手法によって文献のエビデンスレベルが異なるが，最もエビデンスレベルが高いのはシステマティックレビューである．システマティックレビューとは，ある医学的介入についての科学的根拠を明らかにするために，世界中の盲検化した論文を体系的に収集・評価し，それを要約した総説である．代表的なものに Cochrane Library, PEDro がある 表1 ．

　研究成果を読むときのポイントは，研究論文の骨格を理解することである．研究の骨格は，PICO【Patient（患者），Intervention（介入），Comparison（比較対象），Outcome（評価項目）】から成り立ち，その骨格をもとに自らが知りたい臨床的な疑問（たとえば，筋力増強の負荷の強度，回数，頻度など）を当てはめて考えるとよい．PICO を理解せずに論文を鵜呑みにしてしまうと，根拠に基づいて理学療法を提供しているつもりでも，対象患者やアウトカムが全く異なる方法を採用してしまい，理学療法の効果が出ないという結果に陥りかねない．

2. ガイドラインの活用

　困ったときはぜひともガイドラインを一読してほしい．ガイドラインは適切な臨床判断を助ける体系的な文書である．日本理学療法士協会では『理学療法診療ガイドライン第1版』(2011)を刊行し，16領域の評価指標と治療/介入に対する推奨グレードを示すなど，エビデンスに基づく理学療法を推進している．また，『今日の理学療法指針』(医学書院，2015)[1]など，多くの文献を集約し，疾患ごとにまとめた書籍が出版されているので参考にしてほしい．

　ガイドライン使用時には「推奨度(Grade)」を参考にする．ガイドラインでは，「行うように強く勧める」から「行うべきではない」という段階ごとに評価される．この推奨度は，①エビデンスのレベル・数・ばらつき，②臨床的有効性の大きさ，③臨床での適用性・害・コストなどを総合判断して決定される．最近のガイドラインでは，可能な限りエビデンスレベルの高い研究論文を集約したものが記載されている．

3. 文献の活用時の注意点

　EBM（evidence-based medicine）の定義は，「個々の患者の臨床問題に対して，①患者の意向，②治療者の専門技能，③臨床研究による実証報告を統合して判断を下し，最善の医療を提供する行動様式」とされる．ガイドラインやシステマティックレビュー，メタアナリシスは臨床的な方向性を決めるのに必要だが，理学療法士は科学的で的確な理学療法を実践するために，患者の主訴や実施した評価結果から，どの文献の内容が活用できるのかを常に考えなくてはならない．

[文献]
1) 内山　靖：理学療法の現状と展望．内山　靖（総編集）：今日の理学療法指針，pp1-2, 医学書院，2015

（松田雅弘）

表1 代表的な文献検索サイト

a：和文の論文検索サイト

	サイト名	特徴	備考
1	J-STAGE (https://www.jstage.jst.go.jp/browse/-char/ja/)	理学療法に関する文献，学会発表の抄録が数多い	無料で閲覧可能な論文もある．一部は有料での公開
2	CINII (http://ci.nii.ac.jp/)	紙媒体の学協会誌約1,000タイトル（紀要も含む）に掲載された約280万件の論文をPDFとして保存．オープンアクセスとなっているもの	保存している論文の一部は有料だが，他は無料で公開
3	日本理学療法士協会 解説付き英語論文サイト (http://jspt.japanpt.or.jp/eibun/index.html)	収録数は少ないが，英語論文が翻訳されており理解しやすいサイトになっている	要約が日本語で閲覧可能．しかし，全訳ではないので詳しくは本文を参照する必要あり
4	医中誌Web (http://www.jamas.or.jp/)	原著論文，総説，学会抄録が検索可能な国内最大の検索サイト	有料．契約によってページ上でダウンロード
5	メディカルオンライン (http://www.medicalonline.jp/)	多くの学会抄録・論文が検索可能	有料．要旨のみ見放題1,000円/月，論文1編よりダウンロード可能
6	MedicalFinder (http://medicalfinder.jp/)	医学書院提供の医学・看護ジャーナルサイト	論文1件ずつに費用を要する
7	Google Scholar (https://scholar.google.co.jp/)	主に学術用途での検索を対象としており，論文，学術誌，出版物の全文やメタデータにアクセスできる	一部無料で閲覧可能な論文あり

b：英文の論文検索サイト

	サイト名	特徴	備考
1	PubMed (http://www.ncbi.nlm.nih.gov/pubmed)	英語論文を検索するのであれば，このサイトがよい．使いかたを熟知すると検索時間が省ける．また，検索用語を登録すれば，該当する新しい論文が追加された際にメールにて通知される	無料の論文も含まれ，その論文の下には"Free Article"と記載されている．その他は有料であり，図書館での依頼，または各出版媒体から直接購入する．利用ガイドマニュアル (http://akarenga.org/alice/4-1-02.pdf) 参照のこと
2	Cochrane Library (http://www.cochranelibrary.com/)	言わずと知れた evidence-based medicine (EBM) の情報を詰め込んだサイト	アブストラクト（抄録）は無料，無料で閲覧可能な論文もあるが，基本的にはオンライン版かCD-ROM版を購入する
3	PEDro (http://www.pedro.fhs.usyd.edu.au/)	理学療法領域の2次情報データベース．理学療法に関する多くの情報を収集することが可能	フルテキスト（無料閲覧，有料閲覧ともに）へは，詳細な検索結果ページの要旨セクションからリンクされている．和文での検索ヘルプは以下のURL参照 (http://www.pedro.org.au/japanese/search-help/)

c：ガイドライン

	サイト名	特徴	備考
1	日本理学療法士協会の診療ガイドライン (http://jspt.japanpt.or.jp/guideline/)	日本理学療法士協会がまとめた疾患別の「理学療法評価（指標）」と「理学療法介入」が，エビデンスレベル付きでまとめられている（本文）	基本的には疾患別で，その他に手技，切断などの領域を含む16領域のガイドライン
2	Minds (https://minds.jcqhc.or.jp/n/)	日本の診療ガイドラインの総合サイト．多くの疾患のガイドラインの情報がまとまっている	ガイドライン中の引用文献を一覧で参照可能
3	日本脳卒中学会 (http://jsts.gr.jp)	脳卒中治療ガイドライン2015は書籍として販売されている	サイトでは2009年版が無料で閲覧可能
4	日本神経学会 (http://www.neurology-jp.org/guidelinem/index.html)	神経疾患（パーキンソン病，認知症，など）12領域からなるガイドライン	無料で閲覧可能
5	日本整形外科学会 (http://www.joa.or.jp/jp/edu/publication/)	各運動器疾患のガイドラインの書籍の情報がまとめられている	無料で閲覧可能なガイドラインはない
6	日本呼吸器学会 (http://www.jrs.or.jp/modules/guidelines/index.php?sontent_id=1)	呼吸器疾患，呼吸に関する治療法のガイドラインがまとめられている（COPD，咳嗽，在宅呼吸ケアなど）	無料で閲覧可能な情報が多い．不可なものは書籍にて購入する
7	日本循環器学会 (http://www.j-circ.or.jp/guideline/index.htm)	循環器疾患，疾患の予防・管理など多くのガイドラインがまとめられている（心血管疾患，不整脈など）	無料で閲覧可能

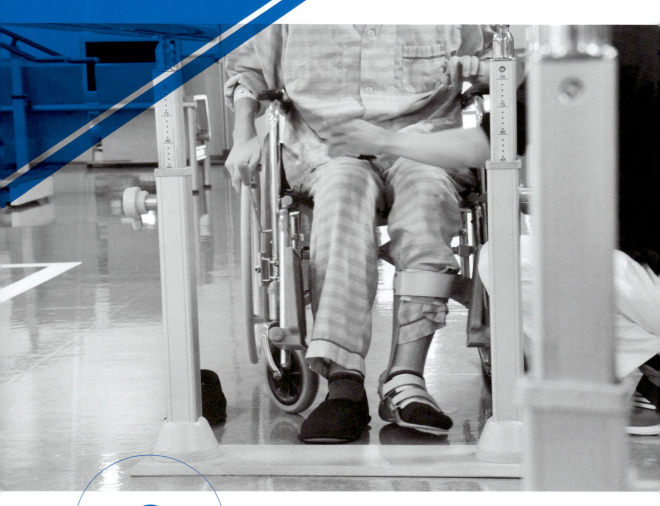

第3章
現場で活きるリスク管理

理学療法は超急性期から地域在宅まで対応する能力が必要とされる．
一方で，理学療法が原因で症状が悪くなったといわれないようにリスク管理をしながら理学療法の効果を求めていかなければならない．
本章では，リスク管理の考えかた，実践方法を紹介する．

病気がある人にとって運動は危険?

確実に安全な運動はない

運動は健康によい.健康意識の高まりとともに,ウォーキングやジョギング,スポーツを楽しむシニア層は増加している.一方,マラソン大会の参加者が心肺停止になったというニュースを耳にしたことはあるだろうか.マラソン大会に参加する健康な方でさえ,運動による重大な事故が起こり得ることを理学療法士は肝に銘じなければならない.高齢者や疾病を有する方であれば,なおさら運動に伴う危険性は増し,「からだによい」という漠然とした理由で理学療法士が運動を勧めることは極めて危険である.本項では,基本に立ち返って運動の利点と欠点を見つめ直し,理学療法士によるリスク管理について考えていきたい.

運動の光と影

運動によってもたらされる「光」の部分を図1に示す.心疾患後の運動療法に代表されるように,有酸素運動(図1左)は最大酸素摂取量やHDLコレステロールの増加,運動時の心拍数や血圧の増加を抑制する効果などがある.一方,運動障害がある場合の運動療法(図1右)は,障害された基本動作や歩行そのものを改善させるという大きな役割をもつ.

では,運動にはどのような「影」があるのか.不適切な運動は,図2のような様々な有害事象を引き起こし,最悪の事態を招く可能性さえある.また,超高齢社会となった現在では,心疾患あるいは脳卒中など単一の障害ではなく,「心不全がある脳卒中患者」のように重複した障害をもつ対象者が増加している.つまり,脳卒中に対するリスク管理だけでは心不全を引き起こす危険性があり,反対に心不全に準じたリスク管理では,脳卒中後に推奨されている起立・着座練習のような運動は制限されてしまうかもしれない.そのため,有酸素運動が適応できない片麻痺例であれば,心拍数を運動強度の指標としたKarvonenの式[注]を利用したり,β遮断薬など心拍数に影響を与える

[注] 処方心拍数＝(最大心拍数－安静時心拍数)× k ＋安静時心拍数

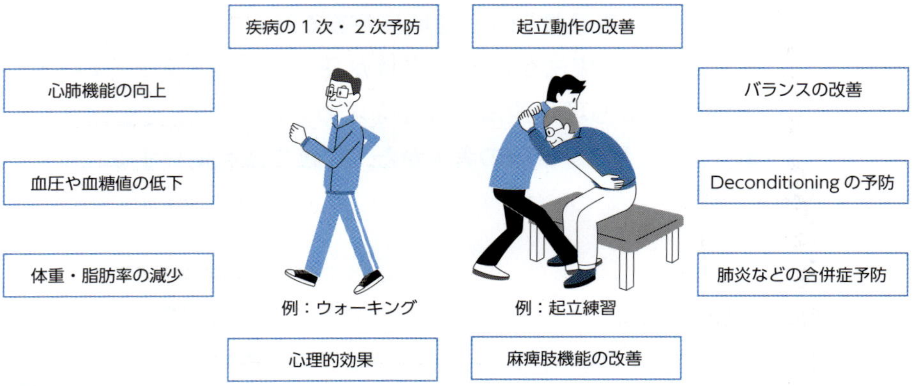

図1 運動によって期待される効果の例
左：有酸素運動,右：片麻痺など運動障害がある場合.

（有酸素運動の例：ウォーキング）
- 疾病の1次・2次予防
- 心肺機能の向上
- 血圧や血糖値の低下
- 体重・脂肪率の減少
- 心理的効果

（運動障害がある場合の例：起立練習）
- 起立動作の改善
- バランスの改善
- Deconditioningの予防
- 肺炎などの合併症予防
- 麻痺肢機能の改善

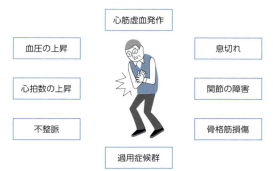

図2 運動による弊害の例

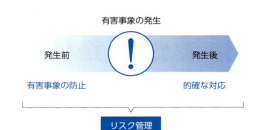

図3 リスク管理の範疇

薬剤を内服中の場合はBorgの自覚的運動強度を活用する，などの対応が求められる．また，片麻痺例では同じ動作でも健常者に比べて心負荷（二重積＝収縮期血圧×心拍数）が増加するため，心負荷の評価とともに，杖や装具の使用によってエネルギー消費を減少させる工夫も必要である．理学療法士は様々な病態を把握する評価能力と，最大限の運動療法を実践する能力を兼ね備え，揺るぎない臨床判断能力を身につけなければならない．

リスク管理の本質

リスク管理は，難解な心電図を読み解き，呼吸器の設定や数値を理解すること，というイメージはないだろうか．もちろん，これらの生体情報は対象者の病状や状態変化を把握するうえで極めて有用である．その反面，これらの数値にばかり目が向いてしまい，理学療法士としての視点が不足しているケースも見受けられる．相当な医学情報や病態を理解することは素晴らしいが，知識ばかりの頭でっかちな理学療法士であってはならない．リスク管理の基本は，想定されるリスクが起こらないように，リスクの発生を抑止するための方策を検討し，リスク防止策を実行することである．つまり，理学療法士によるリスク管理の真意は，得られた情報を活かしていかに安全で効果的な運動療法に結びつけていくかである．

日常的な理学療法の場面では，まず血圧や脈拍を測定し，それらに異常がなければ運動が継続される．リスク管理に不慣れな学生や若手の理学療法士に，あえて意地悪な質問として「運動する前と比べて顔色が悪くなっていることに気づきましたか？」と問うと，慌てて確認することがある．ここに大きな問題がある．リスク管理は，呼吸の深さやリズム，顔色，汗のかきかたなど，運動によるわずかな変化を捉えることが何よりも重要である．そのため，対象者に接見して単に会話をするのではなく，接見した瞬間から「理学療法士としての目」で対象者の顔色や呼吸リズムなどを観察するトレーニングをしなければ活きたリスク管理は身につかない．

理学療法士と心臓マッサージ

突如，心肺停止した方に心臓マッサージができない医師を想像できるだろうか．冒頭で述べたマラソン中の心肺停止に対して，救護スタッフに限らず，市民による救命活動が多くの命を救っている．一般市民によるAED（自動体外式除細動器）の使用が可能となった現在，医師をはじめとする医療従事者は，社会的には「当然」心肺蘇生が行える専門家とみなされ，理学療法士も例外ではない．また，リスク管理は，運動による危険を回避するだけではなく，有害事象が発生した際の対応までがその範疇となる（図3）．

心肺停止状態や意識消失状態の現場は，病院や介護施設だけでなく，日常で利用する駅やコンビニでも遭遇する可能性があり，そのような事態において的確な行動をとれることが医療従事者である理学療法士に求められる技術の1つでもある．

（藤野雄次）

急性期と生活期ではリスク管理の重要性は異なるのか？

リスク管理は急性期のもの？

脳卒中の約7～8割[1]，心停止の約8割[2]は家庭もしくは高齢者施設で起こっている．疾患はまさに生活期に関わる理学療法士（PT）の活動の場で発症しているといえる．

リスク管理は急性期が最も重要である．このような認識のもと，急性期以降ではリスク管理に対する意識が薄れていく感覚があるのは否めないだろう．しかしながら，はじめに述べたように生活期のPTは常に発症の場に立ち会う可能性があり，もし疾患の前駆症状を見逃すことがあれば理学療法は有害にすら成り得る．生活期は見かたを変えれば「超」急性期であるともいえる．

PTは運動療法や動作練習などで身体へ負荷をかけていく以上，病期に関わらずリスク管理は必須である．本項では病期におけるリスク管理の重要性を明らかにし，それぞれの違いについて考えていきたい．

実はリスク管理は生活期のほうが難しい⁈

発症早期の理学療法は急性期医療と並行して実施されるため，病態や使用薬剤などの医学的情報を医師やNsと同等に理解する必要があり，十分な知識とリスクの分析力が求められる．

図1に急性期と生活期で利用されるリスク管理の所見を示した．急性期では病態が不安定であるために，その管理のために使用される生体モニタ情報や各種検査所見を得られやすい．これらの所見を活用することは高度な技能を要すが，たくさんの客観的な情報が入手できるため，全身状態や病態の変化を捉えるうえで極めて有用であり，リスク管理のための大きな武器になる．一方，急性期から亜急性期・生活期へ移行していくにつれ，病態は安定し，医学的情報も少なくなっていく．生活期では数少ない数値と，変化の少ない身体所見や自覚症状をもとにリスク管理を行っていくことになり，その状況下でのリスク管理は想像以上に難しい．

病態の安定に伴いリスクは少なくなり，リスク管理の重要性は小さくなると考えられがちであるが，あくまで病態は「安定」するのであって消えてなくなることはない．生活期にもリスクは潜在化した状態で常に存在し一生涯にわたってつきまとう．逆に病態が安定することでリスクは見えにくくなり，リスク管理を一層難しくする．これは既往歴も同様であり，PTはたくさんの潜在化したリスクと対面しながら対象者に運動負荷を行っている．すなわち潜在化したリスクに目をむけずに理学療法を行うということは，目を閉じたまま走ることと同じように，非常に危険な状況といえる．

表1に急性期と生活期の特徴を簡単にまとめた．急性期では状態変化や急変に直面することも多く，高度な対応が求められる場面も多い．豊富な情報や機器を十分に生かし安全に理学療法を行うことが必要である．一方で生活期では急変は少ないものの，情報は急性期と比べ少ないため，対象者のわずかな変化やリスクを察知する能力がPTにとって非常に重要となる．

また病期に関わらず，理学療法の対象者は高齢化しており，それに伴い重複障害を有する者も多くなっている．主病名やPTそれぞれの知識の範囲内に注意が向きがちになるため，知識の幅を広げることで俯瞰的な視点を養い，潜在化したリスクの管理を行っていく必要がある．

病期によるリスク管理の違い

リスク管理として真っ先に思いつくのはバイタルサインの測定であろう。図1に示すように、血圧や心拍（脈拍）数は病期を問わずに測定され、リスクを察知したり運動量を調整したりする際の重要な情報となる。しかし、単にバイタルサインを測定するのみではリスクを十分に拾い上げられず、特に医療機器の少ない現場では一歩踏み込んだ評価が必要となる。では、急性期と生活期では、リスク管理にどのような違いがあるのだろうか。

ここでは動悸を訴えるケースを考えてみたい。急性期であれば、心電図モニタを利用することで、心拍数のみならず不整脈の有無や種類についても同定でき、運動療法の適応を検討することが可能である。一方、心電図モニタのない生活期ではどのような対応が必要なのか。本来、心臓は一定のリズムで拍動しているが、不整脈の場合は不規則なリズムとなり、期外収縮などではいわゆる空打ちが起こることもある。すなわち、実際には心臓が140回/分動いていても、脈診では90回/分として評価される恐れがある。そのため、在宅などでは脈診や聴診などのフィジカルアセスメントや症状の問診が重要となる。具体的には、不整脈の存在が疑われるのであれば、心音の聴診を長めに行うことが必要である。たとえば、脈診と心音の聴診を併用すると、リズムが不規則となったときには心音から求める心拍数が末梢動脈での脈拍数よりも多くなっていることが確認できる。また、心音の強弱やリズムからも不整脈の存在の有無や種類を推測できる。そして、対象者が平常時には不整脈がなく、評価から発作性心房細動の存在が疑われる場合、心房内血栓形成による脳梗塞発症などのリスクがあるため早期に医師の診察を受けることを促すなどの対応が必要となろう。

PTは診断を行うことはないが、特に生活期では医学的情報が少なくなるため、疾患の第一発見者になることも多い。いつもとの"ちょっとした違い"に気づき、問診やフィジカルアセスメントを駆使して原因を検索することも必要とされる。

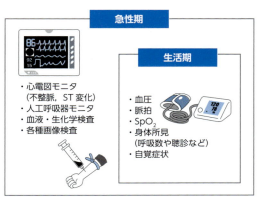

図1 急性期と生活期における情報量の違い

表1 急性期と生活期の特徴

	急性期	生活期
病態	不安定	安定
医学的情報	多	少
医療機器	多	少
状態変化・急変	多	少
リスク管理の重要性	大	大
リスク察知能力	重要	最重要

急性期と生活期のリスクは何が違う？

理学療法を行うなかで一定の有害事象は避けることができない。急性期では心停止などの重篤なものに加えて感染症、心疾患、深部静脈血栓症・肺塞栓などが有害事象として挙げられる。日々の臨床では転倒や不整脈、血圧低下、ライン類の抜去などにも出会うことが多い。一方で生活期では転倒、皮膚剥離、内出血、誤嚥などが主に挙げられる。このなかには、不整脈や血圧の変動などの循環系の問題は含まれていないが、生活期では医学的管理が少なくなるため見過ごされている事例も少なからず存在すると考えられる。病期に関わらず重篤な有害事象に出会う可能性は常にあるため、リスク管理の重要性はいくら強調してもしすぎることはない。

[文献]
1) 秋田県脳卒中医の会：秋田の脳卒中―脳卒中発症登録でわかること。2013 (http://www.jsa-web.org/book/akita.pdf)
2) Iwami T, et al：Effectiveness of bystander-initiated cardiac-only resuscitation for patients with out-of-hospital cardiac arrest. Circulation 116：2900-2907, 2007

（外山洋平）

3 理学療法士がなすべきリスク管理とは何か

リスクの種類

　病院，地域在宅の理学療法で考えられるリスクおよび転倒，転落の原因・危険因子を 表1, 2 に示す．起こりうるリスクを最大限客観的に評価することでリスク回避へとつながる．リスク管理といえば，生命の危険に直結することから呼吸や循環に関することがイメージされるが，環境因子も見逃してはならない．理学療法終了後，ベッド柵を上げずに退室しその後患者が転落することや，せん妄患者の拘束具を外したまま退室しチューブや点滴を自己抜去する事例などである．業務上過失の責任も含むリスクを回避することは，自分の身を守ることにもつながる．

理学療法士がなすべきリスク管理の手順とは (図1)[1]

① リスクを層別する
- 事前の患者情報からリスクを層別する．

①' リスクを予測する
- 起こり得るリスクを予測する．

② リスク発生時には適切な対処をとる
- 理学療法中の患者の状態，環境をモニタリングする．

③ 新たなリスクを回避する
- 理学療法直後ならびに翌日までの患者の状態，環境を確認する．

　このリスク管理の流れは，急性期と地域や在宅で変わらないプロセスである．違いはリスクを層別するための情報量である．急性期の入り口の1つである集中治療室では各種モニタリングが常時確認できる．そのため，病態が安定しているかどうかを把握することは情報をまとめる能力を獲得すること（クリニカルリーズニング）で比較的容易に可能となる．むしろ地域や在宅で患者の状態を把握するためには頻回なモニタリングが難しいためフィジカルアセスメントを駆使しながら行う必要がある（次項参照）．

表1 理学療法中のリスク
- ▶ 転倒，転落 (表2)
- ▶ 脳血管
  - 運動麻痺の悪化
- ▶ 循環
  - 循環動態の悪化
  - 不整脈（心室頻拍，心室細動）
  - 心停止
  - 心不全増悪
  - 心筋梗塞，動脈瘤の破裂
  - 肺塞栓
- ▶ 呼吸
  - 呼吸不全，チアノーゼ
  - 呼吸停止
- ▶ 低血糖
- ▶ その他
  - 点滴，機械装置の抜去
  - 医師指示の限度を超える

表2 転倒，転落の原因・危険因子
- ▶ 筋力低下
  - 膝伸展筋力が体重比40％以下
- ▶ 内科的問題・薬物による影響
  - 向精神薬，睡眠導入剤など服薬のタイミングに注意する
- ▶ 歩行障害，バランス障害
  - Fuctional Reach Test (FRT) 15 cm 未満，Timed Up and Go (TUG) 13.5 秒以上
- ▶ 視力低下
- ▶ 環境要因（自宅環境など）
  - 部屋の明るさ，床の材質，コードの配線
- ▶ 起立性低血圧
  - 薬剤性（アルコール，血管拡張薬，利尿薬，抗うつ薬）や循環血液量減少（出血，下痢，嘔吐，脱水）
- ▶ 意識障害，せん妄
- ▶ 失神・不整脈
  - 特に高齢者では大動脈弁狭窄症の有無を確認し，失神の既往を聴取する
- ▶ めまい

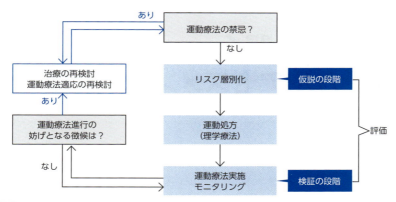

図1 リスク管理の手順
（松永篤彦：循環器理学療法におけるリスク評価と管理．理学療法学 36：246-250, 2009 より）

表3 起立性低血圧

仰臥位または座位から立位への体位変換に伴い，以下の3点が認められた際に診断される．
①起立3分以内に収縮期血圧が 20 mmHg 以上低下
②または，収縮期血圧の絶対値が 90 mmHg 未満に低下
③あるいは，拡張期血圧の 10 mmHg 以上の低下

症状や現象からリスクを考察する

転倒のケースを考えてみる．転倒するのはバランスを崩すだけではなく，めまいといった前駆症状が存在することもある．前者は筋力，バランス機能を評価することで予測できるが，後者は病態，内服などあらゆるリーズニングが必要となる．めまいの原因が起立性低血圧（表3）である場合，血圧の低下を認めるが，起立性低血圧自体にも原因が存在する．①純型自律神経失調症などの原発性自律神経障害，②糖尿病などから併発した続発性自律神経障害，③血管拡張薬や向精神薬からの薬剤性，④出血などによる循環血液量減少が挙げられている[2]．自律神経機能障害は糖尿病の3大合併症であり少なくないため，糖尿病が併存していれば低血糖との鑑別も必要である．内服状況（糖尿病薬の多剤服用，内服時間）や食事量の聴取が事前に必要となる．循環血液量減少は出血だけでなく，嘔吐・下痢などによる脱水で生じることもある．多職種からの事前情報や手背の皮膚をつまんで元に戻る時間がいつもより遅くないか（皮膚のツルゴール）などを評価し脱水所見を確認する必要がある．

めまいよりも転倒リスクが増加する失神も同様で，血圧の低下だけでなく低下する原因を考える必要がある．不整脈の影響や高齢者であれば大動脈弁狭窄症（AS）が存在しているかもしれない（「2章-5．心エコー検査結果をどう活用するか」参照⇒22頁）．また，外科手術後であれば肺塞栓の存在も強く疑う必要がある．

転倒が起きてしまった際の対処も重要である．前述の血圧低下例では意識レベルの確認やバイタルサインの確認，場合によっては大声で応援を呼ぶ必要性もある．決して患者から離れてはならない．また，転倒時の外傷の有無の確認も必要である．

このように起こりうるリスクの原因となる状況を事前に収集し，かつ訪室時の問診で確認する作業を怠らないようにする．それでもリスクが発生した場合には適切な対処を行うというこの一連のスキルこそが理学療法士に求められるリスク管理である．

[文献]
1) 松永篤彦：循環器理学療法におけるリスク評価と管理．理学療法学 36：246-250, 2009
2) 日本循環器学会，他：循環器病の診断と治療に関するガイドライン（2011年度合同研究班報告）失神の診断・治療ガイドライン（2012改訂版）．p3, 2012

（田屋雅信）

診て，触れ，聞く
―フィジカルアセスメントの重要性―

フィジカルアセスメントとは

　フィジカルアセスメントは骨，関節，筋に関する障害でも重要であるが，本項では内部障害に関するフィジカルアセスメントについて述べる．内部障害は心臓，肺，腎臓などの臓器に生じた文字どおり目に見えにくい障害である．見えにくいからといって内部で起きている異常についてバイタルサイン，採血結果，検査結果のような客観的数値を確認するだけでは不十分である．内部障害が悪化すると身体の表面に徴候が現れる．この徴候を評価するための手段がフィジカルアセスメントであり，客観的数値をもとに理学療法士は患者に診て，触れ，聞くという姿勢を心掛けることが重要である．

視診・触診・聴診・（打診）

　患者の必要な情報を得たうえでフィジカルアセスメントを行う．基本となるのは視診・触診・聴診，場合によっては打診である．病態別のフィジカルアセスメントを 表1 に示す．呼吸・循環・代謝の検査所見と合致しているかを確認するだけでなく，昨日と比べてどうか，治療（薬物療法など）が変わってどうか，運動時に現れる所見はないかといった点についても評価する．

心不全に対するフィジカルアセスメント

　心不全による入院患者だけでなく，特に高齢患者は既往に心不全を有することが多くフィジカルアセスメントを欠かしてはならない．

　まず，心不全を評価する際に病態分類を確認する．代表的な分類として Nohria 分類[1]がある（図1）．Nohria 分類のどの部分の状態で，前日から悪化していないかを確認する（右下に移行するほど重症である）．フィジカルアセスメントによって，うっ血所見（右心不全），低灌流所見（左心不全）の有無を確認し，心不全の状態を推測する（表2）．患者を訪問してすぐに血圧計を巻いて測定するのではなく，このようなフィジカルアセスメントから重症度を確認して初めてバイタルサインや身体所見を測定・評価することが重要である．バイタルサインといえば血圧，脈拍（場合によってはSpO$_2$）のみレポートに記載されていることが多いが，フィジカルアセスメントの結果も記載すべきである．

　また，フィジカルアセスメントは毎回行い，昨

表1　病態別のフィジカルアセスメント

	無気肺	胸水	肺気腫	肺うっ血
視診	無気肺側の胸郭の動きが遅い	直接の評価は困難だが水分貯留という点では下腿浮腫も合併することが多い	ビア樽型の胸郭（前後径：横径＝1：1），胸鎖乳突筋の肥厚，チアノーゼ	起坐呼吸（臥位で息苦しくて寝られない）
触診	無気肺側の胸郭の動きが弱い		声音による胸郭の振盪（ふるえ）が弱い	心拡大を呈していることが多く胸郭表面の心拍動が増大する
聴診	減弱	減弱	ヒューヒューなどの連続性ラ音	肺：バリバリ，ブツブツといった湿性ラ音 心臓：Ⅲ音（正常なダッダではなくダッダダと3つ聞こえる）
打診	濁音	濁音（体位で変化する）	鼓音	胸水貯留まで至ると濁音

表2 心不全に対するフィジカルアセスメント

項目		問診・フィジカルアセスメント（日常や前日との比較が重要）
うっ血所見		尿量が少なくなっているか？（利尿状況）
	肺うっ血	眠れているか？（起坐呼吸，寝不足による交感神経活性の亢進）
		咳や痰が増えていないか？（肺うっ血，感冒症状）
		労作時息切れが強くないか？〔肺動脈楔入圧（PAWP）の上昇〕
	体うっ血	食欲が落ちていないか？（腸管浮腫，栄養状態）
		手足のむくみが悪化していないか？（浮腫）
		同姿勢で頸静脈が怒張していないか？（頸静脈圧上昇）
		腹部が張っていないか？（腹水，肝うっ血）
低灌流所見		手足が冷たくないか？（低灌流所見）
		全身の倦怠感がないか？（低Na血症）
		動悸がしないか？（交感神経活性の亢進，貧血，不整脈）

表3 心不全に対する理学療法の進行基準

Nohria分類の所見	状態
うっ血所見	体重増加（浮腫も含む）：1週間で2kg以上の増加がない
	運動を行ったその日の利尿減少や翌日の体重増加，夜間の息切れ感の出現がない
	BNPの増加：前回より100 pg/mL以上の増加がない
	$SpO_2 < 91\%$
低灌流所見	機械的循環補助装置がついていない
	静注強心薬による薬物治療：塩酸ドブタミン®，塩酸ドパミン®用量の増加がない
	腎機能の悪化：クレアチニン；Cr > 2.5 mg/dLではない
	運動時の血圧低下：収縮期血圧80 mmHg未満にならない
	安静時の心拍数：100拍/分以上にならない
	運動時の心拍数：120拍/分以上にならない
	四肢の冷感が悪化していない
その他	安静時息切れの増悪なし

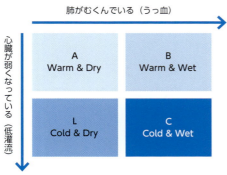

・Wet（うっ血所見）
　起坐呼吸・頸静脈圧上昇・浮腫・腹水・肝頸静脈逆流
・Cold（低灌流所見）
　低い脈圧・四肢冷感・傾眠傾向・低Na血症・腎機能低下

図1 Nohria分類
（Nohria A, et al：Clinical assessment identifies hemodynamic profiles that predict outcomes in patients admitted with heart failure. J Am Coll Cardiol 41：1797-1804, 2003より）

日よりも変化はないか，外来や在宅では数日あるいは1週間前と比べてどうかを縦断的に評価する．客観的指標を含めた理学療法進行基準の一例を表3に示す．フィジカルアセスメントと客観的指標を相互に解釈しながら介入していく．特に地域や在宅では客観的な情報量が少ないのでフィジカルアセスメントを駆使することで内部障害の状態変化を確認する．

[文献]
1) Nohria A, et al：Clinical assessment identifies hemodynamic profiles that predict outcomes in patients admitted with heart failure. J Am Coll Cardiol 41：1797-1804, 2003

（田屋雅信）

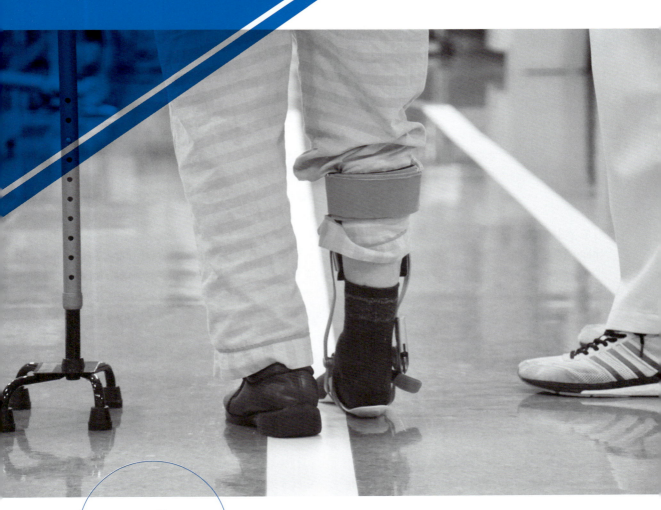

第4章
評価をどう活用するか

効果的な理学療法のために，活きた評価を選択し，実践することは欠かせない．
本章では臨床で用いるべき評価方法を示していく．
評価バッテリーの紹介だけでなく，評価結果をどう読み解き，活用するかが解説されているので，その考えかたをぜひ学んでもらいたい．治療方針の決定や予後予測に必ず役立つはずである．

脳卒中の機能評価

概要

　脳卒中の機能評価は，Brunnstrom Recovery Stage(BRS)のような単一の評価法が有名である．しかし，実際には脳の損傷部位に対応して，運動機能のほかに感覚機能，高次脳機能や摂食嚥下機能など，様々な障害が重複する．そのため，総合評価は機能障害の特徴や経時的変化を捉えることに優れており，予後予測や目標設定においても重要な情報源となる．

脳卒中の総合評価

　評価が簡便で実用的，かつ研究データにも利用されている評価スケールの一例を紹介する．

1. National Institute of Health Stroke Scale (NIHSS)[1]

　NIHSSは意識の評価を含む11種の機能障害，計15項目で構成され，各項目は0～4点で評価する(図1)．各項目とも点数が高いほど重症であり，最大で42点となるよう設定されている．
　NIHSSの特徴は，意識障害や最良の注視，視野など，疾患レベルの評価内容が含まれ，また，すべてベッドサイドで評価可能な方法であるため，発症早期の評価として有用である．簡便な総合評価であり，日常臨床や臨床研究で頻繁に用いられているが，評価の段階が少ないため，理学療法の治療効果の判定としては大まかなものになることに留意したい．

2. Stroke Impairment Assessment Set(SIAS)[2]

　SIASは9種の機能障害に分類される22項目から成り，各項目は3点あるいは5点満点で評価する(表1)．各項目とも点数が高いほど機能が良好であることを意味し，合計は76点満点となる．麻痺側運動機能(SIAS-Motor；SIAS-M)は上肢近位-遠位，下肢近位(股)-下肢近位(膝)-遠位の順に，SIAS-M(3-1a，3-2-1)のように記載する．
　SIASは日常的な評価方法に準じた内容で構成されており，信頼性や妥当性も担保されている．一方，SIASは意識障害の項目を含んでおらず，意識障害がある対象者には不向きな評価法である．すなわち，意識が悪いことによって手足が動かない場合や，評価の基本姿勢である座位が困難な意識レベルであるときは適応とはならない．

どの評価を選択すべきか

　脳卒中の総合的な機能評価法は，NIHSSなどのほかにFugl-Meyer Assessmentや脳卒中重症度スケールなど，様々な評価方法が開発されている．「この評価方法を選択すべき」という絶対的なルールはなく，それぞれに長所と短所がある．すなわち，どの方法を選択するのかは，構成されている評価項目や評価の段階づけなどを理解し，どのような機能障害の評価に優れているのか，どの時期の対象者に向いているのか，などを吟味して対象者にふさわしい評価を選択することが重要である．

どう活用するのか

　急性期脳梗塞患者の入院時NIHSSスコアから，発症後3か月時点のADLを検証し，modified Rankin Scale 0～2(全く障害がない～軽度の障害)の良好なアウトカムになるためのNIHSSカットオフ値は，前方循環系の梗塞では8以下，後方循環系では5以下であるとの報告がある[3]．その他，NIHSSと脳画像所見を組み合わ

1a.	意識水準	□0：覚醒　□1：簡単な刺激で覚醒　□2：反復刺激や強い刺激で覚醒　□3：無反応	
1b.	識障害-質問（今月の月名，年齢）	□0：両方正解　□1：片方正解　□2：両方不正解	
1c.	意識障害-従命（開閉眼，離握手）	□0：両方可能　□1：片方可能　□2：両方不可能	
2.	最良の注視	□0：正常　□1：部分的注視視野　□2：完全注視麻痺	
3.	視野	□0：視野欠損なし　□1：部分的半盲　□2：完全半盲　□3：両側性半盲	
4.	顔面麻痺	□0：正常　□1：軽度の麻痺　□2：部分的麻痺　□3：完全麻痺	
5a.	上肢の運動（右）	□0：90度*を10秒保持可能（下垂なし） □1：90度*を保持できるが，10秒以内に下垂 □2：90度*の挙上または保持ができない □3：重力に抗して動かない　□4：全く動きがみられない (*□0～2：仰臥位のときは45度)	
5b.	上肢の運動（左）	同上	
6a.	下肢の運動（右）	□0：30度を5秒保持可能（下垂なし）　□1：30度を保持できるが，5秒以内に下垂 □2：重力に抗して動きがみられる　□3：重力に抗して動かない　□4：全く動きがみられない	
6b.	下肢の運動（左）	同上	
7.	運動失調	□0：なし　□1：1肢　□2：2肢	
8.	感覚	□0：障害なし　□1：軽度～中等度の障害　□2：高度の障害	
9.	最良の言語	□0：失語なし　□1：軽度の失語　□2：高度の失語　□3：無言，全失語	
10.	構音障害	□0：正常　□1：軽度～中等度の障害　□2：高度の障害	
11.	消去現象と注意障害	□0：正常　□1：軽度～中等度の障害　□2：高度の障害	

図1 NIHSS

〔NIH Stroke Scale［PDF］. Bethesda（MD）：National Institute of Neurological Disorders and Stroke（NINDS）. (http://www.ninds.nih.gov/doctors/NIH_Stroke_Scale.pdf)より〕

表1 SIAS

分類	項目	得点
1. 麻痺側運動機能	上肢-近位テスト（膝・口テスト）	0～5
	-遠位テスト（手指テスト）	0～5*
	下肢-近位テスト（股屈曲テスト）	0～5
	-近位テスト（膝伸展テスト）	0～5
	-遠位テスト（足パット・テスト）	0～5
2. 筋緊張	上肢腱反射（上腕二頭筋・上腕三頭筋）	0～3**
	下肢腱反射（膝蓋・アキレス腱）	0～3**
	上肢筋緊張	0～3**
	下肢筋緊張	0～3**
3. 感覚機能	上肢触覚	0～3
	下肢触覚	0～3
	上肢位置覚	0～3
	下肢位置覚	0～3
4. 関節可動域	上肢関節可動域	0～3
	下肢関節可動域	0～3
5. 疼痛	疼痛	0～3
6. 体幹機能	腹筋力	0～3
	垂直性テスト	0～3
7. 視空間認知	視空間認知	0～3
8. 言語機能	言語機能	0～3**
9. 非麻痺側機能	非麻痺側大腿四頭筋力	0～3
	非麻痺側握力	0～3

*1点を1A，1B，1Cの3段階に分類
**1点を1A，1Bの2段階に分類

〔SIASの特徴と概要．千野直一，他：脳卒中の機能評価—SIASとFIM［基礎編］．p42，金原出版，2012より一部改変〕

せた予測などもあり，対象者の重症度や予測時期に応じたものを参考にされたい．

BRSは，弛緩性麻痺～共同運動～分離運動の回復段階が前提となっているが，実際には足関節背屈が可能となった後に股関節や膝関節の屈曲・伸展運動が改善する，といった例は少なくない．SIAS-Mは，BRSのように下肢機能を単一のスケールで評価せず，近位筋と遠位筋それぞれ単独の項目を設定しているため，BRSのパターンに合致しない例でも麻痺肢の機能を的確に把握することが可能である．

[文献]
1) NIH Stroke Scale［PDF］. Bethesda（MD）：National Institute of Neurological Disorders and Stroke（NINDS）. (http://www.ninds.nih.gov/doctors/NIH_Stroke_Scale.pdf)
2) SIASの特徴と概要．千野直一，他：脳卒中の機能評価—SIASとFIM［基礎編］．p42，金原出版，2012
3) Sato S, et al：Baseline NIH Stroke Scale Score predicting outcome in anterior and posterior circulation strokes. Neurology 70：2371-2377, 2008

（藤野雄次）

2 中枢神経疾患

Pusher現象の評価(SCP, BLS)

概要

Pusher現象は「あらゆる姿勢で麻痺側に傾倒し，非麻痺側上下肢を伸展・外転させ，他動的な姿勢の正中位矯正に対し抵抗する現象」とされている[1]．その臨床的特徴として麻痺側への傾倒に無自覚であることや非麻痺側方向への転倒恐怖感が指摘されており，理学療法の診療上，治療に難渋する症状の1つである．

Pusher現象の評価スケール

1. Scale for Contraversive Pushing (SCP)[2]

SCPは，A：姿勢の対称性，B：非麻痺側上下肢の伸展・外転，C：他動的な姿勢の矯正に対する抵抗の3項目を座位と立位で評価する（表1）．最重症は6点である．Pusher現象の判定は，座位・立位に関わらず，ABCそれぞれの得点が0より大きい場合（SCP合計≧1.75）に陽性となる．また立位では，上肢の支持や下肢装具を使用しない点に注意する．SCPは，簡便かつPusher現象の判定に優れているため，国内外で広く用いられている．

2. Burke Lateropulsion Scale (BLS)[2]

BLSは，A：寝返り，B：座位，C：立位，D：移乗，E：歩行の5項目を評価する（表2）．最重症は17点である．Pusher現象の判定は，A～Eの合計が2点以上の場合を陽性とする．一部の論文で，BLSの合計が3点以上をPusher現象陽性とし，3～8点は軽度，9～12点は中等度，13点以上は重度と分類するものもある[3]が，現状では2点以上を基準としている論文が多い．またBLSは，抵抗の出現角度や強さを細分化できるため，Pusher現象の微細な変化を捉えやすい．一方，Pusher現象の判定はSCPに劣るため，SCPと併用すること

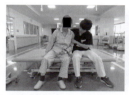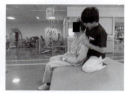

図1 座位姿勢（前額面・矢状面）
前額面では，右肩関節外転・肘関節伸展させ座面を押している．麻痺側の左肩甲帯下制に伴い，体幹左側は短縮する．また，左股関節の外旋に伴い骨盤は麻痺側へ傾斜している．矢状面では，胸腰椎は屈曲，骨盤は後傾位となっている．

が望ましい．また，脳幹損傷後に出現するlateropulsion（側方突進）に対しても使用可能であるが，Pusher現象と混同しないように注意したい．

その他の評価

1. 姿勢アライメントの評価

図1のように姿勢を運動学的に観察し，姿勢を保つにはどの関節の動きが必要かを考える視点が重要である．座位を例に挙げると，姿勢を保持するには，非麻痺側肩関節を外転から内転方向へ，非麻痺側股関節を内旋から外旋方向へ誘導し，非麻痺側殿部へ重心移動を促す必要がある．そのための手段として徒手的な介助や環境の調整が必要であり，治療アプローチの根幹には運動学的な分析が不可欠であることを忘れてはならない．

2. 垂直性の評価

Pusher現象例では主観的な垂直軸が障害される．臨床では他動的に身体を左右に傾けたときの内観を聴取する．どの位置で垂直と感じるのかを確認することで，傾きを是正するための認知的フィードバックの導入を検討する手助けとなる．

3. 運動麻痺，感覚障害，半側空間無視の評価

Pusher現象に運動麻痺や感覚障害，半側空間

表1 Scale for Contraversive Pushing(SCP)

A. 自然な姿勢の対称性		座位	立位
1	重度の麻痺側傾斜＋転倒	□	□
0.75	重度の麻痺側傾斜	□	□
0.25	軽度の麻痺側傾斜	□	□
0	傾倒なし	□	□
B. 非麻痺側上下肢の伸展			
1	安静時からすでに	□	□
0.5	姿勢変化に伴う[*1]	□	□
0	四肢の伸展なし	□	□
C. 他動的な姿勢の矯正に対する抵抗[*2]			
1	抵抗あり	□	□
0	抵抗なし	□	□
上記の合計			/6

[*1]：座位では非麻痺側へのいざり動作または移乗時に押してしまう場合に，立位では歩行時に押してしまう場合に0.5点と評価する．
[*2]：姿勢を矯正する際には「これからあなたの姿勢を動かしますので，この動きに身を任せてください」と声をかける．

(Paci M, et al：Pusher behavior：A critical review of controversial issues. Disabil Rehabil 31：249-258, 2009 より一部改変)

無視の症状が重なるほどPusher現象の消失時期が遷延する[4]．そのためPusher現象だけでなく，他の臨床症状も客観的に評価する必要がある．

どう活用するのか？

SCPを用いたPusher現象の消失時期の検討では，初回測定日（発症から2週以内）を基準として，右半球損傷例（SCP平均4.5点）では約40日後，左半球損傷例（SCP平均3.8点）では約20日後に消失し，右半球損傷例でPusher現象が長期化するとされている[5]．一方，BLSは数日単位でのPusher現象の変化や即時的な介入の効果を示すために有用である．

Pusher現象は，ADLの回復を阻害するため，早期からPusher現象を定量化し，他の臨床所見や運動学的な分析を組み合わせることで予後予測や治療立案の一助となることが期待される．

[文献]
1) Davies PM：体軸のずれ（Pusher症候群）．冨田昌夫（監訳），額谷一夫（訳）：ステップス・トゥ・フォロー，改訂第2版，pp341-361，シュプリンガー・ジャパン，2005
2) Paci M, et al：Pusher behaviour：a critical review of controversial issues. Disabil Rehabil 31：249-258, 2009
3) Clark E, et al：Responsiveness of 2 scales to evaluate lateropulsion or Pusher syndrome recovery after stroke. Arch Phys Med Rehabil 93：149-155, 2012

表2 Burke Lateropulsion Scale(BLS)

A. 背臥位
他動的寝返りを丸太を転がすように最初麻痺側へ行い，次に非麻痺側へ施行
0 抵抗なし　　　　　2 中等度の抵抗あり
1 軽度の抵抗あり　　3 強い抵抗あり
＊両方向に抵抗がある場合は1点を加える
B. 座位
足底非接地，両手を組んだ姿勢で非麻痺側への体重移動を行う．30°麻痺側に傾けた姿勢から他動的に非麻痺側に向かって垂直位にする時の反応をみる．
0 垂直位まで抵抗なし
1 垂直位まで5°のところでの体幹・上肢・下肢の反射的抵抗反応あり
2 垂直位まで5〜10°のところでの体幹・上肢・下肢の反射的抵抗あり
3 垂直位まで10°以上のところでの体幹・上肢・下肢の反射的抵抗あり
C. 立位
立位（どのような支持があってもよい）にて，麻痺側に15〜20°傾斜した位置から非麻痺側へ5〜10°傾斜した状態まで他動的に操作する．
0 重心が十分に非麻痺側を超えるところまで抵抗なし
1 非麻痺側を超えて5〜10°のところでの抵抗反応あり
2 垂直位から5°以内での随意的または反応的平衡反応による抵抗あり
3 垂直位まで5〜10°のところで反射的抵抗を伴う平衡反応あり
4 垂直位まで10°以上での随意的または反射的平衡反応による抵抗あり
D. 移乗
座位から最初に非麻痺側への移乗動作を，次に可能であれば麻痺側への移乗動作を行う．麻痺側方向への移乗時により多くの介助を必要とする．
0 非麻痺側への移乗時抵抗なし
1 非麻痺側への移乗時軽度の抵抗あり
2 非麻痺側への移乗時中等度の抵抗あり，介助は1人
3 非麻痺側への移乗時強い抵抗あり，介助は2人以上が必要
E. 歩行
真の垂直位にしようとするセラピストの支持に対して積極的な抵抗をスコアにする．単なる寄りかかりは点数化しない．
0 側方突進なし
1 軽度の側方突進あり
2 中等度の側方突進あり
3 強い側方突進があり介助に2人必要である．あるいは歩行不能
＊患者によっては著名な側方突進のため立位，歩行の評価ができない場合があるが，その場合それらの評価項の最大値をスコアとして記載する
上記の合計　　　　　　　　　　　　　　　　/17

(Paci M, et al：Pusher behavior：A critical review of controversial issues. Disabil Rehabil 31：249-258, 2009 より一部改変)

4) Babyar SR, et al：Time to recovery from lateropulsion dependent on key stroke deficits：a retrospective analysis. Neurorehabil Neural Repair 29：207-213, 2015
5) Abe H, et al：Prevalence and length of recovery of Pusher syndrome based on cerebral hemispheric lesion side in patients with acute stroke. Stroke 43：1654-1656, 2012

〈深田和浩〉

3 中枢神経疾患

半側空間無視と注意機能の評価（BIT，CAT）

BIT

概要

BIT（Behavioural Inattention Test）は半側空間無視のテストバッテリーであり，検査は「通常検査」と「行動検査」に分けられる．「通常検査」はいわゆる机上テストで，抹消試験（線分，文字，星印），線分二等分試験，模写試験，描画試験の6項目で構成される．「行動試験」は日常生活で遭遇する問題を予測し治療としての課題を選択できることを目的としたもので，写真課題，電話課題，メニュー課題，音読課題，時計課題，硬貨課題，書写課題，地図課題，トランプ課題の9項目で構成される．いずれも誤反応の数や程度で採点し，通常検査と行動検査のそれぞれ合計得点でのカットオフ値があるが，個々の下位検査でもカットオフ値が設定されており，1つでもカットオフ点以下のものがあれば無視を疑うことになっている．これは無視症状が一様でなく課題により成績が変化するため，幅広く検査を行い無視を抽出できるようにしているためである．

検査上の注意

静かな集中できる環境で行い，検査者は机を挟み反対側に座る．課題はすべて身体正中正面に置き動かさない．失語症がある場合は模擬方法で示すなど施行方法を変更する．また検査者が患者の正面に座り目の動きを見ながら行う対座法により視力や眼球運動に問題がないかを検査しておく．

結果の解釈

単に「無視がある」ことの鑑別で済まさない．通常検査で症状を起こすモダリティや課題は何か，どのように誤反応を起こすかを評価し，患者の脳内で生じている空間性注意の障害メカニズムを予想する．そのうえで，日常生活上生じるであろう問題点を予測して行動検査を行う．

抹消試験は複数の刺激の中から目標となる刺激を漏れのないように探す探索処理障害をみる課題で，注意の配分が空間上どの位置と方向に向くのかを評価する．線分抹消は傾きのコントラストがあるものの外乱のない条件をみている．文字抹消はひらがなの中で特定の字を選択するため特徴のコントラストがつきにくく注意の集中が必要であり，また横に直線状に配列してあるため右方向に注意が向きやすく負荷が高い条件である．星印抹消は大きさによる外乱と（優位になっている言語半球が働く）文字の外乱に乱されないかをみている．線分二等分試験は外乱のない単純な刺激の左右中点を見積もることから，課題に面したときの作業空間範囲とその中心はどこかを直感的に評価しやすい．模写試験も知覚表象障害をみる課題だが，対象の全体像と部分要素の構成をどのように構築していくかの処理や「花」であることを意味理解した視覚イメージとの乖離をみる．描画試験は見本がないため，視覚的に思い浮かべるイメージと特徴的な構成要素は何かという知識との関連性をみる．

半側空間無視患者は他の高次脳機能障害を合併していることが多いため，行動検査が通常検査の結果を反映しているかを評価する．

治療方針の決めかた

結果の解釈から無視が生じている認知過程が特定要素に集約される場合はそれを重点的に治療する．例えば，探索過程に生じるなら外乱刺激の量や質を調整したり手がかりを提示する．表象過程に生じるなら裏からみたらどうなるかなどイメージの方向性を変えたり表出したイメージを自己フィードバックさせる．複数の要素に影響している場合は無視のメカニズムを考慮して，無視空間に運動や課題を制限したり感覚入力を強化することから始める．まずは無視を直接改善させる治療法を試み，改善が乏しい場合や不足する部分については無視があっても行動できるように視覚的手がかりを提示するなどの代償的なアプローチを行う．臨床では言語的手がかりにより患者の意図的注意を操作することが多いが改善に乏しい．「左を見て！」といった言語的な注意ではなく，感覚入力への処理変容をもたらすように視覚刺激の配置やコントラストを変化させたり，無視側の身体と外部空間を適合(接触)させ視覚で確認させるなど感覚プロトコルを変化させるのが望ましい．

標準注意検査法（CAT）

概要

CAT（Clinical Assessment for Attention：標準注意検査法）は，スパン，抹消検出検査，Symbol Digit Modalities Test，記憶更新検査，Paced Auditory Serial Addition Test，上中下検査，Continuous Performance Testの7項目で構成されている．

検査上の注意

静かな集中できる環境で行う．運動障害，難聴，視力・視野障害，半側空間無視，認知症を有する場合は結果に大きく影響を与える．

結果の解釈

スパンは短期記憶障害のテストで，単純な注意の強度をみる．抹消・検出検査は聴覚性と視覚性の選択性注意障害をみる．Symbol Digit Modalities Test，記憶更新検査，Paced Auditory Serial Addition Testは，ともにワーキングメモリーをみる難易度の高いテストである．上中下検査は注意による制御機能（注意の転換）をみる．Continuous Performance Testは持続的注意をみる．

注意には数ある刺激から目的となる刺激を抽出し焦点を当てる選択機能，課題を理解したり遂行する間，注意を集中し続ける覚度・維持機能，目的に合わせ注意を様々なものに移動したり同時に複数にむける制御機能の3つのコンポーネントがあり，互いに独立していると考えられている．また3つのコンポーネントを合わせた全般性注意と，空間的な方向で注意が分かれる方向性注意がある．

CATでは全般性注意の3つのコンポーネントを検出するが，視覚性検査では方向性注意も部分的に検出できる．すなわち注意のコンポーネントのうちいずれが障害されているか，あるいは全般性かを判断する．脳卒中では全般性注意が低下することが多いが，脳挫傷では特定のコンポーネントが低下することも多い．また注意は高次脳機能の土台といわれ，注意の障害は他の認知機能を障害させることから，他の認知機能検査に先立って注意の検査を行う必要がある．

治療方針の決めかた

全般性注意の場合，軽度の障害では行為行動の正確性や実行速度が低下するが，重度の場合は認知機能全体に根本的な影響をもたらす．3つのコンポーネントでは特に選択性が重要であるが，障害されているコンポーネントの底上げを図ったうえで，全体を統合できるように治療する．理学療法においては，運動課題の焦点への選択性，治療時間への集中，同時複数の課題条件への注意の配分を調整し，次第に複雑な課題へと難易度を上げるように展開する．

〔渡辺　学〕

4 中枢神経疾患

バランス能力評価（BBS，FRT，TUG）

概要

バランス能力評価を効率的に行うためには，4つの機能的バランス分類に基づいて，検査を選択することが重要となる（図1）[1]．機能的バランス分類とは，①静的姿勢保持，②外乱負荷応答，③支持基底面を固定した状況における随意運動中のバランス，④支持基底面が移動する状況における随意運動中のバランスである．本項では，臨床上よく用いられるBBS，FRT，TUGについて，その測定の実際と活用方法について紹介する．

Berg Balance Scale（BBS）[2]

BBS（表1）は14項目からなる総合的なバランス尺度である．各項目が0〜4点でランク付けされ，合計得点は0〜56点で算出され，点数が高いほど良好なバランス機能を示す．また合計点が45点以下では転倒のリスクが高まり，36点以下では転倒の危険性が100％に近づくと報告されている[3]．

さらにBBSは，各項目を機能的バランス分類に分けて解釈することで，バランス障害の特徴を把握することが可能である．項目②・③・⑥・⑦・⑬・⑭は静的姿勢保持能力を検査する項目であり，各検査の支持基底面に応じて，姿勢保持できるかを観察する．項目⑧・⑨・⑩は支持基底面が動かない状態での重心移動能力を検査する項目であり，⑧は前方，⑨は下方，⑩は側方とそれぞれの方向への重心移動が安定しているかを観察する．さらに項目①・④・⑤・⑪・⑫は新たな支持基底面に重心を移動する能力を検査する項目である．以上のようにBBSは，各項目の分析から患者のバランス障害のタイプを判断することができる．

Functional Reach Test（FRT）[4]

FRTは支持基底面が動かない状態での重心移動能力を評価する代表的な検査である．測定は，

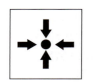
因子1：静的姿勢保持
検査例：立位保持，Mann肢位，片足立ちなど

因子2：外乱負荷応答
検査例：Maunal Perturbation-Testなど

因子3：随意運動中のバランス（支持基底面固定）
検査例：FRTなど

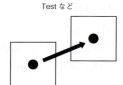
因子4：随意運動中のバランス（支持基底面移動）
検査例：TUGなど

図1 機能的バランス分類の模式図とバランス検査例
四角は支持基底面，●は重心，黒矢印は運動方向，白矢印は外乱を模式的に表した．
（島田裕之，他：姿勢バランス機能の因子構造—臨床的バランス機能検査による検討．理学療法学 33：283-288，2006 より改変）

表1 BBSの項目
①座位からの立ち上がり
②立位保持
③座位保持
④立位からの着座
⑤移乗
⑥閉眼での立位保持
⑦支持なしで足部を閉じた立位
⑧立位での前方リーチ（FRT）
⑨床からの拾い上げ
⑩左右の肩越しに後ろを振り返る
⑪360°回転
⑫踏み台への足載せ
⑬タンデム立位
⑭片脚立位

立位で肩関節屈曲90°，肘関節伸展，前腕回内位，手指伸展し，手指の先端位置を計測する．その後前方にできるだけリーチしたときの手指の先端位置を計測し，開始と終了位置の差を算出する．地域高齢者における基準値は29.44 cm[5]，転倒リスクを判断するための値は15.2 cmと報告されている[4]．

また臨床では，測定時の動作戦略の観察も重要である．FRT実施中の動作から，バランス戦略を観察し，患者の動作戦略の特徴を評価することが重要である．

Timed "Up and Go" Test (TUG)[6]

TUGは，新たな支持基底面に重心を移動する能力を評価する代表的な検査方法である．測定では，椅子座位から立ち上がり，3 m先にある目印で方向転換し，元の椅子に着座するという一連の動作の所要時間を計測する．測定は，できるだけ速く歩行する場合（最大速度）と，いつものペースで歩行する場合（快適速度）の2通りの方法がある．高齢者の基準値は最大速度で6.60秒，快適速度で8.86秒と報告されている[7]．また，健常な高齢者であれば10秒以内で可能であり，20秒以内であれば屋外外出可能と報告されており[6]，さらに転倒リスクを判断するための値は13.5秒と報告されている[8]．

臨床においては，時間の計測だけでなく，測定時の動作戦略の観察が重要となる．動作観察では，動作の過程を①立ち上がりから歩き始め，②直進から方向転換，③直進から着座の3つの過程に分け，姿勢変化，速度変化，歩行の安定性を観察する．一連の動作の流れの中で，患者がどの部分で安定性を崩しやすいのかを判断する．

バランス能力評価をどう活用するか

臨床におけるバランス能力の評価の目的は，患者がどのような場面でバランスを崩しやすいのかを正確に把握することである．そのためバランス評価は，単に検査の測定値や得点だけを判断するのではなく，患者のバランス機能障害のタイプを判断し，動作戦略の特徴を捉え，最後にバランス障害に影響する筋力，関節可動域，感覚などの要因を評価するという段階で行うことが重要である．

特にバランス検査中の動作観察から，股関節戦略，足関節戦略，立ち直り反応，ステッピング反応などの戦略を評価することは，プログラムを考えるうえで重要である．1つ1つの検査から，患者の特徴的な身体の動かしかたを捉え，患者がどの戦略を用いるのか，もしくは苦手としているかといった特徴を判断することが重要となる．

[文献]
1) 島田裕之，他：姿勢バランス機能の因子構造―臨床的バランス機能検査による検討．理学療法学 33：283-288，2006
2) Berg K, et al：Measuring balance in the elderly：preliminary development of an instrument. Physiother Can 41：304-310, 1989
3) Shumway-Cook A, et al：Predicting the probability for falls in community-dwelling older adults. Phys Ther 77：812-819, 1997
4) Duncan PW, et al：Functional reach: predictive validity in a sample of elderly male veterans. J Gerontol 47：M93-M98, 1992
5) Kamide N, et al：Determination of the reference value and systematic bias of the functional reach test in Japanese elderly people by meta-analysis. J Clin Gerontol Geriatr 3：122-126, 2012
6) Podsiadlo D, et al：The timed "Up & Go": a test of basic functional mobility for frail elderly persons. J Am Geriatr Soc 39：142-148, 1991
7) Kamide N, et al：Reference values for the Timed Up and Go test in healthy Japanese elderly people: determination using the methodology of meta-analysis. Geriatr Gerontol Int 11：445-451, 2011
8) Shumway-Cook A, et al：Predicting the probability for falls in community-dwelling older adults using the Timed Up & Go Test. Phys Ther 80：896-903, 2000

（新井智之）

5 中枢神経疾患

動作分析
（治療につなげるためのポイント）

概要

　動作分析は，動作を観察するだけでなく，その観察した内容から問題点を予想するまでの過程を含んでいる．動作観察には，その動作がどのような実用性の低下を認めるかを判断して，その問題となる過程を正しく運動学的に表現できる能力が必要である．

　動作観察した内容から問題点を仮説する際には，正常動作を知る必要がある．正常動作を知ることで，患者の問題点が明らかになる．また，疾患特有な動作の特徴を把握することも適切な動作分析を行うためには必要である．

　理学療法評価は，トップダウン評価とボトムアップ評価がある．両方とも動作分析は必要であるが，トップダウン評価では動作分析が評価の鍵となる．

　トップダウン評価は，問診から問題となる日常生活活動（ADL）を構成する基本動作を導き出すところからはじまる．問題となるADLが身の回りの動作である場合には，それを構成する基本動作に分けて観察することが必要になる．動作観察では運動学的に適切に表現することが重要となるが，単に全体の動作を運動学的に表現するのではなく，どういった実用性の低下があるのかを明確にしながら動作を観察することが大事である．

　動作分析は単に動作観察で終わるのではなく，動作から問題点を予測することが重要である．そして，問題点を正しく予想するには，正常動作を正しく把握している必要がある．正常動作との比較で問題点は予想できる．また，疾患の特徴を考えて問題点を予想することも大切である．

動作観察のポイント

1. 量的評価

　動作観察を行う際には，単関節の動きだけに注目せず，まずは実用性の低下を考える．実用性とは，安全性，安定性，遂行時間，耐久性，社会に容認される方法の5項目である．

　実用性の要素について簡単に整理しておく．「安全性」とは，転倒しそうかそうでないかである．「安定性」は2つあり，安定か不安定か，もしくは同じ調子で持続して運動できるかできないかである．安定か不安定かは，身体重心が基底面内にあるか基底面より外れそうかで判断する．「遂行時間」は実際のスピードであり，同年齢の健常者のスピードをあらかじめ知っておく必要がある．「耐久性」は実際に動作が持続できるか否かである．「社会に容認される方法」とは患者の年齢や社会的な立場を考えたときに動作方法そのものが問題になるか否かである．これらの実用性のどこに問題があるかを考える必要がある．これを量的評価という．これらの評価は実際の動きを観察するだけでなく，患者自身の訴えが重要な情報となる．

2. 質的評価

　実用性の低下が明確であれば，次に実際の動作を観察する．これを質的評価という．観察する際には前述したように，単関節の動きだけでなく，動作全体を観察することが大切である．また，実用性の低下を引き起こす現象を運動学的な用語で表現する必要がある．

　たとえば，歩行で安定性の低下を認める患者を考える．安定性が低下している現象を「右足に体重がかかるときに，身体が右側に倒れそうになる」と表現して捉える．このように動作を漠然とつかんだのちに，運動学の用語による表現に置き換え

る．前述の現象を運動学の用語で表現すると，「歩行の右立脚期に体幹右傾斜する」となる．しかし，「体幹右傾斜」というのは，運動ではなく現象である．この現象がどの関節の運動で生じるかを明らかにする必要があり，「右立脚期に右股関節外転することで体幹が右傾斜する」ということがわからなければいけない．このように，動作を明確に分析するには，現象と運動の違いとその関連性について知っておく必要がある．それが理解できなければ，患者の機能障害を間違えることになる．

筆者は，この質的評価である動作の記述は，全体を通して書く必要があると考えている．その理由は，問題としている特徴的な動作は，直前の動作パターンとも関連するからである．たとえば，歩行の遊脚期で下肢を大きく振りだせない患者を想像してほしい．このような患者の場合，股関節屈曲ROMが低下しているという問題もあるが，立脚後期に必要な動作が不十分なために起こるということも意外に多いので考慮しておきたい．

動作観察から問題点を予測する

1. 患者の特有な動作が異常であるか，必要な動作かを判断する

特徴的な動作が異常な動作なのか，動作をするために必要な動作なのかを判断する必要がある．具体的な例で説明する．正常歩行の立脚期では，骨盤を側方移動させるために股関節は内転しなければならない．股関節内転により骨盤側方移動ができないため，骨盤側方移動を代償する1つの方法として，股関節を外転して身体重心を立脚側下肢に移動させていることが考えられる．この動作は問題な場合もあるが，必要な動作と考えることもできる．なぜならば，この動作を止めてしまうと反対側の下肢を離地することができず，歩行を妨げる可能性があるからである．ではなぜ，骨盤が立脚側下肢に体重移動できないかを考えてみると，その要因として，たとえば「股関節内転の可動域低下」「股関節内転筋の筋力低下もしくは筋緊張低下」により股関節内転方向の動作ができないことが考えられる．また，骨盤側方移動には股関節だけではなく，足部の動きも関与する．足部の動きが乏しいために，股関節を外転させて身体重心を立脚側下肢に移動させているということも考えられる．このように，股関節内転ができないので積極的に股関節外転させると考えた場合の股関節外転筋の筋力，筋緊張は正常であると考えることができる．しかし，股関節外転筋の筋力低下，筋緊張低下が著明であれば，立脚期での側方移動とともに股関節は外転する．この場合には股関節外転筋の機能障害が問題となる．ここまで考察できれば，最終的には理学療法検査で判定することが可能となり，問題となる機能障害が正しく導き出せる．

2. 疾患の特徴を理解して問題点を予測する

動作観察の内容から問題点を予測する場合には，疾患の特徴を大切にしなければいけない．

運動器疾患であれば，疾患から考えられる障害部位より問題点を展開する必要がある．疾患から考えられる障害部位以外の問題点をクローズアップする場合はなぜそうしなければいけないかを考える．

脳血管障害による片麻痺患者のように脳画像から特徴的な障害が予想できる場合には，その情報を大切にしなければいけない．また注意したい点として，脊髄小脳変性症，パーキンソン病のような不随意運動を認める疾患の動作観察で「失調，振戦により動作が不安定である」と表現する場合があるが，この表現はよくない．どのような不随意運動であるか運動学的に捉えることが大切である．たとえば，広背筋の筋緊張異常で肩関節伸展，内旋の不随意運動が起こり，その動作に続いて対側外腹斜筋の筋緊張異常により体幹が同側回旋する不随意運動を認めた事例では，この不随意運動の順序を把握することが重要になる．この順序がわからないと治療につながらないためである．

3. 動作のストーリーを作る

患者の動作にはストーリーがある．疾患からみられる特徴的な動作とその動作があるためにみられる代償動作，問題となる動作が他部位に与える影響など，患者の動作のストーリーを作ることが重要である．そのストーリーをたくさん作れるかが大事である．どの動作のストーリーが正しいかは，予測した問題点に対して理学療法検査をすることで判明することとなる．

（鈴木俊明）

6 中枢神経疾患

体幹機能の評価（TCT，TIS）

概要

徒手筋力評価法は，個々の体幹筋力を点数化できる評価バッテリーであるが，複合的な動きを必要とする体幹機能の評価はできない．本項では，体幹機能の定量的な評価が可能で，測定の信頼性があるスケールの特徴や活用方法について概説する．

Trunk Control Test（TCT）[1]

TCT（表1）の合計点は0～100点で表され，点数が高いほど良好な体幹機能を示す．TCTは，発症早期の重症患者においても簡便にベッドサイドで評価が可能であり，臨床研究の効果指標にも使用される．特に急性期脳卒中患者の予後予測に関する報告は多く，医学管理で活動が制限される場合でも早期の目標設定が可能となる．注意すべき点は，基本動作を通じて体幹機能を評価するため，運動麻痺や感覚障害の影響が点数に反映される可能性があることである．さらに，TCTは難易度が低く，特に急性期以降の軽症例では天井効果を示し，より詳細な体幹機能の変化を追うには不向きである．

Trunk Impairment Scale（TIS）[2,3]

TIS（表2）は，合計得点が0～23点で算出され，点数が高いほど良好な体幹機能を示す．評価は，端座位を基本姿勢とし，各課題における動作の対称性や代償の有無を評価する．そのため，TISはTCTと比べて体幹の動きの質をより詳細に評価できる特徴がある．一方で，TISは難易度が高く，座位保持が不可能な重度の体幹機能障害例では床面効果を示す．さらに，評価の項目が多く，TCTと比べ評価に時間を要することや，代償動作などを確認するため評価者の観察力が求められる．

どのように活用するか

1. TCT

脳卒中患者における歩行や日常生活活動（ADL）の予後には，座位保持が最も重要な予測因子とされる．具体的には，脳梗塞患者において発症72時間以内にTCTの端座位保持が25点，かつ麻痺側の股関節屈曲筋，膝関節伸展筋，足関節背屈筋のすべてで明らかな収縮がある，あるいは3つのうち1つがMMT 4程度の場合，発症後6か月で平地歩行が自立となる可能性は98％とされている[4]．TCTと運動麻痺，年齢などの要因を組み合わせた予後予測は多く報告されており参考にされたい．

表1 Trunk Control Test

①患側（筋力の弱い側）への寝返り
　背臥位から筋力の弱い側へ寝返る．健側上肢によりベッドを押したり，引いたりすることは許可する．

②非麻痺側（筋力の強い側）への寝返り
　背臥位で患側の上下肢を持ち上げて行う．健側の上下肢で介助した場合には12点とする．

③背臥位からの起き上がり
　背臥位から上肢を用いて押すか引く．支柱や紐，あるいはシーツなどを引っ張って行った場合には12点とする．

④端座位におけるバランス
　ベッドの端に座り，両足を床から離して30秒間バランスを保持する．姿勢を保持するために両手を何かに触れていなくてはならない場合には12点とする．どのような方法でも，30秒間保持できない場合には0点とする．

スコアの判定基準
　0点：自力では不可能
　12点：可能であるが，介助力を要しない援助のみ必要（ベッド柵の利用など）
　25点：正常な方法で可能

〔Wade DT：Measurement in Neurological Rehabilitation. Oxford University Press, Oxford, 1995 より〕

表2 Trunk Impairment Scale

[静的座位バランス] /7点

① 座位(上肢支持なし):0点の場合,②③は0点となる
　0点:転倒または座位保持10秒未満
　2点:座位保持10秒以上可能
② PTは麻痺側下肢の上に非麻痺側下肢を交差させる(上肢支持なし)
　0点:転倒または座位保持10秒未満
　2点:座位保持10秒以上可能
③ 患者は自ら麻痺側下肢の上に非麻痺側下肢を交差させる
　0点:転倒
　1点:ベッドや治療台への上肢の支持あり
　2点:体幹が10 cm以上後方に動く,または上肢を使用して下肢の交差を補助する
　3点:体幹の動きや上肢の補助なしに下肢の交差が可能

[動的座位バランス] /10点

① 麻痺側肘でベッドに触れ座位姿勢に戻る:0点の場合,②③は0点となる
　0点:転倒,上肢の補助が必要,またはベッドに触れることができない
　1点:介助なしに自ら肘をベッドに触れる
② ①を繰り返す:0点の場合,③は0点となる
　麻痺側の短縮と非麻痺側の伸張の有無
　0点:なし　　　　　　　　　　1点:あり
③ ①を繰り返す
　0点:代償あり.代償は(1)上肢の使用,(2)反対側の股関節外転,(3)股関節屈曲(肘がベッドの大腿骨の中央より近位に触れた場合),(4)膝関節屈曲,(5)足部の滑り
　1点:代償なし
④ 非麻痺側肘でベッドに触れ座位姿勢に戻る:0点の場合,⑤⑥は0点となる
　0点:転倒,上肢の補助が必要,またはベッドに触れることができない
　1点:介助なしに自ら肘をベッドに触れる
⑤ ④を繰り返す.0点の場合,⑥は0点となる
　非麻痺側の短縮と麻痺側の伸張の有無
　0点:なし　　　　　　　　　　1点:あり
⑥ ④を繰り返す
　0点:代償あり.代償は(1)上肢の使用,(2)反対側の股関節外転,(3)股関節屈曲(肘がベッドの大腿骨の中央より近位に触れた場合),(4)膝関節屈曲,(5)足部の滑り
　1点:代償なし
⑦ 麻痺側の骨盤をベッドから持ち上げ座位に戻る:0点の場合,⑧は0点となる
　麻痺側の短縮と非麻痺側の伸張の有無
　0点:なし　　　　　　　　　　1点:あり
⑧ ⑦を繰り返す
　0点:代償あり.代償は(1)上肢の使用,(2)同側足部の押し上げ(踵の接地を失う)
　1点:代償なし
⑨ 非麻痺側の骨盤をベッドから持ち上げ座位に戻る:0点の場合,⑩は0点となる
　非麻痺側の短縮と麻痺側の伸張の有無
　0点:なし　　　　　　　　　　1点:あり
⑩ ⑨を繰り返す
　0点:代償あり.代償は(1)上肢の使用,(2)同側足部の押し上げ(踵の接地を失う)
　1点:代償なし

[協調性] /6点

① 上部体幹を6回回旋(両側の肩が3回ずつ前方へ動く)する.最初の動く方向は麻痺側であり,頭部は固定しておかなければならない:0点の場合,②は0点となる
　0点:麻痺側方向へ3回動かない　1点:回旋は非対称性
　2点:回旋は対称性
② ①を6秒以内に繰り返す
　0点:回旋は非対称性　　　　　1点:回旋は対称性
③ 下部体幹を6回回旋(両側の膝が3回ずつ前方へ動く)する.最初の動く方向は麻痺側であり,上部体幹は固定しておかなければならない:0点の場合,④は0点となる
　0点:麻痺側方向へ3回動かない　1点:回旋は非対称性
　2点:回旋は対称性
④ ③を6秒以内に繰り返す
　0点:回旋は非対称性　　　　　1点:回旋は対称性

合計 /23点

(訳は筆者らによる)

(Verheyden G, et al:Clinical tools to measure trunk performance after stroke:a systematic review of the literature. Clin Rehabil 21:387-394, 2007 より一部改変)

2. TIS

TISには,座位で「足を組む」「殿部を持ち上げる」の項目があり,これらは更衣動作で必要な能力である.そのためTISを測定することで,ADLが改善した理由を単に「体幹機能が向上したため」ではなく,「体幹をどのように動かす能力が改善したため」といった分析が可能となる.

TISを用いた予後予測では,脳卒中発症後6か月時点のBarthel Indexには,リハビリテーション病院入院時におけるTISの全項目の合計点あるいは静的座位バランスの合計点が最も関与するとの報告がある[5].つまり,リハビリテーション病院入院時に予後予測を行う際は,端座位と足を組む座位の能力が,発症から半年後のADLを最も反映する予測因子になると考えられる.

[文献]

1) Wade DT:Measurement in Neurological Rehabilitation. Oxford University Press, Oxford, 1995
2) Verheyden G, et al:Clinical tools to measure trunk performance after stroke:a systematic review of the literature. Clin Rehabil 21:387-394, 2007
3) Verheyden G, et al:The Trunk Impairment Scale:a new tool to measure motor impairment of the trunk after stroke. Clin Rehabil 18:326-334, 2004
4) Veerbeek JM, et al:Is accurate prediction of gait in nonambulatory stroke patients possible within 72hours poststroke? The EPOS study. Neurorehabil Neural Repair 25:268-274, 2011
5) Verheyden G, et al:Trunk performance after stroke:an eye catching predictor of functional outcome. J Neurol Neurosurg Psychiatry 78:694-698, 2007

(井上真秀)

1 運動器疾患

姿勢アライメントの評価

概要

運動器疾患に対する理学療法評価では，姿勢アライメント（postural alignment）と呼ばれる各体節の相対的位置関係を詳細に分析する．姿勢アライメントを評価することは，重力環境下において患者が重力にどのように身体を適応させているかを観察することであり，支持基底面の中で，ある体位を保持し続けるための姿勢制御方略を検討しているともいえる．これにより，どの筋や関節にストレスがかかっているのかを推定し，疼痛発生の原因を推測するための情報源とする．

姿勢アライメントの評価

姿勢アライメントの評価では，各関節や基準となる解剖学的な指標との位置関係から，姿勢そのものの異常性に着目する．また，骨・関節・筋などの運動器の形態異常や変形，機能不全，さらには筋緊張などの細部にも目をむける必要がある．

姿勢を評価する場合，細部の観察をする前に全体像をつかみ，患者が重力に対して合理的な姿勢をとっているかを把握する．重力に対して合理的とは，立位姿勢では頭部，体幹，下肢が一直線に配列しており，前後左右の均整がとれている状態を示し，姿勢保持に努力の必要がない効率的な姿勢を示す．均整がとれた姿勢アライメントでは，身体各体節の質量中心が直線に近く配置されており，バランス保持のための筋活動や靱帯への負荷が小さくなる．いわゆる悪い姿勢では，体節の質量中心位置が偏位しており，体位を保持するための緊張が高まっていることが多く，持続的な高緊張が肩こりや腰痛の原因となることがある．

全体像を把握した後，左右の対称性や脊柱の弯曲など各体節の相対的位置関係や骨・関節の形態異常や変形，筋の機能不全を詳細に分析する．また，立位，座位，背臥位など様々な体位で全体像と体節のアライメントを観察し，異なる体位におけるアライメントの相違を分析する．恒常的に短縮位となっている筋は，硬くなったり短縮したりしている可能性が高く，反対に伸ばされている筋は弱化している可能性がある[1]．また，姿勢保持に積極的に関与している筋を視診によって観察するだけでなく，触診で実際に触れて確認することが重要である．安静時に過剰な努力を要している筋は，重力に抗して姿勢を保持しているだけでなく，動く際の運動制御の方略にも使いやすい準備状態であるといえる．そのような過剰な使用が，結果として疼痛を引き起こす原因となっている可能性がある．

下記に立位姿勢における評価指標を示す．

1. 前額面

①外後頭隆起，②脊柱棘突起，③殿裂，④両膝関節間の中央，⑤両内果間の中央，が垂直に配列されているかを確認する[2]．また，頭部・肩甲帯・骨盤の偏位や左右傾斜，脊柱の側屈の有無，翼状肩甲などの肩甲帯の異常，胸骨下角の程度，膝蓋骨の高さ，膝の内反・外反の程度，後足部の内反・外反の程度，つま先の向きなどを観察する．

2. 矢状面

①耳垂のやや後方，②肩峰，③大転子，④膝蓋骨後面（前後径の前1/3），⑤外果の前方，が垂直に配列されているかを確認する[2]．また，頭部の位置，脊柱の弯曲の程度，寛骨の前傾・後傾の程度，骨盤の前後偏位，股関節・膝関節の伸展角度，反張膝の有無などを観察する．

3. 水平面

頭部・体幹・骨盤の回旋，肩甲骨の傾斜，上腕

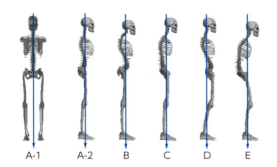

図1 姿勢アライメントの分類
A-1：正常（前額面），A-2：正常（矢状面），B：円凹背，
C：平背，D：スウェイバック，E：円背

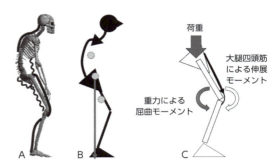

図2 高齢者に特徴的な姿勢アライメント
A：実線は伸張される筋，波線は短縮される筋
B：上半身重心と下半身重心の仮想点
C：膝関節にかかるモーメント

骨の回旋，膝蓋骨の向きなどを観察する．

解剖学的指標が垂直に配列されているかどうかは，基本的に視診によって確認する．その際，下げ振りなど重りのついた糸を吊り下げて，垂直がわかるようにするとより正確に観察することができる．また，デジタルカメラなどで撮影してパソコン上で直線を引いて確認する場合には，垂直や水平がわかるような柱や線を画角に入れて撮影することが望ましい．また，視診により対称性を観察する場合，利き眼を対象にむけて片眼で観察すると両眼視差の影響を軽減できる．利き眼は，一側の人差し指を立てて腕を伸ばして顔の正面に置き，片眼を閉じて左右交互に見たときに，人差し指が両眼で診たときと同じか近い位置に見える側として判別する．

姿勢アライメントの分類

姿勢アライメントを脊柱弯曲の異常に関して分類する方法が有用である．脊柱には矢状面上で生理的な弯曲があり，頸椎と腰椎には前弯，胸椎と仙椎には後弯がある．これらの弯曲の不整により，円凹背（kyphotic-lordosis），平背（flat-back），スウェイバック（sway back），円背（round-backまたはkyphosis）などに分類される（図1）[1]．また前額面上では，脊柱の側弯（scoliosis）の有無と側弯が存在する場合にはその高位を観察する．特に，特発性側弯症では治療法の決定のためにLenke分類，King-Moe分類などによって分類される．

どう活用するのか

高齢者に多い特徴的な姿勢を図2に示す．脊柱弯曲は円背に該当し，おかれている関節の肢位から筋の短縮と伸張を推定することができる（図2-A）．また，重心位置と関節中心との距離から関節にかかるモーメント向きとその大きさを推定することができる．下肢にかかるモーメントには，上半身の質量中心の位置が影響するため上半身と下半身の質量中心の2点で推定すると比較的簡便に観察することができる[3]（図2-B，C）．

姿勢アライメントを観察する目的は，単に「右の肩峰が高い」「骨盤が前傾している」という指標の非対称性を記述することではない．姿勢を情報源として，可動域制限や筋力低下を推測したり，筋や関節の負荷を推定したりすることで，疼痛の要因を探索するために行う．「姿勢は改善されたが，患者の訴える疼痛は改善されなかった」とならないよう他の評価結果と統合することが必要である．

[文献]
1) Kendall FP : Muscles Testing and Function. 5th ed, pp51-95, Lippincott Williams & Wilkins, Baltimore, 2005
2) 中村隆一，他：基礎運動学．第6版，pp331-349，医歯薬出版，2003
3) 福井　勉：力学的平行理論，力学的平衡訓練．山嵜　勉（編）：整形外科理学療法の理論と技術，pp172-186，メジカルビュー社，1997

（鈴木陽介）

2 運動器疾患

痛みの評価

概要

国際疼痛学会（IASP）の定義によると，痛みは「実際の組織損傷や潜在的な組織損傷に伴う，あるいはそのような損傷の際の言葉として表現される，不快な感覚かつ感情体験」とされる．つまり，痛みはあくまで患者の主観的な感覚・体験であるため，セラピストが正確に把握することは難しい．そこで，患者の訴える痛みを分類し，客観的な評価スケールを用いることでより効果的な評価が可能になる．

痛みの分類

痛みは様々な視点から分類される．それは原因の特定や介入計画の立案に役立つ．
- 時間経過：急性疼痛，慢性疼痛
- 原因：侵害受容性疼痛，神経障害性疼痛，心因性疼痛，がん性疼痛
- 部位：体表痛，深部痛，内臓痛，関連痛
- 出現するタイミング：安静時痛，夜間時痛，運動時痛（荷重時痛），圧痛

また，痛みが「悪化する要因」と「軽減する要因」とを評価すると多くの情報を得ることができて有用である（例：運動で悪化→筋の過用による痛みを疑う．立位で悪化し側臥位で軽減→関節への荷重，あるいは関節の不安定性による痛みを疑う）．

痛みの評価スケール

信頼性や妥当性が得られており，臨床的に用いられる評価スケールの一例を紹介する．

1. 強度の評価

1) VAS（Visual Analogue Scale）[1] （図1-a）

痛みなしを0mm，今まで経験したなかで最も痛く耐えがたい痛みを100mmとした直線上にプロットまたは指し示してもらい，0mmからの距離を疼痛強度とする．VASは一般的でよく用いられるが，慢性痛患者においては数値が変化しにくく，正確に回答できない場合が多い．

2) NRS（Numerical Rating Scale）[2] （図1-b）

0から10の数値を等間隔で並べたものを見せるか，あるいは口頭で説明し，痛みなしを0，これ以上耐えられない痛みを10として数値で表現させる．初診時や治療前の痛みを10として現在の痛みと比較するpain relief score法が使われることもある．口頭のみで実施可能で患者の理解が得られやすいため，臨床場面において最もよく用いられている．VASとNRSは混同されやすいため，正しく理解して使い分けるべきである．

3) その他

数段階の痛みの強度を表す言葉から当てはまるものを選択させるVRS（Verbal Rating Scale）[3]（図1-c）や，絵を利用し，どの表情に該当するかを選択させるフェイススケールなどが使われる．VRSは慢性痛患者に適している．フェイススケールは文字を読む必要がないため，小児や高齢者にも使用しやすい．代表例としてWong-Baker FACES Pain Rating Scale[4]を示す（図2）．

2. 性質の評価

1) SF-MPQ（Short-Form McGill Questionnaire）とSF-MPQ-2

SF-MPQは感覚的，感情的表現に関する質問と痛みの強度に関する質問で構成され，心因性疼痛患者は感情的表現に反応しやすく器質的疼痛との鑑別の一助になる．また，SF-MPQに神経障

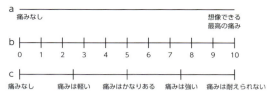

図1 痛みの強度の評価
a：VAS，b：NRS，c：VRS

0：痛くない，1：ほんの少し痛い，2：少し痛い，3：痛い，4：かなり痛い，5：とても痛い

図2 Wong-Baker FACES Pain Rating Scale
〔Wong DL, et al：Pain in children comparison of assessment scale. Pediatr Nurs 14：9-17, 1988 より〕

害性疼痛を反映する表現を加えたSF-MPQ-2の日本語版（**図3**）[5]がある．

3. 心理的要因の評価

1) PCS（Pain Catastrophizing Scale）

痛みに対する破局的思考を測定する．破局的思考は，痛みをネガティブに捉える歪んだ認知である．PCSは13項目の質問からなり，反芻（痛みのことが頭から離れない），無力感（痛みに対して自分は何もできない），拡大視（痛みを必要以上に大きな存在と捉えてしまう）の3要因について評価する[6]．

どう活用するのか

- 痛みは個人差が大きいため，得られた評価結果を患者間で比較することはあまり適切ではなく，個人内の変化に注目することが有効である．
- 近年，SF-MPQ-2やPCSなど痛みに対する多面的な評価の重要性が認識されてきており，それを用いた臨床研究も増加している．本項で取り上げた評価スケールはそれらのほんの一例であり，目的に応じた評価法の選択が重要である．
- 痛みを評価する真の目的は，その原因を明らかにすることであり，数値を出すことではない．

Short-Form McGill Pain Questionnaire-2（SF-MPQ-2）

この質問票には異なる種類の痛みや関連する症状を表す言葉が並んでいます．過去1週間に，それぞれの痛みや症状をどのくらい感じたか，最も当てはまる番号に×印を付けて下さい．あなたの感じた痛みや症状に当てはまらない場合は，0を選んでください．

1. ずきんずきんする痛み
2. ピーンと走る痛み
3. 刃物でつき刺されるような痛み
4. 鋭い痛み
5. ひきつるような痛み
6. かじられるような痛み
7. 焼けるような痛み
8. うずくような痛み
9. 重苦しい痛み
10. さわると痛い
11. 割れるような痛み
12. 疲れてくたくたになるような
13. 気分が悪くなるような
14. 恐ろしい
15. 拷問のように苦しい
16. 電気が走るような痛み
17. 冷たくて凍てつくような痛み
18. 貫くような
19. 軽く触れるだけで生じる痛み
20. むずがゆい
21. ちくちくする／ピンや針
22. 感覚の麻痺／しびれ

SF-MPQ-2©R. Melzack and the Initiative on Methods, Measurement, and Pain Assessment in Clinical Trials (IMMPACT), 2009. All Rights Reserved. Information regarding permission to reproduce the SF-MPQ-2 can be obtained at www.immpact.org.
Fig.2 Japanese Version of Short-Form McGill Pain Questionnaire-2 (SF-MPQ-2)

図3 日本語版 SF-MPQ-2
〔圓尾知之，他：痛みの評価尺度・日本語版 Short-Form McGill Pain Questionnaire 2（SF-MPQ-2）の作成とその信頼性と妥当性の検討．Pain Research 28：43-53, 2013 より〕

スケールに捉われ過ぎず，あくまで理学療法評価の1つとして他の評価結果と統合してクリニカルリーズニングを進めることがポイントである．

[文献]

1) Huskisson EC：Measurement of pain. Lancet 2：1127-1131, 1974
2) McCaffery M, et al：Pain：Clinical Manual for Nursing Practice. Mosby, St.Louis, 1989
3) Melzack R, et al：Pain assessment in adult patients. McMahon SB, et al(eds)：Wall and Melzack's Textbook of Pain, 5th ed., pp291-304, Elsevier, Philadelphia, 2006
4) Wong DL, et al：Pain in children comparison of assessment scale. Pediatr Nurs 14：9-17, 1988
5) 圓尾知之，他：痛みの評価尺度・日本語版 Short-Form McGill Pain Questionnaire 2（SF-MPQ-2）の作成とその信頼性と妥当性の検討．Pain Research 28：43-53, 2013
6) 城 由起子，他：痛みの評価．Pain Rehabilitation 5：18-21, 2015

（畠　昌史）

3 運動器疾患

人工関節置換術後の評価

概要

これまで，人工関節置換術後の評価は医療者立脚型尺度が主流であったが，近年，患者立脚型尺度（Patient-Reported Outcome；PRO）による健康関連QOLの評価が盛んに進められている．人工関節置換術後に特化した（疾患特異的）PROは，術後の痛み，日常生活動作および日常生活関連動作，メンタルヘルス，手術した関節への意識の程度，高い身体活動など，多岐にわたる（表1）．したがって，PROを用いることによって，患者の多様な意向を反映した治療効果を評価することができるであろう．

PROを使用する際の注意点

PROは自記式の質問票であり，その多くは数分で記入が可能である．しかしながら，患者の生活様式や理解力によって，解釈の相違や回答の漏れなどを生じる可能性がある．また，いくつかのPROにおいて天井効果（質問項目が簡単すぎるために大勢が満点に達してしまう現象）が指摘されているため，使用する時期に注意が必要である．

人工関節置換術後の代表的なPRO

1. 変形性関節症およびその術後

人工関節置換術後患者の健康関連QOLの評価においてよく用いられているPROはWestern Ontario and McMaster Universities Osteoarthritis Index（WOMAC）である．WOMACは，痛み（5項目），こわばり（2項目），日常生活動作（17項目）について評価する尺度であり，わが国では，こわばりを除いた"準WOMAC"が存在する（表2, 3）[1]．人工膝関節置換術後患者は階段昇降，人工股関節置換術後患者は靴下の着脱に困難感を訴えることが多い．WOMACにおいては，術後6か月以降は天井効果を示すことが指摘されている[2]．

その他には，わが国の日常生活様式に合わせて作成された，変形性膝関節症患者に対する日本版膝関節症機能評価尺度（Japanese Knee Osteoarthritis Measure；JKOM）や，股関節の状態および痛み，動作，メンタルの因子から構成される日本整形外科学会股関節疾患評価質問票（Japanese Orthopaedic Association Hip-Disease Evaluation Questionnaire；JHEQ）などがある．

2. 手術した関節に対する意識の程度

日常生活において，手術した関節を意識しなく

表1 人工関節置換術後に用いられる疾患特異的患者立脚型評価尺度

種類	対象	名称（略称）
痛み・日常生活動作	hip/knee	Western Ontario and McMaster Universities Osteoarthritis Index（WOMAC）
	knee	日本版膝関節症機能評価尺度（JKOM）
	hip	日本整形外科学会股関節疾患評価質問票（JHEQ）
	hip/knee	Arthritis Impact Measurement Scale（AIMS）
	hip/knee	Oxford Hip/Knee Score（OHS/OKS）
	hip/knee	Hip/Knee Injury and Osteoarthritis Outcome Score（HOOS/KOOS）
手術した関節への意識	hip/knee	Forgotten Joint Score（FJS）
高い身体活動	hip/knee	Lower Extremity Function Scale（LEFS）
	hip/knee	High-Activity Arthroplasty Score（HAAS）

表2 WOMACと機能的に等価なTKA患者のQOL評価尺度（疼痛項目：日本語スケール）

以下の質問では，あなたのひざの痛みについてうかがいます．過去2週間を振り返って，以下の行為を行ったときにどの程度ひざの痛みを覚えたか，あてはまる番号に○をつけてください．左右それぞれのひざについてお答えください．

1. 平地を歩くときにどの程度の痛みを覚えましたか？

右のひざ	1	2	3	4	5
左のひざ	1	2	3	4	5

2. 階段を昇り降りするときにどの程度の痛みを覚えましたか？

右のひざ	1	2	3	4	5
左のひざ	1	2	3	4	5

3. 夜，床についているときにどの程度の痛みを覚えましたか？

右のひざ	1	2	3	4	5
左のひざ	1	2	3	4	5

4. 椅子に座ったり床に横になっているときにどの程度の痛みを覚えましたか？

右のひざ	1	2	3	4	5
左のひざ	1	2	3	4	5

5. まっすぐ立っているときにどの程度の痛みを覚えましたか？

右のひざ	1	2	3	4	5
左のひざ	1	2	3	4	5

1：全然ない，2：軽い痛み，3：中くらいの痛み，4：強い痛み，5：非常に激しい痛み

表3 WOMACと機能的に等価なTKA患者のQOL評価尺度（機能項目：日本語スケール）

過去2週間

1. 階段を降りる	1	2	3	4	5
2. 階段を昇る	1	2	3	4	5
3. 椅子から立ち上がる	1	2	3	4	5
4. 立っている	1	2	3	4	5
5. 床にむかって体をかがめる	1	2	3	4	5
6. 平地を歩く	1	2	3	4	5
7. 乗用車の乗り降りをする	1	2	3	4	5
8. 買い物に出かける	1	2	3	4	5
9. 靴をはく	1	2	3	4	5
10. 寝床から起き上がる	1	2	3	4	5
11. 靴下を脱ぐ	1	2	3	4	5
12. 寝床に横になる	1	2	3	4	5
13. 浴槽に出入りする	1	2	3	4	5
14. 椅子に座っている	1	2	3	4	5
15. 洋式のトイレで用をたす	1	2	3	4	5
16. 重いものを片付ける	1	2	3	4	5
17. 炊事洗濯など家事をする	1	2	3	4	5

1：全然難しくない，2：少し難しい，3：ある程度難しい，4：難しい，5：かなり難しい

なる（forgotten joint）ことが最終目標であるとして，12項目のForgotten Joint Score（FJS）が開発された[3]．その原作を翻訳し，再現性および妥当性が確認された日本語版FJSがある（図1）[4]．

PROをどう活用するのか

PROを用いた治療効果の吟味は，患者が感じ

手術したひざへの意識に対する質問票

日々の生活の中で，手術したひざをどのくらい気にしていますか？次に述べる12の質問にお答え下さい．それぞれの質問についてあてはまるものに1つ○をおつけください．

1	夜寝ているとき	0 1 2 3 4
2	1時間以上椅子に座っているとき	0 1 2 3 4
3	15分以上歩いているとき	0 1 2 3 4
4	お風呂に入っているとき（シャワーも含む）	0 1 2 3 4
5	車で移動しているとき（運転時・乗車時も含む）	0 1 2 3 4
6	階段を昇り降りしているとき	0 1 2 3 4
7	荒地（でこぼこ道）を歩いているとき	0 1 2 3 4
8	床（畳）から立ち上がるとき	0 1 2 3 4
9	長時間立っているとき	0 1 2 3 4
10	家事やガーデニングをしているとき	0 1 2 3 4
11	ウォーキングやハイキングをしているとき	0 1 2 3 4
12	お気に入りのスポーツを行っているとき	0 1 2 3 4

お気に入りのスポーツ：ラジオ体操，社交ダンス，卓球，サイクリング，ゴルフ，水中体操，太極拳，テニス（ダブルス），スキー，エアロビクス，登山など

図1 日本語版Forgotten Joint Score

0：全く気にしていない，1：ほとんど気にしていない，2：まれに気にしている，3：ときどき気にしている，4：たいてい気にしている

（古谷英孝，他：人工膝関節置換術後患者の膝への意識の程度を評価するための日本語版Forgotten Joint Scoreの再現性と妥当性．第48回日本理学療法学術大会2013年5月より）

る有効性の指標である"臨床的に重要とされる最小の変化量（Minimally Clinically Important Difference/Change；MCID/MCIC）"を参考にするとよい．術後3か月におけるWOMACのMCIDは10点である[5]．また，患者が困難と感じているPROの下位項目から，次の治療の展開を検討することもできる．その場合，歩行速度，階段昇降テスト，椅子立ち上がりテストなどのパフォーマンステストを組み合わせることによって，焦点がより明確になるであろう．

[文献]

1) 羽生忠正：WOMAC, Harris hip score. J Clin Rehabil 14：856-860, 2005
2) Marx RG, et al：Measuring improvement following total hip and knee arthroplasty using patient-based measures of outcome. J Bone Joint Surg Am 87：1999-2005, 2005
3) Behrend H, et al：The "forgotten joint" as the ultimate goal in joint arthroplasty. J Arthroplasty 27：430-436, 2012
4) 古谷英孝，他：人工膝関節置換術後患者の膝への意識の程度を評価するための日本語版Forgotten Joint Scoreの再現性と妥当性．第48回日本理学療法学術大会2013年5月
5) SooHoo NF, et al：Responsiveness of patient reported outcome measures in total joint arthroplasty patients. J Arthroplasty 30：176-191, 2015

（美﨑定也）

整形外科的テスト（頸部〜体幹）

概要

運動器疾患の理学療法評価では，疾患の病態を把握するうえで整形外科的テストが重要となる．体幹の整形外科的テストには，椎体間に負荷を加えて疼痛や放散症状を誘発させるものや，脈管系または神経系の絞扼症状を誘発させるもの，筋の短縮を診るための筋長テストなどがある．各テストは理学療法の身体機能評価に加えて臨床意思決定のための補助的評価ツールとして用いることができ，理学療法効果の判定にも有用である．本項では，頸部と体幹周辺の病態に応じた特異的なテストを解説する．

整形外科的テストの信頼性と有用性

整形外科的テストは数多く存在するが，テストによっては信頼性の低いものもある．検者によって判定に違いが出たり，再現性が低くテストのたびに判定が異なったりすると，誤った判断に基づいて理学療法が行われる危険性がある．信頼性の高いテストを選択し，テスト方法を正確に実施できるように技術を習得することが重要である．各テストの有用性は感度や特異度，尤度比などによって判断できる．臨床データでこれらの指標が示されているテストについては，その値を踏まえたうえでテスト結果の所見を解釈するとよい．

- 感度：疾患がある者のうち，テスト結果が陽性となる者の割合である．感度が高いということは，疾患がある者のうち大部分がテストで陽性となり，疾患があるにもかかわらず陰性となる者（偽陰性者）は少ないことを意味する．
- 特異度：疾患がない者のうち，テスト結果が陰性となる者の割合である．特異度が高いということは，疾患がない者のうち大部分がテストで陰性となり，疾患がないにもかかわらず陽性となる者（偽陽性者）は少ないことを意味する．
- 陽性尤度比：真陽性率/偽陽性率であり，疾患のない者と比較して疾患のある者では陽性の可能性が何倍あるかを示す．通常は1以上で，大きいほど疾患を確定できる．
- 陰性尤度比：偽陰性率/真陰性率であり，疾患のない者と比較して疾患のある者では陰性の可能性が何倍あるかを示す．通常は1以下で，0に近いほど疾患を除外できる．

頸部・体幹の整形外科的テスト

1. **頸椎牽引テスト（Cervical Traction Test）**
   1) 方法：背臥位で頭部を保持し，長軸方向に牽引して頸部に離開力を加える．
   2) 陽性判定：症状が軽減または消失する．
   3) 病態：頸椎神経根障害
2. **スパーリングテスト（Spurling Test）**
   1) 方法：頸部伸展・側屈位で頭部から圧迫を加える．
   2) 陽性判定：上肢への放散痛を訴える．
   3) 病態：頸椎神経根障害
3. **椎骨動脈テスト（Vertebral Artery Test）**
   1) 方法：頸部軽度伸展位から左右それぞれ他動的に回旋位を10〜30秒保持する．
   2) 陽性判定：めまいや吐き気などの症状が誘発される．
   3) 病態：椎骨脳底動脈循環不全
4. **アドソンテスト（Adson Test）**
   1) 方法：頸部伸展位から症状側へ回旋させて深呼吸を行わせる．検者は橈骨動脈の脈診をする．

2) 陽性判定：橈骨動脈の拍動が減弱または消失する．
3) 病態：胸郭出口症候群

5. **ライトテスト（Wright Test）**
   1) 方法：肩を他動的に外転挙上させ，検者は橈骨動脈を脈診する．
   2) 陽性判定：橈骨動脈の拍動が減弱または消失する．
   3) 病態：胸郭出口症候群

6. **エデンテスト（Eden Test）**
   1) 方法：上肢を後下方へ牽引し，橈骨動脈を脈診する．
   2) 陽性判定：橈骨動脈の拍動が減弱または消失する．
   3) 病態：胸郭出口症候群

7. **ルーステスト（Roos Test）**
   1) 方法：両肩を90°外転・90°外旋位，両肘を90°屈曲位に保持し，全指の屈伸を3分間行う．
   2) 陽性判定：患側上肢にだるさや痛み，しびれが出現し，肢位を保持することができなくなる．
   3) 病態：胸郭出口症候群

8. **モーリーテスト（Morley Test）**
   1) 方法：鎖骨上窩部を指で圧迫する．
   2) 陽性判定：圧痛または前胸部や上肢への放散痛が誘発される．
   3) 病態：胸郭出口症候群

9. **ラセーグ徴候（Lasègue Sign）**
   1) 方法：背臥位で膝伸展位を保持し，他動的にゆっくりと片側下肢を挙上する．
   2) 陽性判定：腰部または下肢に疼痛や感覚異常が誘発される．足背屈すると症状が増強する．
   3) 病態：腰椎神経根障害

10. **パトリックテスト（Patrick Test）**
    1) 方法：背臥位で足部を対側膝上に置き，股屈曲・外転・外旋位とする．検者は対側骨盤を固定しながら膝を外転・外旋方向に圧迫する．
    2) 陽性判定：殿部痛や鼠径部痛が誘発される．
    3) 病態：仙腸関節機能障害

表1 頸部・体幹の整形外科的テスト

検査名	感度(%)	特異度(%)	陽性尤度比	陰性尤度比
頸椎牽引テスト[1]	26	100	-	0.74
スパーリングテスト[2]	30	93	4.29	0.75
アドソンテスト[3]	79	74〜100	3.29	0.28
ライトテスト[3]	70〜90	29〜53	1.27〜1.49	0.34〜0.57
ルーステスト[3]	52〜84	30〜100	1.2〜5.2	0.4〜0.53
モーリーテスト[3]	-	85〜98	-	-
ラセーグ徴候[4]	91	26	1.2	3.5
パトリックテスト[5]	69	16	0.82	1.94

頸部・体幹の整形外科的テストの臨床データ

頸部，体幹の臨床データが検証されているテストを表1に挙げる．

[文献]
1) Viikari-Juntura E, et al：Validity of clinical tests in the diagnosis of root compression in cervical disc disease. Spine 14：253-257, 1989
2) Tong HC, et al：The Spurling test and cervical radiculopathy. Spine 27：156-159, 2002
3) Hooper TL, et al：Thoracic outlet syndrome：a controversial clinical condition. Part 1：anatomy, and clinical examination/diagnosis. J Man Manip Ther 18：74-83, 2010
4) Devillé WL, et al：The test of Lasègue：systematic review of the accuracy in diagnosing herniated discs. Spine 25：1140-1147, 2000
5) Dreyfuss P, et al：The value of medical history and physical examination in diagnosing sacroiliac joint pain. Spine 21：2594-2602, 1996

（小山貴之）

5 運動器疾患

整形外科的テスト（上肢）

概要

上肢の整形外科的テストには，患部に負荷をかけて疼痛を誘発させたり，不安定性の有無により靱帯損傷の程度を判断したりするテストが多い．上肢の病態に応じた特異的なテストを解説する．

肩関節の整形外科的テスト

1. **スピードテスト（Speed Test）**
   1) 方法：肩90°屈曲・肘伸展・前腕回外位とし，肩の屈曲運動を指示して抵抗を加える．
   2) 陽性判定：抵抗時に肩痛が誘発される．
   3) 病態：上腕二頭筋長頭腱炎

2. **ヤーガソンテスト（Yergason Test）**
   1) 方法：上肢下垂位で肘90°屈曲・前腕回外位とし，肩の回外運動を指示して抵抗を加える．
   2) 陽性判定：抵抗時に肩痛が誘発される．
   3) 病態：上腕二頭筋長頭腱炎

3. **前方アプリヘンションテスト（Anterior Apprehension Test）**
   1) 方法：肩90°外転・肘90°屈曲位とし，徐々に他動的に外旋させる．
   2) 陽性判定：疼痛や脱臼不安感を訴える．
   3) 病態：肩の前方不安定性

4. **リロケーションテスト（Relocation Test）**
   1) 方法：肩90°外転・肘90°屈曲位とし，他動的に外旋させて上腕骨頭を後方へ押す．
   2) 陽性判定：上腕骨頭を後方へ押すことで疼痛や脱臼不安感が軽減する．
   3) 病態：肩の前方不安定性

5. **サルカス徴候（Sulcus Sign）**
   1) 方法：上肢下垂位で肩峰下を触診しながら上腕を長軸方向に牽引する．
   2) 陽性判定：肩峰下にくぼみが触知される．
   3) 病態：肩の下方不安定性

6. **ロードアンドシフトテスト（Load and Shift Test）**
   1) 方法：上肢下垂位で上腕骨頭を関節窩へ押し付けながら前後方向へ動かす．
   2) 陽性判定：前方または後方への過可動性がみられる．
   3) 病態：前方または後方不安定性

7. **ドロップアーム徴候（Drop Arm Sign）**
   1) 方法：肩90°外転・外旋位から徐々に自動的に下降させる．
   2) 陽性判定：腕が保持できずに落下する．
   3) 病態：腱板断裂

8. **クランクテスト（Crank Test）**
   1) 方法：肩を肩甲骨面上で160°外転位とし，上腕骨頭を長軸方向に関節窩へ押し付けながら，他動的に内・外旋させる．
   2) 陽性判定：疼痛やクリック音が誘発される．
   3) 病態：肩関節唇損傷

9. **オブライエンテスト（O'Brien Test）**
   1) 方法：座位で肩90°屈曲・10°水平内転位とし，内・外旋位それぞれでの屈曲運動を指示する．検者は屈曲運動に抵抗を加える．
   2) 陽性判定：肩外旋位では疼痛はないか少なく，内旋位ではより強い疼痛が誘発される．
   3) 病態：肩上方関節唇（SLAP）損傷

10. **ニアーインピンジメントテスト（Neer's Impingement Test）**
    1) 方法：肩甲骨を固定し，肩を他動屈曲させる．
    2) 陽性判定：疼痛が誘発される．
    3) 病態：肩峰下インピンジメント

11. ホーキンス・ケネディテスト
　　（Hawkins & Kennedy Test）
　1）方法：肩・肘 90°屈曲位で他動内旋させる．
　2）陽性判定：疼痛が誘発される．
　3）病態：肩峰下インピンジメント

肘関節・手部の整形外科テスト

1. トムセンテスト（Thomsen Test）
　1）方法：肘 90°屈曲・前腕回内位で握り拳をつくり，手背屈運動に抵抗を加える．
　2）陽性判定：肘外側に疼痛が誘発される．
　3）病態：上腕骨外側上顆炎
2. 中指伸展テスト
　　（Middle Finger Extension Test）
　1）方法：肘 90°屈曲・前腕回内位で指を伸ばし，中指の伸展運動に抵抗を加える．
　2）陽性判定：肘外側に疼痛が誘発される．
　3）病態：上腕骨外側上顆炎
3. 外反ストレステスト（Valgus Stress Test）
　1）方法：肘軽度屈曲位で外反を加える．
　2）陽性判定：肘内側の疼痛や不安定性がある．
　3）病態：肘内側側副靱帯損傷
4. 内反ストレステスト（Varus Stress Test）
　1）方法：肘軽度屈曲位で内反を加える．
　2）陽性判定：肘外側に疼痛や不安定感がある．
　3）病態：肘外側側副靱帯損傷
5. ファーレンテスト（Phalen Test）
　1）方法：手 90°背屈位で両手背どうしを合わせたまま，60 秒間保持する．
　2）陽性判定：正中神経領域の疼痛や感覚異常を訴える．
　3）病態：手根管症候群
6. ティネル徴候（Tinel Sign）
　1）方法：上遠位手根線の位置で打診する．
　2）陽性判定：正中神経領域の疼痛や感覚異常を訴える．
　3）病態：手根管症候群
7. フローマン徴候（Froment Sign）
　1）方法：両手の母指と示指で紙をつまんだまま，同時に引っ張る．
　2）陽性判定：母指 IP 関節が屈曲する．

　3）病態：尺骨神経障害

上肢整形外科的テストの臨床データ

　感度，特異度，尤度比の臨床データが検証されているテストを表1に挙げる．

表1 上肢の整形外科的テストの臨床データ

検査名	感度(%)	特異度(%)	陽性尤度比	陰性尤度比
スピードテスト[1]	32	75	1.28	0.91
ヤーガソンテスト[1]	43	79	2.05	0.72
前方アプリヘンションテスト[2]	53	99	53	0.47
リロケーションテスト[2]	46	54	1.0	1.0
サルカス徴候[3]	17	93	2.4	0.89
ドロップアーム徴候[4]	27	88	2.25	0.83
クランクテスト[5]	91	93	13	0.10
オブライエンテスト[6]	63	73	2.33	0.51
ニアーインピンジメントテスト[7]	75	48	1.44	0.52
ホーキンス・ケネディテスト[7]	92	44	1.64	0.18
ファーレンテスト[8]	87	90	8.7	0.14
ティネル徴候[8]	33	97	11	0.69

[文献]
1) Holtby R, et al : Validity of the supraspinatus test as a single clinical test in diagnosing patients with rotator cuff pathology. J Orthop Sports Phys Ther 34 : 194-200, 2004
2) Lo IK, et al : An evaluation of the apprehension, relocation, and surprise tests for anterior shoulder instability. Am J Sports Med 32 : 301-307, 2004
3) Nakagawa S, et al : Forced shoulder abduction and elbow flexion test : a new simple clinical test to detect superior labral injury in the throwing shoulder. Arthroscopy 21 : 1290-1295, 2005
4) Caliş M, et al : Diagnostic values of clinical diagnostic tests in subacromial impingement syndrome. Ann Rheum Dis 59 : 44-47, 2000
5) Liu SH, et al : A prospective evaluation of a new physical examination in predicting glenoid labral tears. Am J Sports Med 24 : 721-725, 1996
6) Guanche CA, et al : Clinical testing for tears of the glenoid labrum. Arthroscopy 19 : 517-523, 2003
7) MacDonald PB, et al : An analysis of the diagnostic accuracy of the Hawkins and Neer subacromial impingement signs. J Shoulder Elbow Surg 9 : 299-301, 2000
8) González del Pino J, et al : Value of the carpal compression test in the diagnosis of carpal tunnel syndrome. J Hand Surg Br 22 : 38-41, 1997

（小山貴之）

6 運動器疾患

整形外科的テスト（下肢）

概要

下肢では主に膝・足関節の靱帯損傷などに対するテストが頻繁に用いられており，下肢外傷の発生が多いスポーツ領域の理学療法評価において習得すべき必須のテストである．

股関節の整形外科的テスト

1. **エリー徴候（Ely Sign）**
   1) 方法：腹臥位で踵が殿部につくまで膝を他動的に屈曲させる．
   2) 陽性判定：尻上がり現象が認められる．
   3) 病態：大腿直筋の短縮
2. **トーマステスト（Thomas Test）**
   1) 方法：背臥位で対側下肢を最大屈曲させる．
   2) 陽性判定：検査側の膝が持ち上がる．
   3) 病態：腸腰筋の短縮，股関節拘縮
3. **オーバーテスト（Ober Test）**
   1) 方法：検査側を上にした側臥位で股伸展・膝90°屈曲位に保持し，股内転させる．
   2) 陽性判定：内転せず外転位にとどまる．
   3) 病態：大腿筋膜張筋の短縮

膝関節の整形外科的テスト

1. **前方引き出しテスト（Anterior Drawer Test）**
   1) 方法：背臥位で膝90°屈曲位とし，両手で脛骨近位部を保持しながら前方へ引き出す．
   2) 陽性判定：脛骨前方移動量が過度に大きい．
   3) 病態：前十字靱帯損傷
2. **ラックマンテスト（Lachman Test）**
   1) 方法：背臥位で膝20〜30°屈曲位とし，内側の手で脛骨近位，外側の手で大腿骨遠位を把持して脛骨を前方へ引き出す．
   2) 陽性判定：脛骨前方移動量が過度に大きく，エンドポイントが消失している．
   3) 病態：前十字靱帯損傷
3. **ピボットシフトテスト（Pivot Shift Test）**
   1) 方法：膝伸展位から膝外反と脛骨の内旋を加えながら屈曲させる．
   2) 陽性判定：脛骨が屈曲30°付近で前方へ亜脱臼する．
   3) 病態：前十字靱帯損傷
4. **後方引き出しテスト（Posterior Drawer Test）**
   1) 方法：背臥位で膝90°屈曲位とし，両手で脛骨近位部を保持して後方へ引き出す．
   2) 陽性判定：脛骨後方移動量が過度に大きい．
   3) 病態：後十字靱帯損傷
5. **サギング徴候（Sagging Sign）**
   1) 方法：背臥位で両膝90°屈曲位とし，両脛骨粗面の位置を矢状面から観察する．
   2) 陽性判定：患側が健側よりも後方に落ちる．
   3) 病態：後十字靱帯損傷
6. **外反ストレステスト（Valgus Stress Test）**
   1) 方法：膝完全伸展位および20°屈曲位にて膝外側から外反ストレスを加える．
   2) 陽性判定：外反動揺が過度に大きい．
   3) 病態：内側側副靱帯損傷
7. **内反ストレステスト（Varus Stress Test）**
   1) 方法：膝20°屈曲位に膝内側から内反ストレスを加える．
   2) 陽性判定：内反動揺が過度に大きい．
   3) 病態：外側側副靱帯損傷
8. **マクマレーテスト（McMurray Test）**
   1) 方法：近位手で関節裂隙を触知し，遠位手で足部を操作して膝屈曲位から外反力と下腿の外・内旋を加えながら伸展させる．

2）陽性判定：疼痛が誘発されるか，クリック音が関節裂隙で触知される．
3）病態：半月板損傷

9. **アプレー圧迫テスト**
（Apley's Compression Test）
1）方法：腹臥位で膝90°屈曲位とし，膝に向かって圧迫を加えながら下腿を外・内旋させる．
2）陽性判定：膝に疼痛が誘発される．
3）病態：半月板損傷

足関節の整形外科的テスト

1. **トンプソンテスト（Thompson Test）**
1）方法：治療台から足部を出した腹臥位となり，下腿三頭筋の筋腹を搾るようにつかむ．
2）陽性判定：足底屈が起こらない．
3）病態：アキレス腱断裂

2. **前方引き出しテスト（Anterior Drawer Test）**
1）方法：下腿遠位部と足部を把持し，足部を前方へ引き出す．
2）陽性判定：疼痛が誘発されるか，健側よりも過度に前方動揺がある．
3）病態：前距腓靱帯損傷，踵腓靱帯損傷

3. **後方引き出しテスト（Posterior Drawer Test）**
1）方法：下腿遠位部と足部を把持し，足部を後方へ引き出す．
2）陽性判定：疼痛が誘発されるか，健側よりも過度に後方動揺がある．
3）病態：後距腓靱帯損傷

4. **外反ストレステスト（Valgus Stress Test）**
1）方法：下腿遠位部と足部を把持し，足部を外がえしさせる．
2）陽性判定：疼痛が誘発されるか，健側よりも過度に外反動揺がある．
3）病態：三角靱帯損傷

5. **内反ストレステスト（Varus Stress Test）**
1）方法：下腿遠位部と足部を把持し，足部を内がえしさせる．

2）陽性判定：疼痛が誘発されるか，健側よりも過度に内反動揺がある．
3）病態：前距腓靱帯損傷，踵腓靱帯損傷

表1 下肢の整形外科的テスト

検査名	感度(%)	特異度(%)	陽性尤度比	陰性尤度比
膝前方引き出しテスト[1]	41	95	8.2	0.62
ラックマンテスト[1]	82	97	27.3	0.19
ピボットシフトテスト[1]	82	98	41	0.18
膝後方引き出しテスト[2]	90	99	90	0.1
サギング徴候[2]	79	100	-	-
膝外反ストレステスト[3]	86	-	-	-
膝内反ストレステスト[3]	25	-	-	-
マクマレーテスト[4]	70	71	-	-
アプレー圧迫テスト[4]	60	70	-	-
トンプソンテスト[5]	96	93	13.47	0.04
足前方引き出しテスト[5]	58	100	-	0.42

下肢の整形外科的テストの臨床データ

下肢の臨床データが検証されているテストを表1に挙げる．

[文献]
1) Katz JW, et al : The diagnostic accuracy of ruptures of the anterior cruciate ligament comparing the Lachman test, the anterior drawer sign, and the pivot shift test in acute and chronic knee injuries. Am J Sports Med 14 : 88-91, 1986
2) Rubinstein RA Jr, et al : The accuracy of the clinical examination in the setting of posterior cruciate ligament injuries. Am J Sports Med 22 : 550-557, 1994
3) Harilainen A : Evaluation of knee instability in acute ligamentous injuries. Ann Chir Gynaecol 76 : 269-273, 1987
4) Hegedus EJ, et al : Physical examination tests for assessing a torn meniscus in the knee : a systematic review with meta-analysis. J Orthop Sports Phys Ther 37 : 541-550, 2007
5) Schwieterman B, et al : Diagnostic accuracy of physical examination tests of the ankle/foot complex : a systematic review. Int J Sports Phys Ther 8 : 416-426, 2013

（小山貴之）

1 内部障害

心肺運動負荷試験（CPX）

概要

内部障害領域では安静時のデータ（採血など）から治療の方針（薬物療法の追加・変更など）が決定されていくことが多い．そのなかで理学療法士は運動負荷に対する反応を評価することが求められている．運動負荷試験とは，ベッド上動作から歩行・階段まであらゆる動作時の体の反応を評価することであり，CPX はそのうちの 1 つである．CPX の目的を 表1 に示す．疾患の鑑別，予後予測因子の評価，運動処方の決定を目的としている．

予後予測

1. 運動耐容能

中止基準に基づいた CPX 終了時の最高酸素摂取量（peak $\dot{V}O_2$）のことを指す．運動負荷を最大限までかけることは病態的にも難しく，生体が有する最大値（最大酸素摂取量；max $\dot{V}O_2$）ではないことが多い．peak $\dot{V}O_2$ < 14 mL/kg/min で予後不良となり，心臓移植の登録基準の 1 つとなっている．心収縮機能の指標となる LVEF は，運動耐容能とは相関しない．呼吸困難と身体活動能力の制限の度合いである NYHA 心機能分類の重症度と運動耐容能は相関する．すなわち運動耐容能が心機能単独ではなく運動機能，活動能力と関連していることは，運動療法が有用であることを示している．

2. 換気効率

CPX で運動強度が強くなると，嫌気性代謝閾値（AT）と呼ばれる代謝の変化が生じる．さらに AT を超えていくと乳酸がたまりすぎてしまい代謝性アシドーシスとなるため換気で代償するポイントを迎える．そのポイントは呼吸性代償開始点（RC point）と呼ばれ，それ以降換気（$\dot{V}E$）が亢進する．RC point までの $\dot{V}CO_2$ に対する $\dot{V}E$ の傾きが $\dot{V}E$ v.s. $\dot{V}CO_2$ slope と呼ばれている．傾きが急なほど（$\dot{V}E$ v.s. $\dot{V}CO_2$ slope が高いほど）換気が亢進していると判断できる．CPX から得られるパラメータでは予後を最も規定する因子である．40 以上で予後不良とされている．臨床的には労作時の換気亢進を表しており，高値である事例では特に換気（呼吸数）を評価する．

運動処方の留意点

Wasserman ら[1]は，AT を「有酸素代謝に嫌気性代謝が加わり，それに関係したガス交換の変化が生じる直前の運動強度または $\dot{V}O_2$」と定義している．AT 以上の運動は数分であれば有害事象は起こらないことが多い．しかし，持続的に行われると以下の変化が生じてくる．

1. 交感神経活性が亢進する

CPX では漸増負荷が AT に至るまでに副交感神経活性が低下し，AT を超える頃から交感神経が活性化する．交感神経活性が亢進すると，①血圧・心拍数の増加（二重積の増加，すなわち心筋酸素消費量の増加），②血小板活性化（血小板血栓の発生），③血球成分の脾臓・肝臓などから血管内への移動，④脱水（血液粘度の上昇），が生じることで虚血性心疾患（狭心症，急性冠症候群）の発症を誘発する可能性がある．また，交感神経活性により不整脈を誘発することも考えられる．

2. 乳酸産生が亢進する

嫌気性代謝が亢進すると血中の乳酸産生が持続的に増加する．乳酸産生の増加は，代謝性アシドーシスへと傾くので，代償的に換気が亢進する．運動中に会話が途切れる程度の呼吸数増加，換気亢

進が認められるようであれば，ATを超えてRC point付近の運動強度になっていると判断できる．

3. 心不全はATレベルの運動でも心負荷が大きい

心不全患者は運動時に肺動脈楔入圧(PAWP)が上昇しやすくなる．運動耐容能からみた心機能障害分類(Weber分類)別の運動強度とPAWPの関係では，Class D($\dot{V}O_2$ max < 10 mL/kg/min)，Class C($\dot{V}O_2$ max：10～16 mL/kg/min)において，50～60% $\dot{V}O_2$ max(≒AT)の運動でPAWPが18 mmHgを超えていることが報告されている．PAWPが上昇することで肺うっ血が誘発されるので，心不全が重症であればあるほどAT未満かつ軽度の運動が推奨される．

結果の解釈

1. 負荷が亜最大負荷までかけられているかどうか

ガス交換比(R = $\dot{V}CO_2/\dot{V}O_2$)をみることで判断できる．条件によって異なることもあるが，通常 0.7 < R < 1.0 である．peak時のR > 1.1で亜最大負荷までかけられていることがわかる．

また，peak時の心拍数(HR)を確認することも重要である．max HR = 220 − age であるので，β遮断薬服用患者やペースメーカ患者でなければmax HRまで達しているかで確認できる．

実際にどちらかが達していなければ，peak $\dot{V}O_2$ は過小評価されている可能性も考えられる．

2. 各パラメータの標準値との比率をみる

ATやpeak $\dot{V}O_2$ は性別，年齢から得られた標準値が設定されており，実測値との比率がレポートには記載されている(% AT，% peak $\dot{V}O_2$)．また，peak時の酸素脈(O_2 pulse)との関連をみることで結果の解釈が異なってくる．O_2 pulseは，$\dot{V}O_2$/HRで算出される．Fickの式〔$\dot{V}O_2$ = SV(1回拍出量) × HR × 動静脈酸素含量較差〕から考えると，O_2 pulseはSV×動静脈酸素含量較差であるので，SVに規定されていることがわかる．peak時の O_2 pulseは最大の心機能を反映しているとされており，標準値との比率もレポートには記載されている(% peak $\dot{V}O_2$/HR)．ただし，β遮断薬服用患者やペースメーカ患者では，HRが上昇しにくいので O_2 pulseは大きくなり，過大

表1 CPXの目的

運動耐容能の評価
運動制限のある患者の鑑別診断
・心疾患と肺疾患の共存する例での主たる運動制限因子の決定
・安静時の検査所見と運動時の症状が一致しない場合の鑑別
心血管疾患患者の評価
・冠動脈疾患の診断 　運動時の心筋虚血の評価
・心不全 　心機能分類評価と予後の判定
・心臓移植適応の決定
・運動処方と心臓リハビリテーションのための評価
・ペースメーカの評価
呼吸器疾患患者の評価
・慢性閉塞性肺疾患 　低酸素血症の評価と酸素処方，標準な肺機能検査で十分な治療効果が判定できないときの客観的評価
・間質性肺疾患 　低酸素血症の評価と酸素処方，ガス交換の評価，薬物治療による副作用の評価
・肺移植のための評価(CPXができない場合，6分間歩行距離を採用することが多い)
・呼吸器リハビリテーションのための運動の評価と処方
特定の臨床応用
・手術(肺切除術，開心術，高齢者の開腹手術など)前の評価
・各種治療の効果判定

(米国胸部疾患学会/米国胸部内科学会のガイドラインより一部抜粋)

評価には注意が必要である．

以上をふまえパラメータの解釈を紹介する．

- **% AT > % peak $\dot{V}O_2$，% peak $\dot{V}O_2$/HR が低い**

健常者では運動不足などに左右されるが % AT，% peak $\dot{V}O_2$ は同じ比率であることが多い．この例では，% peak $\dot{V}O_2$ が % AT を下回り，さらに % peak $\dot{V}O_2$/HR が低い．この原因として心機能低下事例である可能性が考えられる．

- **% AT > % peak $\dot{V}O_2$，% peak $\dot{V}O_2$/HR が正常，peak時のR > 1.1**

この例では，peak時のR > 1.1であるので運動負荷として十分にかけられているが，% peak $\dot{V}O_2$ が % AT を下回っている．% peak $\dot{V}O_2$/HR は正常であり，心機能は問題ない．この原因として運動している末梢骨格筋機能の低下が考えられる．

[文献]

1) Wasserman K, et al：Principles of Exercise Testing and Interpretation. 2nd ed, p3, 130, Lea and Febiger, Philadelphia, 1994

(田屋雅信)

2　内部障害

身体活動

概要

　身体活動とは，安静よりさらに骨格筋を使ってエネルギーを発生している状態で，1日の運動，家事などの日常生活活動の合計である．

　活動量の臨床的な評価は，歩数（歩/日）と身体活動量（エクササイズ；Ex）の2つに分けられる．歩数は単純に歩数計を装着して1日に何歩歩いているかを評価している．厚生労働省による健康日本21（第2次）における「国民の健康の増進の総合的な推進を図るための基本的な方針」[1]では，生活習慣病の予防などのために2022年度までに獲得する歩数を明示している（表1）．また，1日平均1,500歩増加させることも目標に掲げられている．

　一方，身体活動量（Ex）は，運動強度（METs）×運動時間（時）で算出されるため，実施する運動強度も重要となる．たとえば，快適速度のウォーキングは約3METs（安静座位が1METs）なので，2時間行うと3×2＝6Exとなる．「健康づくりのための運動指針2006──生活習慣病予防のために（エクササイズガイド2006）」（厚生労働省，2006年7月）で，メタボリックシンドロームをはじめ生活習慣病発症を予防するための身体活動量の基準値が示された．3METs以上の身体活動を1日60分，1週間に23Ex以上行う指針である．2013年度から健康日本21（第2次）の開始に伴って改定を行い，「健康づくりのための身体活動基準2013」および「健康づくりのための身体活動指針（アクティブガイド）」（いずれも厚生労働省）として取りまとめ，公表されている．

臨床で活用するには

　歩数計は安価で操作も簡単であるため導入しや

表1 国民の健康の増進の総合的な推進を図るための基本的な方針

	2010年度（調査結果）	2022年度（目標）
日常生活における歩数の増加	20～64歳 男性 7,841歩 女性 6,883歩	20～64歳 男性 9,000歩 女性 8,500歩
	65歳以上 男性 5,628歩 女性 4,584歩	65歳以上 男性 7,000歩 女性 6,000歩

（厚生労働省：健康日本21「国民の健康の増進の総合的な推進を図るための基本的な方針」より抜粋）

すい．入院中から装着し，歩数を評価することで退院後の生活指導に活かせる．また，歩数計でモニタリングすることで歩数を増加させることが報告[2]されており，運動継続のコンプライアンス向上にもつながると思われる．

　最近では，耐糖能異常の患者で活動歩数が1年間で2,000歩増加すれば心疾患のイベントを8%抑えられること，心臓外科手術後の退院前の平均歩数は2,460歩であり手術後1年間の主要心血管イベント発生による再入院となるカットオフ値は1,308歩であったこと，多施設研究による高齢心不全の退院時平均歩数は2,574歩であり，年齢ならびに重症度に伴い減少する傾向であったことなどが報告されており，内部障害の領域では欠かせない評価，介入指標といえる．

　一方，活動量計は値段が高く，安易に患者に購入するよう勧めるのは難しい．実際は運動強度の低い運動を長時間続けることよりも，中等度の運動（速歩きなど）を1日の活動の中に取り入れるほうが運動の効果が得られやすいことが報告されており[3]，活動量計が使用できる環境であれば積極的に使用したほうがよい．

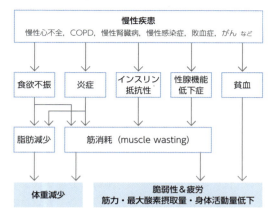

図1 カヘキシアの定義
慢性疾患を有し食欲不振や炎症性変化などが生じることで，12か月で5%以上の体重減少（またはBMI＜20 kg/m²），かつ筋力低下，疲労，食欲不振，低除脂肪量指数，異常生化学検査結果〔炎症マーカー（CRP，IL-6）の上昇，貧血（Hb＜12 g/dL），低アルブミン（＜3.2 g/dL）〕の5つのうち3つ該当した場合に診断される．
〔Evans WJ, et al：Cachexia：a new definition. Clin Nutr 27：793-799, 2008 より〕

▶日常生活活動量
　①基礎エネルギー消費量（BEE）
　　男性：66.5＋（13.7×体重）＋（5.0×身長）－（6.8×年齢）
　　女性：655.1＋（9.56×体重）＋（1.85×身長）－（4.7×年齢）
　　　　　　　　　　　　　　　　　　　　　　（Harris-Benedict 式）
　②全エネルギー消費量（kcal）
　　BEE×活動係数×ストレス係数
　　※活動係数：軽労作 1.5，中等度～重労作：1.7～2.0
　　　ストレス係数：感染や侵襲のある手術などがなければ 1.0

▶運動
　③エネルギー消費量（kcal）
　　1.05 × 体重 × METs × 運動時間（時）

図2 エネルギー消費量の算出（例）
①～③までの合計が1日のエネルギー消費量である．

身体活動を増やすだけでいいのか

　身体活動を増やすことは心血管イベントや生活習慣病発症のリスクを軽減することがわかってきたが，果たしてそれだけでよいのだろうか．減量など冠危険因子の是正を目的としているならば摂取エネルギーをある程度制限し，消費エネルギーを上回らないように指導してもよいだろう．

　近年，リハビリテーション栄養が注目されている．慢性疾患で十分な栄養がない状態は重症化すると悪液質（カヘキシア）という状態になることが知られている（図1）[4]．運動療法を行っても蛋白異化亢進（蛋白分解）となり逆に筋肉量が減ってしまうなどの悪影響が指摘されるようになった．これまで運動によるエネルギー消費に目をむけられていたものが，摂取エネルギーの評価も必要となった．エネルギー消費は「日常生活活動量＋運動」で計算され，筋肉量を増やすならそれ以上のエネルギーを摂取する必要がある．活動を客観的に評価し，理学療法士として1日あるいは1週間の活動をどれくらい行えばよいのか，どの程度の栄養を摂取すればよいのかを管理栄養士と協力しながら指導することが求められている．エネルギー消費についての計算式を図2に示す．（1日合計摂取エネルギー－1日合計消費エネルギー）×日数が約－7,000 kcalとなれば体重が1 kg減少するといわれている．

　エネルギー消費量の計算式には「体重」が影響しているが，厳密には骨格筋量に左右される．同じ体重の人でも骨格筋量が多いほうが基礎エネルギー消費量は高くなる．実際には，生体インピーダンス分析により骨格筋量を測定することができる（図3）．

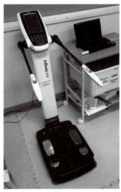

図3 生体インピーダンス分析（InBody 270）

[文献]
1) 厚生労働省：健康日本21「国民の健康の増進の総合的な推進を図るための基本的な方針」（http://www.mhlw.go.jp/stf/seisakunitsuite/bunya/kenkou_iryou/kenkou/kenkounippon21.html）
2) Bravata DM, et al：Using pedometers to increase physical activity and improve health：a systematic review. JAMA 298：2296-2304, 2007
3) 青柳幸利：サルコペニア，フレイルにおける性差を考える（中之条研究）．Geriat Med 52：343-347, 2014
4) Evans WJ, et al：Cachexia：a new definition. Clin Nutr 27：793-799, 2008

（田屋雅信）

6分間歩行試験, シャトルウォーキングテスト

概要

6分間歩行試験(6 Minutes Walking Test; 6 MWT)やシャトルウォーキングテスト(Shuttle Walking Test; SWT)を代表とするフィールドウォーキングテストは, 特殊な機器を必要としないだけでなく, 実施方法が容易である. 運動負荷方法も歩行という日常生活活動の最も重要な能力を用いており, 多くの臨床施設で用いられている[1]).

6分間歩行試験(6 MWT)

米国胸部医学会(American Thoracic Society; ATS)からガイドラインが提案されている[2]). 開発当初は呼吸器疾患を対象としたテストであったが, 現在では脳卒中, 頭部外傷, パーキンソン病, 整形外科疾患などに対し広く応用されている.

6 MWTの目的は「患者が6分間できるだけ長く歩ける距離を測定すること」であり, 必要であれば立ち止まること, 壁にもたれかかって休むことも可能である. そのため, 6分間歩行試験は最大酸素摂取量の決定や運動制限因子を解明するものではなく, 主に日常生活における機能障害の重症度を評価することに適している.

6 MWTの実施に際しては, 緊急時に適切な対応ができる場所であることが望ましく, 医師のいる施設で行うことが推奨されている. 特に, 呼吸器疾患や心疾患を対象として行う場合には, 酸素吸入装置, ニトログリセリン舌下錠など必要な薬剤, 緊急用の連絡手段の確保, 救急カートの設置が望ましい. 歩行コースとしては長く平坦な歩行路だけであることから, 屋内だけでなく屋外での実施も可能である. ガイドラインでは30mの歩行路の往復が推奨されている. その他の必要物品としては, 時間を計測するためのストップウォッチ, 歩行路の往復を数えるカウンター, 方向変換用のコーンなどである. また, 患者が座るための椅子や記録紙に加えて, 酸素吸入器や除細動器や自動体外式除細動器(AED)などが必要となる. 6分間の歩行後には息切れや疲労度の判定として「修正Borg Scale」が用いられている(表1). 中止基準は, 胸痛, 耐えられない呼吸困難感, 下肢の痙攣, ふらつき, 大量の発汗, 顔面蒼白およびチアノーゼなどの症状が出た場合である. テストを実施する際は患者へ1分ごとに声を掛けるように定められている. 結果の解釈としては歩行距離のみが基準となる. 日本人の高齢者の平均的な歩行距離は約500 m以上であり, 呼吸困難についても修正Borg Scaleで3以内といわれている.

シャトルウォーキングテスト(SWT)[3)]

SWTは, 9 mの歩行路を1分ごとに速度を増加させる漸増負荷試験の1つである. この負荷テストは, 評価法が標準化され, 再現性に優れており, 総歩行距離から最高酸素摂取量(peak $\dot{V}O_2$)の予測や運動処方などが可能なテストである.

SWTは 図1 に示すような10 mの屋内歩行に方向転換のコーンを50 cm内側に設置し往復させる. その他, CDプレイヤー, CD(長崎大学で提供), コーンなどが必要である. CDには患者への説明が次のように収録されている.

① 「あなたが信号を聞いたときに, それぞれの標識の周囲を回るように目標を定め, 一定の速度で歩いてください. 息切れが生じたり, 歩行速度を維持することができなくなったと感じるまで歩き続けてください」と説明する.

② 3回の信号音がテスト開始の合図である.

表1 修正 Borg Scale

0	感じない
0.5	非常に弱い
1	やや弱い
2	弱い
3	
4	多少強い
5	強い
6	
7	とても強い
8	
9	
10	非常に強い

表2 シャトルウォーキングテストのプロトコール

Level	歩行距離(m)	総歩行距離(m)	peak $\dot{V}O_2$ (mL/kg/min)
1	30	30	4.4〜4.9
2	40	70	5.2〜5.9
3	50	120	6.2〜7.2
4	60	180	7.4〜8.7
5	70	250	8.9〜10.4
6	80	330	10.7〜12.4
7	90	420	12.7〜14.7
8	100	520	14.9〜17.2
9	110	630	17.4〜19.9
10	120	750	20.2〜22.9
11	130	880	23.2〜26.2
12	140	1020	26.4〜30.2

③患者はCDからの発信音に歩行速度を合わせ，9m間隔のコーンの間を往復歩行する．
④テストのプロトコールは表2に示すように，Level 1からLevel 12までの漸増法である．Level 1では30mの歩行を1分間行い，以降は1分ごとに10mずつ長い歩行距離を歩くように設定する．

中止基準は，息切れの発生や設定に応じた歩行速度が維持できなくなったとき，酸素飽和度（SpO_2）85%以下となったとき，年齢別予測心拍数が85%以上となったときとなっている．また，テストの記録は，息切れのレベルと下肢の疲労感を修正 Borg Scale で聴取し，心拍数や SpO_2 と併せて呼吸数の記録も行う．上記の成績，ならびに完遂できた Level 数と総歩行距離(m)を記録

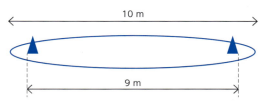

- SWT では，9m 離しておいたコーンの間を一定時間で歩かせ，その時間間隔を次第に狭めることによって歩行速度をコントロールする．
- 特別な道具を必要とせず，負荷強度も低いためほとんどの患者で安全に実施可能である．
- SWT のプロトコールは完全に標準化されている．

図1 シャトルウォーキングテスト

する．

SWT は peak $\dot{V}O_2$ の予測が可能であり，歩行距離から 4.19 + (0.025 × SWT での歩行距離) において予測酸素摂取量が算出される(表2)．また，SWT の歩行距離が 450m 未満で全身持久力の低下を認める場合は，自転車エルゴメータなどの運動療法以外に，バランスや敏捷性の改善を図ることの必要性が報告されている[4]．

なお，SWT の実施にあたっては，原作者との契約により登録者以外の使用は認められていない．長崎大学大学院医歯薬学総合研究科のホームページから日本語版のセットを手に入れる必要がある[5]．

[文献]
1) 千住秀明，他：歩行負荷テスト—6 MWT と SWT. 呼吸 25：284-288, 2006
2) ATS Committee on Proficiency Standards for Clinical Pulmonary Function Laboratories : ATS Statement : guidelines for the six-minute walk test. Am J Respir Crit Care Med 166 : 111-117, 2002
3) Singh SJ, et al : Development of a shuttle walking test of disability patients with chronic airways obstruction. Thorax 47 : 1019-1024, 1992
4) 有薗信一，他：慢性閉塞性肺疾患患者の運動耐容能評価法としての漸増シャトルウォーキングテストの妥当性．日呼吸管理会誌 11：414-419, 2002
5) 長崎大学大学院 医歯薬学総合研究科（長崎大学 夢塾）HP：http://yumejuku.org/shuttlewalkingtest.html

（藤田博曉）

1 神経筋疾患

小脳性運動失調の評価（SARA）

指標の概要

SARA（Scale for the Assessment and Rating Ataxia）は全8項目と評価項目が少なく，実施時間が5分弱と簡便で，小脳性運動失調の指標として国際的に最も使用されている[1]．わが国でも日本語訳が発表され，高い検査者内，検査者間信頼性，内的妥当性が確認されている[2]．

本指標の特徴は，疾患特異的ではなく症候特異的な点である．疾患を問わず小脳性運動失調の重症度指標となることが確認されている．

小脳症候について

評価にあたっては基礎となる小脳症候について理解しておくとよい．

1) 測定障害（dysmetria）
視覚的な目標物に対する運動の際にうまく目標物に到達できない現象．目標物を通り越す測定過大（hypermetria）が小脳症候に特徴的とされる．

2) 運動の分解（decomposition）
筋を順序立てて運動させることができない現象．動筋と拮抗筋，共同筋との関係が乱れ，多関節の合目的的な運動が困難となる．

3) 変換運動障害（dysdiadochokinesis）
運動を繰り返し行うことが難しく，リズムが乱れたり，運動が空間的に乱れる現象．

4) 時間測定障害（dyschronometria）
運動の開始が遅くなる現象．

5) 筋トーヌス低下（hypotonus）
被動性が亢進し，他動的にゆすると大きく四肢が揺れる現象．

SARAの評価項目の構成と観察の要点

評価項目ごとに評価方法，採点基準が示されている（図1）．また，評価時の運動行動を丹念に観察することで，病態解釈の参考となる．

1) 歩行
歩行運動失調（gait ataxia）を観察する評価項目である．歩行失調が重度になるとwide base歩行になる．ステップ長，歩隔のばらつきを観察する．

2) 立位
頭部および各体節の動揺方向を観察する．小脳虫部前葉の障害では前後方向の動揺と各体節の動揺が大きくなるが，前庭小脳の障害では全方向の動揺がみられるものの各体節の動揺は少ない．

3) 坐位
体幹のどの部位で動揺が生じているか観察する．

4) 言語障害
音節間の連続性が失われる不明瞭言語や抑揚とリズムに乏しい単調な話しかた，大きさや音程が急激に変化する爆発性発話，途切れるような話しかたの断綴性言語の有無や程度を観察する．

5) 指追い試験
測定過大（hypermetria）や測定過小（hypometria）のほか，正確性を向上させるために指先の移動速度を遅くする対応がみられる．

6) 鼻-指試験
測定異常，運動分解を観察する評価項目である．

7) 手の回内・回外運動
反復拮抗運動障害を観察する評価項目である．

8) 踵-すね試験
下肢の測定異常を観察する評価項目である．

理学療法への応用

1) 事例の経過把握および効果判定

SARAを経時的に計測することで，小脳症候の把握および治療効果判定に用いる．進行性の小脳障害では，多系統萎縮症で4.6 ± 2.3点/年，脊髄小脳失調症は病型にもよるが3.0 ± 1.7点/年の得点変化があり，経時的変化と比較することで症状進行速度や介入効果判定の参考となる．

2) 小脳の機能区分からみた解釈

小脳は，前庭小脳，脊髄小脳，大脳小脳に機能区分され，前庭小脳と脊髄小脳の一部は姿勢保持，バランスに関与し，脊髄小脳は四肢の協調性，大脳小脳は視覚情報との統合や予測制御に関与する．前庭小脳の関与が大きい評価項目は歩行，立位，坐位であり，大脳小脳の関与が大きい評価項目には指追い試験，鼻–指試験が挙げられる．より詳細な解釈と運動療法との関連については他書を参考にされたい[3)]．

3) 指標の特性を踏まえた活用

進行性の小脳障害患者の運動障害を包括的に評価する場合には，SARAのみでは不十分で，小脳症状以外の神経症候（自律神経障害や筋萎縮など）の評価指標であるInventory of Non-Ataxia Signs（INAS）[4)]と併用するとよい．また，さらには上肢の試験に対応した下肢の運動評価はないため，足の到達動作試験，床に貼付した視標にステップを行う視覚誘導性ステップ課題[5)]を行うことで，歩行との関連で下肢の機能を評価する．

［文献］

1) Schmitz-Hübsch T, et al : Scale for the assessment and rating of ataxia : development of a new clinical scale. Neurology 66 : 1717-1720, 2006
2) 佐藤和則, 他：新しい小脳性運動失調の重症度評価スケール Scale for the Assessment and Rating of Ataxia（SARA）日本語版の信頼性に関する検討. Brain Nerve 61 : 591-595, 2009
3) 菊地　豊：脊髄小脳変性症の運動療法. 吉尾雅春, 他（編）：標準理学療法学　専門分野，運動療法学　各論, 第4版, pp234-253, 医学書院，2017
4) Jacobi H, et al : Inventory of Non-Ataxia Signs（INAS）: validation of a new clinical assessment instrument. Cerebellum 12 : 418-428, 2013
5) Morton SM, et al : Relative contributions of balance and voluntary leg-coordination deficits to cerebellar gait ataxia. J Neurophysiol 89 : 1844-1856, 2003

（菊地　豊）

1) 歩行 以下の2種類で判断する．①壁から安全な距離をとって壁と平行に歩き，方向転換し，②帰りは介助なしでつぎ足歩行（つま先に踵を継いで歩く）を行う． 0：正常．歩行，方向転換，つぎ足歩行が困難なく10歩より多くできる．（1回までの足の踏み外しは可） 1：やや困難．つぎ足歩行は10歩より多くできるが，正常歩行ではない． 2：明らかに異常．つぎ足歩行はできるが10歩を超えることができない． 3：普通の歩行で無視できないふらつきがある．方向転換がしにくいが，支えは要らない． 4：著しいふらつきがある．時々壁を伝う． 5：激しいふらつきがある．常に，1本杖か，片方の腕に軽い介助が必要． 6：しっかりとした介助があれば10 mより長く歩ける．2本杖か歩行器か介助者が必要． 7：しっかりとした介助があっても10 mには届かない．2本杖か歩行器か介助が必要． 8：介助があっても歩けない．	**2) 立位** 被検者に靴を脱いでいただき，開眼で，順に①自然な姿勢，②足を揃えて（親趾同士をつける），③つぎ足（両足を一直線に，踵とつま先に間を空けないようにする）で立っていただく．各肢位で3回まで再施行可能，最高点を記載する． 0：正常．つぎ足で10秒より長く立てる． 1：足を揃えて，動揺せずに立てるが，つぎ足で10秒より長く立てない． 2：足を揃えて，10秒より長く立てるが動揺する． 3：足を揃えて立つことはできないが，介助なしに，自然な肢位で10秒より長く立てる． 4：軽い介助（間欠的）があれば，自然な肢位で10秒より長く立てる． 5：常に片方の腕を支えれば，自然な肢位で10秒より長く立てる． 6：常に片方の腕を支えても，10秒より長く立つことができない．
Score	Score
3) 坐位 開眼し，両上肢を前方に伸ばした姿勢で，足を浮かせてベッドに座る． 0：正常．困難なく10秒より長く坐っていることが出来る． 1：軽度困難，間欠的に動揺する． 2：常に動揺しているが，介助無しに10秒より長く坐っていられる． 3：時々介助するだけで10秒より長く坐っていられる． 4：ずっと支えなければ10秒より長く坐っていることが出来ない．	**4) 言語障害** 通常の会話で評価する． 0：正常． 1：わずかな言語障害が疑われる． 2：言語障害があるが，容易に理解できる． 3：時々，理解困難な言葉がある． 4：多くの言葉が理解困難である． 5：かろうじて単語が理解できる． 6：単語を理解できない．言葉が出ない．
Score	Score
5) 指追い試験 被検者は楽な姿勢で座ってもらい，必要があれば足や体幹を支えてよい．検者は被検者の前に座る．検者は，被検者の指が届く距離の中間の位置に，自分の人差し指を示す．被検者に，自分の人差し指で，検者の人差し指の動きに，できるだけ早く正確についていくように命ずる． 検者は被検者の予測できない方向に，2秒かけて，約30 cm，人差し指を動かす．これを5回繰り返す．被検者の人差し指が，正確に検者の人差し指を示すかを判定する．5回のうち最後の3回の平均を評価する． 0：測定障害なし． 1：測定障害がある．5 cm未満． 2：測定障害がある．15 cm未満． 3：測定障害がある．15 cmより大きい． 4：5回行えない． （注）原疾患以外の理由により検査自体ができない場合は5とし，平均値，総得点に反映させない．	**6) 鼻–指試験** 被検者は楽な姿勢で座ってもらい，必要があれば足や体幹を支えてよい．検者はその前に座る．検者は，被検者の指が届く距離の90％の位置に，自分の人差し指を示す．被検者に，人差し指で被検者の鼻と検者の指を普通のスピードで繰り返し往復するように命じる．運動時の指先の振戦の振幅の平均を評価する． 0：振戦なし． 1：振戦がある．振幅は2 cm未満． 2：振戦がある．振幅は5 cm未満． 3：振戦がある．振幅は5 cmより大きい． 4：5回行えない． （注）原疾患以外の理由により検査自体ができない場合は5とし，平均値，総得点に反映させない．
Score　Right　Left 平均（R + L）/2	Score　Right　Left 平均（R + L）/2
7) 手の回内・回外運動 被検者は楽な姿勢で座ってもらい，必要があれば足や体幹を支えてよい．被検者に，被検者の大腿部の上で，手の回内・回外運動を，できるだけ速く正確に10回繰り返すよう命ずる．検者は同じ事を7秒で行ない手本とする．運動に要した正確な時間を測定する． 0：正常．規則正しく行える．10秒未満でできる． 1：わずかに不規則．10秒未満でできる． 2：明らかに不規則．1回の回内・回外運動が区別できない，もしくは中断する．しかし10秒未満でできる． 3：きわめて不規則．10秒より長くかかるが10回行える． 4：10回行えない． （注）原疾患以外の理由により検査自体ができない場合は5とし，平均値，総得点に反映させない．	**8) 踵–すね試験** 被検者をベッド上で横にして下肢が見えないようにする．被検者に，片方の足をあげ，踵を反対の膝に移動させ，1秒以内ですねに沿って踵まで滑らせるように命じる．その後，足を元の位置に戻す．片方ずつ3回連続で行う． 0：正常． 1：わずかに異常．踵はすねから離れない 2：明らかに異常．すねから離れる（3回まで） 3：きわめて異常．すねから離れる（4回以上） 4：行えない．（3回ともすねにそってかかとをすべらすことができない） （注）原疾患以外の理由により検査自体ができない場合は5とし，平均値，総得点に反映させない．
Score　Right　Left 平均（R + L）/2	Score　Right　Left 平均（R + L）/2

図1 SARA
SARAは無料公開されており，難病情報センターよりダウンロードできる（http://www.nanbyou.or.jp/upload_files/sca_sara.pdf）．

2 神経筋疾患

パーキンソン病の評価
(UPDRS, Hoehn-Yahr 分類)

UPDRS

　パーキンソン病統一スケールであるUPDRS（Unified Parkinson's Disease Rating Scale）は、現在国際的に広く用いられている。1987年に初版が発表されたが、評価基準が統一されていないという問題や幻覚、睡眠障害、痛みや疲労といった非運動症状の項目が不十分であるなどの問題を解決するため、2008年にUPDRS改訂版（MDS-UPDRS）[1]が考案された（表1）。MDS-UPDRSは、内的整合性や臨床的妥当性、評価者間信頼性が確認され、臨床症候や画像診断とも良好に相関し、また患者の早期評価を可能とするなど臨床試験の評価スケールとしてゴールドスタンダードになっている。使用にあたっては、トレーニングを行うことが重要である。2013年に承認されたMDS-UPDRSの公式日本語訳は現在転載が許可されていないため、http://www.movementdisorders.org/MDS-Files1/PDFs/MDS-UPDRS-Rating-Scales/MDS-UPDRS_Japanese_official_translation.pdfを参照されたい。

　MDS-UPDRSは、パートⅠ「日常生活における非運動症状」13項目、パートⅡ「日常生活における運動症状」13項目、パートⅢ「運動症状の検査」33項目、パートⅣ「運動合併症」6項目の計65項目である。すべての質問に対して、0＝正常、1＝非常に軽度、2＝軽度、3＝中等度、4＝高度、という5段階の順序尺度を使用する。パートⅠの複雑行動（complex behavior）を扱う6項目の質問とパートⅣの症状変動（motor fluctuation）およびジスキネジアを扱うすべての質問は、患者や介護者と面談した評価者が回答する。パートⅠおよびパートⅡに含まれる残りの20項目の質問は、患者・介護者が回答し、評価者は直接回答しない。パートⅢでは全項目について評価者が客観的な検査を行う。なお、運動症状の変動を把握するために、パートⅢのみを使用するといったことも可能である。

　『パーキンソン病理学療法診療ガイドラインQ&A』[2]では、本症の総合的な評価指標としてのUPDRSの使用頻度が最も高く、歩行に関する評価指標、バランスに関する評価指標も帰結評価（アウトカム）指標としてHoehn-Yahrの重症度分類に次いで多く使用されているとしている。

Hoehn-Yahr の重症度分類

　1967年に発表されたHoehn-Yahrの重症度分類[3]（表2-A）は、現在も継続して用いられているパーキンソン病の重症度を示した代表的分類であり、評価が簡便で患者の重症度を知るのに大変便利な分類である。ステージ0、1.5、2.5を追加した修正版Hoehn-Yahr重症度分類[4]（表2-B）として用いられている。

[文献]
1) Goetz CG, et al : Movement disorder society-sponsored revision of the unified Parkinson's disease rating scale (MDS-UPDRS) : scale presentation and clinimetric testing results. Mov Disord 23 : 2129-2170, 2008
2) 日本理学療法士協会：パーキンソン病理学療法診療ガイドラインQ＆A. 理学療法診療ガイドライン, 第1版, ダイジェスト版, 公益社団法人日本理学療法士協会, 2015 (http://www.japanpt.or.jp/upload/jspt/obj/files/guideline/14_parkinsons_disease.pdf)
3) Hoehn MM, et al : Parkinsonism : on set, progression and mortality. Neurology 17 : 427-442, 1967
4) Fahn S, et al : Members of the UPDRS development committee. In : Fahn S, et al (eds) : Recent Developments in Parkinson's Disease, Vol 2, pp153-163, Macmillan Health Care Information, Florham Park, NJ, 1987

（松尾善美）

表1 Movement Disorder Society Sponsored Revision of the Unified Parkinson's Disease Rating Scale (MDS-UPDRS)

パートⅠ：日常生活における非運動症状
- 認知障害
- 幻覚と精神症状
- 抑うつ気分
- 不安感
- 無関心
- ドパミン調節異常症候群の症状
- 睡眠の問題
- 日中の眠気
- 痛みおよび他の感覚異常
- 排尿の問題
- 便秘
- 立ちくらみ
- 疲労

パートⅡ：日常生活における運動症状
- 会話
- 唾液と涎
- 咀嚼と嚥下
- 摂食動作
- 更衣
- 清潔
- 書字
- 趣味や娯楽
- 寝返り
- 振戦
- ベッドへの出入り
- 歩行とバランス
- すくみ

パートⅢ：運動症状の検査
- 言語
- 表情
- 固縮
- 指タッピング
- 手の運動
- 手の回内外運動
- つま先のタッピング
- 下肢の敏捷性
- 椅子からの立ち上がり
- 歩行
- すくみ足
- 姿勢不安定性
- 姿勢
- 運動の全般的な自発性（身体の寡動）
- 手の姿勢時振戦
- 手の運動時振戦
- 静止時振戦の振幅
- 静止時振戦の持続性

パートⅣ：運動合併症
- ジスキネジア
  ジスキネジア出現時間
  ジスキネジアの機能への影響
  痛みを伴うオフ状態ジストニア
- 運動症状の変動
  オフ状態運動症状の変動出現時間
  運動症状の変動の機能への影響
  運動症状の変動の複雑さ

〔Goetz CG, et al: Movement disorder society-sponsored revision of the unified Parkinson's disease rating scale (MDS-UPDRS): scale presentation and clinimetric testing results. Mov Disord 23: 2129-2170, 2008 をもとに筆者訳〕

表2-A Hoehn-Yahr の重症度分類

1度	一側性障害のみ．通常，機能障害は軽微またはなし．
2度	両側性の障害があるが，姿勢保持の障害はない．日常生活，就業は多少の障害はあるが行いうる．
3度	立ち直り反射に障害が見られる．活動はある程度に制限されるが職種によっては仕事が可能であり，機能障害は，軽ないし中程度だがまだ誰にも頼らず一人で生活できる．
4度	重篤な機能障害を有し，自力のみによる生活は困難となるが，まだ支えなしに立つこと，歩くことはどうにか可能である．
5度	立つことも不可能で，介助なしにはベッドまたは車椅子につききりの生活を強いられる．

(Hoehn MM, et al: Parkinsonism: on set, progression and mortality. Neurology 17: 427-442, 1967 より)

表2-B Hoehn-Yahr の重症度分類（修正版）

0度	パーキンソニズムなし
1度	一側性パーキンソニズム
1.5度	一側性パーキンソニズムおよび体幹障害
2度	両側性パーキンソニズムだが平衡障害なし
2.5度	軽度両側性パーキンソニズムおよび後方突進あるが自分で立ち直れる
3度	軽度〜中等度両側性パーキンソニズムおよび平衡障害，介助不要
4度	高度パーキンソニズムおよび平衡障害，歩行は介助なしで何とか可能
5度	介助なしでは車椅子またはベッドに寝たきり，介助でも歩行困難

〔Fahn S, et al: Members of the UPDRS development committee. In: Fahn S, et al (eds): Recent Developments in Parkinson's Disease, Vol 2, pp153-163, Macmillan Health Care Information, Florham Park, NJ, 1987 より〕

脳性麻痺の評価（GMFM，GMFCS）

小児疾患 1

粗大運動能力尺度（GMFM）[1]

1. 開発と特徴

粗大運動能力尺度（Gross Motor Function Measure；GMFM）は脳性麻痺児の粗大運動能力の経時的変化と医療介入の効果を評価するため開発され，1993年に改訂2版が発表された．2001年には88項目から項目を絞ったGMFM-66が作成された．

GMFMは，運動年齢検査（Motor Age Test；MAT）では動作が可能か否かでしか表せない項目について，段階的に動作の発達の程度を記録できることが特徴である．内容はA：臥位と寝返り，B：座位，C：四つ這いと膝立ち，D：立位，E：歩行，走行とジャンプの5領域，88項目により構成されている．各項目の評価は0＝全くできない，1＝少しだけできる，2＝部分的にできる，3＝完全にできる，の4段階で行われる．平均的な5歳児の粗大運動能力があれば，すべての項目が遂行可能となっている．

88項目すべてを検査するのに40分〜1時間20分程度必要だったが，GMFM-66の登場によって時間が短縮され，ゴール領域のみ実施すれば20分以内で可能となる．

検者間信頼性についてOdaら[2]がICC（2.1）0.977と高い信頼性を示した．MATとの相関も0.954と，基準妥当性も高い評価指標である．

多くの論文でも使用されている評価指標であり，定量的尺度のため経時的な変化や治療効果の判定に使われている．特に臨床的に重要な変化が小さくても，点数が増減する反応性を持っており，臨床的に有用性の高い評価である．

2. 必要とする道具と環境設定

臥位と寝返り，座位，四つ這いおよび膝立ちはマット上で実施されるので，訓練用のマットが必要となる．その他，ベンチや床上の垂線，棒，テーブル，キャスターの付いた歩行器，ストップウォッチを必要とする．

環境面では，手すりのついた5段の階段が必要な場合がある．こどもが不安を感じる場合は，必要に応じて保護者の協力を求めるが，検者は環境による差異が生じないように注意する．

3. 実施手順

運動課題は領域別に，臥位と寝返り17項目（A），座位20項目（B），四つ這いと膝立ち14項目（C），立位13項目（D），歩行・走行・ジャンプ24項目（E）の88項目を4段階で評価を行う．こどもは最大3回まで1つの項目を試みることができ，最もよくできたものを採点し，試みなかったものは採点しない．図1に採点に関する例を提示する[1]．

粗大運動能力分類システム（GMFCS）[3]

1. 開発と特徴

粗大運動能力分類システム（Gross Motor Function Classification System；GMFCS）は簡易的に機能レベルを判定する尺度である．脳性麻痺児を対象としており，粗大運動能力である座位（体幹のコントロール）および歩行に重点をおいた分類システムであり，6歳以降の年齢で最終的に到達するレベルを5段階に分類することが可能である．運動能力は年齢によって異なり，2歳の誕生日まで，2〜4歳，4〜6歳，6〜12歳，12〜18歳に分けて評価する．

日本語版の信頼性は近藤らによって検討され，高い信頼性がある．

2. 必要とする道具と環境

日本語版は，http://www.fujita-hu.ac.jp/FMIP/

領域	各領域の%点数の計算	ゴール領域 (印をつける)
A. 臥位と寝返り	$\dfrac{\text{A 領域の総計}}{51} = \dfrac{33}{51} \times 100 = 65\%$	A. ☑
B. 座位	$\dfrac{\text{B 領域の総計}}{60} = \dfrac{33}{60} \times 100 = 55\%$	B. ☑
C. 四つ這いと膝立ち	$\dfrac{\text{C 領域の総計}}{42} = \dfrac{15}{42} \times 100 = 36\%$	C. ☑
D. 立位	$\dfrac{\text{D 領域の総計}}{39} = \dfrac{1}{39} \times 100 = 3\%$	D. ☐
E. 歩行, 走行とジャンプ	$\dfrac{\text{E 領域の総計}}{72} = \dfrac{0}{72} \times 100 = 0\%$	E. ☐

$$\text{総合点} = \dfrac{\%A + \%B + \%C + \%D + \%E}{\text{領域の数の総計}} = \dfrac{65+55+36+3+0}{5} = \dfrac{159}{5} = 32\%$$

$$\text{ゴール総合点} = \dfrac{\text{ゴール領域と考えられる各領域の\%点数の総計}}{\text{ゴール領域の数}} = \dfrac{65+55+36}{3} = 52\%$$

図1 GMFM の採点例
〔Russell D, 他 (著), 近藤和泉, 他 (監訳) : GMFM 粗大運動能力尺度—脳性麻痺児のための評価的尺度. p117, 医学書院, 2000 より〕

GMFCS_%20ER_J.pdf からダウンロードしたうえでこどもの運動能力を日常生活場面で観察する.

3. 実施手順

表1 に示すように, 姿勢・移動能力を評価する. 5段階のレベルは6歳以降の遂行能力のなかで主たる移動能力である[3]. こどもの日常的な移動能力を観察して判定する. 歩行器を利用して歩行可能な段階はレベルⅢまでで, レベルⅣは体幹や骨盤を支持した状態での座位が可能であるが, 自力移動が制限され車椅子を利用している. レベルⅤは頭部・体幹のコントロールが制限され移動には介助を要する.

4. 科学性

GMFM で層別化された各重症度の脳性麻痺児の横断的データをもとに作成された成長曲線を利用して, 脳性麻痺児の粗大運動能力の予後予測および治療効果判定が可能になった (図2)[4]. GMFCS が「判別的尺度」, GMFM は「評価的尺度」に分類される.

表1 GMFCS の各レベル分類

レベルⅠ	制限なしに歩く
レベルⅡ	制限を伴って歩く
レベルⅢ	手に持つ移動器具を使用して歩く
レベルⅣ	制限を伴って自力移動;電動の移動手段を使用しても良い
レベルⅤ	手動車椅子で移送される

〔近藤和泉, 他 : GMFCS-E&R 粗大運動能力分類システム—拡張・改訂されたもの (日本語版) より〕

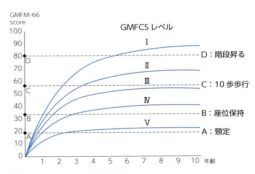

図2 GMFM-66 の成長曲線
(Rosenbaum PL, et al : Prognosis for gross motor function in cerebral palsy, creation of motor development curves. JAMA 288 : 1357-1363, 2002 より一部改変)

[文献]
1) Russell D, 他 (著), 近藤和泉, 他 (監訳) : GMFM—粗大運動能力尺度—脳性麻痺児のための評価的尺度. 医学書院, 2000
2) Oda A, et al : Reliability of the gross motor function measure in cerebral palsy. Proc Int Congr World Confed Phys Ther 13 : 519, 1999
3) 近藤和泉, 他 : GMFCS-E&R 粗大運動能力分類システム—拡張・改訂されたもの (日本語版). (http://www.fujita-hu.ac.jp/FMIP/GMFCS_%20ER_J.pdf)
4) Rosenbaum PL, et al : Prognosis for gross motor function in cerebral palsy : creation of motor development curves. JAMA 288 : 1357-1363, 2002

(松田雅弘)

2 小児疾患

小児における能力低下の評価（PEDI，WeeFIM）

こどもの能力低下評価法（PEDI）

PEDI(Pediatric Evaluation of Disability Inventory)は，Costerらの「こどもにおける障害の概念的モデル」(図1)をもとにし，特定の技術要素を遂行する能力と活動に必要な介助量の両面を測定することを目的に開発された[1]．このモデルでは障害の枠組みを「機能障害」「機能的制限」「能力低下」「社会的不利」としており，「機能障害」と「能力低下」の間に「機能的制限」を設定している．これは機能的活動における能力制限であり，発達段階と関係している．また，能力低下は，遂行制限ととらえられ，環境や社会に影響される．PEDIでは，能力と遂行を区別し，機能制限と能力低下のレベルで評価する．機能活動を遂行する際に必要な環境整備を評価する尺度が別に設けられている[2]．

評価対象は，月齢6か月から7歳6か月までの小児とこの年齢相当の機能レベルの年長児である．測定は児をよく知る臨床家による評価，もしくは家族からの系統的聴取によって行われる．評価項目は「機能的技能」197項目，「複合的活動」20項目から成り立っており，これらはいずれも「セルフケア」「移動」「社会的機能」の3領域に分かれている．「機能的技能」項目は，能力がある：1，まだ能力を示していない・不可能である：0，の2段階で評価する．「複合的活動」については活動を行うために必要な介助尺度6段階：0〜5と環境調節レベル4段階：N，C，R，Eで評価する[3]．機能的技能と介護尺度による評価結果は領域ごとに「基準値標準スコア」「尺度化スコア」の2種類を算出できる．「基準値標準スコア」は暦年齢を考慮した値であり，当該年齢層で期待できる機能技術に対する相対値となっている．平均値は50点に設定されている．「尺度化スコア」は各項目を難易度順に並べたもので0〜100点の間に分布し，すべての年齢層の児を同一尺度で比較できる．

こどものための機能的自立度評価法：WeeFIM

機能的自立度評価法 FIM(Functional Independence

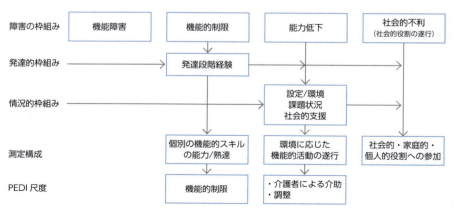

図1 こどもにおける障害の概念的モデル
〔PEDI Research Group（著），里宇明元，他（監訳）：PEDIリハビリテーションのための子ども能力低下評価法．医歯薬出版，2003より〕

Measure)は米国で開発され，ADL評価尺度として，米国はもとより15か国以上で使われている．FIMで小児のADLを評価するためには，項目内容など修正を加える必要があった．このことから，FIMをもとに小児評価に特化したWeeFIM(Functional Independence Measure for Children)が開発された[4]．Weeとは狭いとか，小さいという意味のスコットランド系俗称である．FIMで採用されている18項目中6項目に修正が加えられている．適応年齢は6か月から7歳前後であり，機能的自立度に応じた7段階のLikert scaleが採用されている(表1)[5]．Nagiによる障害モデルICIDH(International Classification of Impairments, Disabilities and Handicaps)の枠組みによる対象児の把握に適している．1991年7月に日本語版ガイドブック第1.5版が完成している．米国および日本の標準化データは既に報告されている．信頼性評価のほか，妥当性に関しては内容的妥当性，各種障害群における判別的妥当性，発達テストなどを基準尺度とした同時妥当性が検討されており，日本語版の信頼性，妥当性の検討を終えている[5]．

脳性麻痺評価の留意点

各々の動作が自立か，あるいはどの程度の介助を必要とするか，といった観点での評価方法を紹介してきた．しかし，脳性麻痺に代表される中枢神経系の原因で運動に制限を持つ疾患の場合，動作の様式は一定ではなく，単にその動作が可能かどうかといった評価では，状態を十分にとらえたとはいえない．個々の動作は多様であり，通常自立不可能と考えられる対象者であっても，動作の工夫，機器の利用などによって自立する場合も少なくない．脳性麻痺では，様々な動作が観察され，こうした動作のバリエーションを記録することは，対象者が動作を遂行するうえでの障害は何なのか，またどのような方法で動作を自立する方法があるのかを知るための貴重な情報となる．理学療法評価においては，前述の尺度を利用して点数化するとともに，各動作について分析し，記録す

表1 Likert scaleの例

スコア	自立度	内容
介助者なし		
7	完全自立	テーブルや食事台の上に普通に出されたお皿から，あらゆる性状の食物を食べ，茶碗またはコップから飲む，スプーンとフォークを使って食物を口に運び，そしゃくし，嚥下する．
6	修正自立	ストロー，スポーク，ロッキングナイフのような改良した器具または補助具が必要である．あるいは食べるのに普通以上の時間がかかったり，食物の性状の工夫やきざみ食が必要である．または安全面の問題がある．一部非経口的栄養または胃瘻栄養のような他の栄養法に頼っている場合は，自分でそれを管理している．
介助者あり		
5	監視または準備	監視（たとえば待機，指示または促し）．または準備（装具の装着）を要する．
4	最小介助	こどもは食事動作のほとんど(75%以上)を行う．
3	中等度介助	こどもは食事動作の半分以上(50%から74%)を行う．
2	最大介助	こどもは固形物を食べる．指で食べる．または哺乳瓶を持つことによって，食事動作の半分未満(2%から49%)を行うが，最大の介助を要する．
1	全介助	こどもは哺乳瓶から飲んだり，母乳を吸ったりしており，通常の時間内で食事動作をほとんど自分では行わない(25%未満)．全介助を要する．または経口的に食物や水分を十分摂取できなくて，一部非経口的栄養または胃瘻栄養等のような他の栄養方法に頼らなければならず，それを自分では管理できない．

WeeFIM項目A食事，課題の内容を多段階に分けた評定尺度，臨床的に重要な変化に対しスコアが変化する(反応性を保証する)構造となっている．
食事：適当な食器を使って食物を口に運ぶ動作および，吸い，咬み，そしゃくし，嚥下するまでを含む．
〔近藤和泉，他：リハにおけるアウトカム評価尺度．臨床リハ16：178-184, 2007より〕

ることは，プログラム立案の大きな指標となる．

[文献]

1) PEDI Research Group(著)，里宇明元，他(監訳)：PEDIリハビリテーションのための子ども能力低下評価法．医歯薬出版，2003
2) 里宇明元：小児における能力低下の評価—WeeFIMとPEDI．リハ医学 41：531-539, 2004
3) 高橋秀寿，他：PEDI子どものための能力低下評価法—文献にみる使用状況．臨床リハ 12：530-534, 2003
4) 里宇明元：ADL評価尺度(1)—WeeFIM．臨床リハ 9：1075-1086, 2000
5) 近藤和泉，他：リハにおけるアウトカム評価尺度．臨床リハ 16：178-184, 2007

（新田　收）

がん

がんの評価

概要

 がん（悪性腫瘍）は，臓器，神経，骨・筋肉，血液・リンパなど，身体の至るところで自律性増殖，浸潤と転移を繰り返し，悪液質を呈することを特徴とする病である．1981年以来，日本の死亡原因第1位であるが，医療技術の進歩に伴い生存率は改善傾向を示している[1]．がんの三大療法である手術療法，薬物療法，放射線療法は，理学療法と並行して行われることが多く，がんによる障害とその治療過程において生じる障害（表1）[2,3]の両者の評価が必要である．さらに，生命予後が限られる場合も少なくなく，評価においては，ADLよりもQOLを，NeedよりもDemandを優先することが必要な場面も想定すべきと考えられる．

病期・ステージ分類

 がんのリハビリテーションでは，生命予後の予測が重要となる．生命予後の予測には，原発巣ごとの5年生存率と，がんの進行度を表すステージ分類が使用される．5年生存率は，原発巣により大きな違いがあり，国立がん研究センターがん対策情報センターのWEBサイトを参照されたい．ステージ分類は，国際対がん連合（Union for International Cancer Control；UICC）が規定しているTNM分類がよく用いられる（表2）[4]．原発腫瘍の進展範囲（tumor：T），所属リンパ節転移の有無と進展範囲（node：N），遠隔転移の有無（metastasis：M）の結果から，一般的にはⅠ〜Ⅳ期（がん種によってはⅤ期）に原発巣により定義され，数値が大きいほどがんが進行し生命予後は不良となる．

機能・能力障害の評価

 機能障害，能力低下，社会的不利を評価することが勧められ（推奨グレードB），機能障害の評価では，Eastern Cooperative Oncology Group（ECOG）performance status scale，Karnofsky performance status（KPS）scaleの使用が勧められている（推奨グレードB）[5]．ECOG（表3）は，5段階評価尺度で，数字が小さいほど機能は良好である．全身状態を簡便に採点でき，治療適応基準の判断，治療効果の指標，予後予測因子として用いられている[6]．KPS（表4）は，病状や労働・日常生活の介助状況により正常を100%とし，0%（死）までの11段階で評価される[7]．能力障害の評価では，Barthel Indexや機能的自立度評価法（FIM）が用いられる（推奨グレードB）．

その他の評価

 薬物療法・放射線療法による有害反応と合併症の評価も重要である．有害反応の評価は，特に貧血症状や骨髄抑制などの造血機能の低下を血液所見より評価する．合併症の評価は，深部静脈血栓症や骨転移による病的骨折，悪液質，がん性疼痛，がん関連倦怠感（cancer-related fatigue；CRF），精神障害など多岐にわたる．理学療法を実施する際は，中止基準の情報を把握する必要がある．

どう活用するのか

 がんのリハビリテーションは，予防的・回復的・維持的・緩和的の大きく4つの段階に分けて行われる（Dietzの分類）[8]．どの段階においても，合併症や有害反応などにより症状が変化し，急性期治

表1 リハビリテーションの対象となる障害の種類

1. がんそのものによる障害	1) がんの直接的影響：骨転移，脳腫瘍(脳転移)に伴う片麻痺，失語症など，脊椎・脊髄腫瘍(脊椎・脊髄転移)に伴う四肢麻痺，対麻痺など，腫瘍の直接浸潤による神経障害(腕神経叢麻痺，腰仙部神経叢麻痺，神経根症)，疼痛 2) がんの間接的影響(遠隔効果)：癌性末梢神経炎(運動性・感覚性多発性末梢神経炎症)，悪性腫瘍随伴症候群(小脳性運動失調，筋炎に伴う筋力低下など)
2. 主に治療の経過においてもたらされる障害	1) 全身性の機能低下，廃用症候群：化学・放射線療法，造血幹細胞移植後 2) 手術：骨・軟部腫瘍術後(患肢温存術後，四肢切断術後)，乳がん術後の肩関節拘縮，乳がん・子宮がん手術(腋窩・骨盤内リンパ節郭清)後のリンパ浮腫，頭頸部がん術後の嚥下・構音障害，発声障害，頸部リンパ節郭清後の副神経麻痺(僧帽筋の筋力低下・萎縮，翼状肩甲)，開胸・開腹術後(食道がんなど)の呼吸器合併症 3) 化学療法：四肢末梢神経障害(感覚障害による上肢巧緻性・バランス障害，腓骨神経麻痺など) 4) 放射線療法：横断性脊髄炎，腕神経叢麻痺，嚥下障害，開口障害など

〔辻 哲也(編)：がんのフィジカルリハビリテーションオーバービュー――がん治療におけるリハビリテーションの必要性．臨床リハ 12：856-862, 2003 および上月正博(編)：重複障害のリハビリテーション．p352，三輪書店，2015 をもとに作成〕

表2 TNM 臨床分類

項目	分類
T：原発腫瘍	TX：原発腫瘍の評価が不可能 T0：原発腫瘍を認めない Tis：上皮内癌 T1-T4：原発腫瘍の大きさ，及び/または局所進展範囲を順次あらわす
N：所属リンパ節	NX：所属リンパ節転移の評価が不可能 N0：所属リンパ節転移なし N1-N3：所属リンパ節転移の程度を順次あらわす
M：遠隔転移	M0：遠隔転移なし M1：遠隔転移あり

上記一般的定義は全領域に適用される．
〔UICC日本委員会TNM委員会(訳)：TNM悪性腫瘍の分類．第7版(日本語版)，金原出版，2010 より〕

表3 ECOG performance status scale 日本語版

Score	定義
0	全く問題なく活動できる．発病前と同じ日常生活が制限なく行える．
1	肉体的に激しい活動は制限されるが，歩行可能で，軽作業や座っての作業は行うことができる．例：軽い家事，事務作業
2	歩行可能で自分の身の回りのことはすべて可能だが作業はできない．日中の50％以上をベッド外で過ごす．
3	限られた自分の身の回りのことしかできない．日中の50％以上をベッドか椅子で過ごす．
4	全く動けない．自分の身の回りのことは全くできない．完全にベッドか椅子で過ごす．

〔日本臨床腫瘍研究グループ：National Cancer Institute-Common Toxicity Criteria(NCI-CTC Version 2.0)，April 30, 1999．日本語訳 JCOG版第2版，p29, 2001(JCOG ホームページ http://www.jcog.jp)より〕

表4 Karnofsky performance status (KPS) scale

％	症状	介助の要・不要
100	正常．臨床症状なし	正常の活動可能，特別のケアを要していない
90	軽い臨床症状はあるが正常の活動可能	
80	かなりの臨床症状があるが努力して正常の活動可能	
70	自分自身の世話はできるが正常の活動・労働は不可能	労働不可能．家庭での療養可能，日常の行動の大部分に病状に応じて介助が必要
60	自分に必要なことはできるが時々介助が必要	
50	病状を考慮した看護および定期的な医療行為が必要	
40	動けず，適切な医療および看護が必要	自分自身のことをすることが不可能，入院治療が必要，疾患が急速に進行していく時期
30	全く動けず入院が必要だが死はさしせまっていない	
20	非常に重症，入院が必要で精力的な治療が必要	
10	死期が切迫している	
0	死	—

(Karnofsky DA, et al：The use of the nitrogen mustards in the palliative treatment of carcinoma. Cancer 1：634-656, 1948 より一部改変)

療を要する状態となり，時に死に直面する場合もある．生命予後の予測と機能障害評価は，リハビリテーションのどの段階においても患者の ADL と QOL を維持・拡大するのに活用されるべきである．

[文献]
1) がんの統計編集委員会(編)：がんの統計〈2015年版〉．公益財団法人がん研究振興財団，2016年3月 (http://ganjoho.jp/reg_stat/statistics/brochure/backnumber/2015_jp.html)
2) 辻 哲也(編)：がんのフィジカルリハビリテーションオーバービュー――がん治療におけるリハビリテーションの必要性．臨床リハ 12：856-862, 2003
3) 上月正博(編)：重複障害のリハビリテーション．p352, 三輪書店，2015
4) UICC日本委員会TNM委員会(訳)：TNM悪性腫瘍の分類．第7版(日本語版)．金原出版，2010
5) 日本リハビリテーション医学会/がんのリハビリテーションガイドライン策定委員会(編)：がんのリハビリテーションガイドライン．p10, 金原出版，2013
6) 日本臨床腫瘍研究グループ：National Cancer Institute-Common Toxicity Criteria(NCI-CTC Version 2.0, April 30, 1999)．日本語訳 JCOG版-第2版，p29, 2001
7) Karnofsky DA, et al：The use of the nitrogen mustards in the palliative treatment of carcinoma. Cancer 1：634-656, 1948
8) Dietz JH：Rahabilitation Oncology. John Wiley & Sons, New York, US, 1981

(田上未来)

1 ADL

日常生活活動の評価（BI，FIM）

概要

日常生活活動（activities of daily living；ADL）の概念は「ひとりの人間が独立して生活するために行う，基本的な，しかも各人ともに共通に毎日繰り返される一連の身体的動作群をいう」とされている[1]．

一般的に，ADLの範囲は，家庭における身の回りの動作（self-care）を指しており，これに起居・移動動作を加えたものが狭義のADLの範囲とされる．さらに，交通機関の利用や買い物，家事動作など，上位の活動にあたるものを総称して手段的ADL（instrumental ADL；IADL）とよぶ．

Barthel Index（BI） 表1[2]

評価項目は，表1に示した10項目で構成される．項目ごとに「自立」「介助」「不可能」で判定を行い，その得点を加算して10項目の総合点を算出する．最高点（すべて自立）は100点，最低点（動作が全くできない場合）は0点である．ここで評定されるのは「できるADL」ともいわれる患者の能力である．この評価法の利点として，評価項目が簡潔化され，評価に時間がかからず，評価項目

表1 Barthel Index

項目	点数	記述	基準
1. 食事	10	自立	皿やテーブルから自力で食物を取って，食べることができる．自助具を用いてもよい．食事を妥当な時間内に終える
	5	部分介助	なんらかの介助・監視が必要（食物を切り刻むなど）
2. 椅子とベッド間の移乗	15	自立	すべての動作が可能（車椅子を安全にベッドに近づける．ブレーキをかける．フットレストを持ち上げる．ベッドへ安全に移る．臥位になる．ベッドの縁に腰掛ける．車椅子の位置を変える．以上の動作の逆）
	10	最小限の介助	上記動作（1つ以上）最小限の介助または安全のための指示や監視が必要
	5	移乗の介助	自力で臥位から起き上がって腰掛けられるが，移乗に介助が必要
3. 整容	5	自立	手と顔を洗う．整髪する．歯を磨く．髭を剃る（道具は何でもよいが，引き出しからの出納も含めて道具の操作・管理が介助なしにできる）．女性は化粧を含む（ただし，髪を編んだり，髪型を整えることは除く）
4. トイレ動作	10	自立	トイレへの出入り（腰掛け，離れを含む）．ボタンやファスナーの着脱と汚れないための準備，トイレットペーパーの使用．手すりの使用は可．トイレの代わりに差し込み便器を使う場合には，便器の洗浄管理ができる
	5	部分介助	バランス不安定．衣服操作．トイレットペーパーの使用に介助が必要
5. 入浴	5	自立	浴槽に入る．シャワーを使う．スポンジで洗う．このすべてがどんな方法でもよいが，他人の援助なしで可能
6. 移動	15	自立	介助や監視なしに45m以上歩ける．義肢，装具や杖．歩行器（車付きを除く）を使用してよい．装具使用の場合には立位や座位でロック操作が可能なこと．装着と取りはずしが可能なこと
	10	部分介助	上記事項について，わずかな介助や監視があれば45m以上歩ける
	5	車椅子使用	歩くことはできないが，自力で車椅子駆動ができる．角を曲がる，方向転換，テーブル，ベッド，トイレなどへの操作など，45m以上移動できる．患者が歩行可能なときは採点しない
7. 階段昇降	10	自立	介助や監視なしで安全に階段昇降ができる．手すり・杖・クラッチの使用可．杖を持ったままの昇降も可能
	5	部分介助	上記事項について介助や監視が必要
8. 更衣	10	自立	通常つけている衣類，靴，装具の脱着（細かい着方までは必要条件としない：実用性があればよい）が行える
	5	部分介助	上記事項について，介助を要するが作業の半分以上は自分で行え，妥当な時間内に終了する
9. 排便自制	10	自立	排便の自制が可能で失敗がない．脊髄損傷患者などの排便訓練後の坐薬や浣腸の使用を含む
	5	部分介助	坐薬や浣腸の使用に介助を要したり，時々失敗する
10. 排尿自制	10	自立	昼夜とも排便規制が可能．脊髄損傷患者の場合，集尿バッグなどの装置・清掃管理が自立している
	5	部分介助	時々失敗がある．トイレに行くことや尿器の準備が間に合わなかったり，集尿バッグの操作に介助が必要

〔Mahoney FI, et al：Functional evaluation：The Barthel Index. Maryland State Med J 14：61-65, 1965 より〕

の定義が理解できていれば職種を問わず評価を行えることが挙げられる．

機能的自立度評価法（Functional Independence Measure；FIM）（図1）[3]

評価項目は，1）セルフケア，2）排泄コントロール，3）移乗，4）移動，5）コミュニケーション，6）社会的認知の6大項目と18小項目で構成される．各項目を，完全自立（7点）〜全介助（1点）の7段階で評価し，最高点（完全自立）は126点，最低点（全介助）は18点である．運動機能面：FIM-motor（セルフケア・排泄コントロール・移乗・移動）と認知機能面：FIM-cognition（コミュニケーション・社会的認知）を分けて評価可能である．ただし，評価基準が詳細に定められており，評価に熟練を要する．FIMは「しているADL」を評価しており，評価尺度が7段階にわたることからADLの変化に鋭敏である．

評価を行う際のポイント

要因分析やADL練習・指導につなげるためのポイントを以下に挙げる．

1. 実際の動作を観察する

ADL評価では，その結果を障害構造における機能・構造障害や参加制約などと結びつけて相互の関連を考察し，ADL障害の改善にむけた適切な理学療法プログラムを組む必要がある．このため，患者や家族からの問診やカルテからの情報だけではなく，患者の個々の動作を観察することが重要となる．その際，①どこの部分まで遂行可能で，どこの部分が遂行できないのか，②なぜそのような遂行様式をとるのか，③他の遂行様式では可能なのか，④動作遂行にどのくらいの時間がかかるのか，⑤繰り返し行っても同様の遂行様式を示すのか，などの観点を忘れずに把握する．

2.「できるADL」と「しているADL」を評価する

なかには理学療法室ではできていても，病棟や自宅では行っていないADL項目が認められる場合がある．このため，ADLを評価する際は，常に「できるADL」と「しているADL」両方の視点を

レベル		介助者
	7. 完全自立（時間，安全性）	介助者
	6. 修正自立（補助具使用）	なし
部分介助	5. 監視	
	4. 最小介助（患者自身で75%以上）	
	3. 中等度介助（50%以上）	介助者
完全介助		あり
	2. 最大介助（25%以上）	
	1. 全介助（25%未満）	

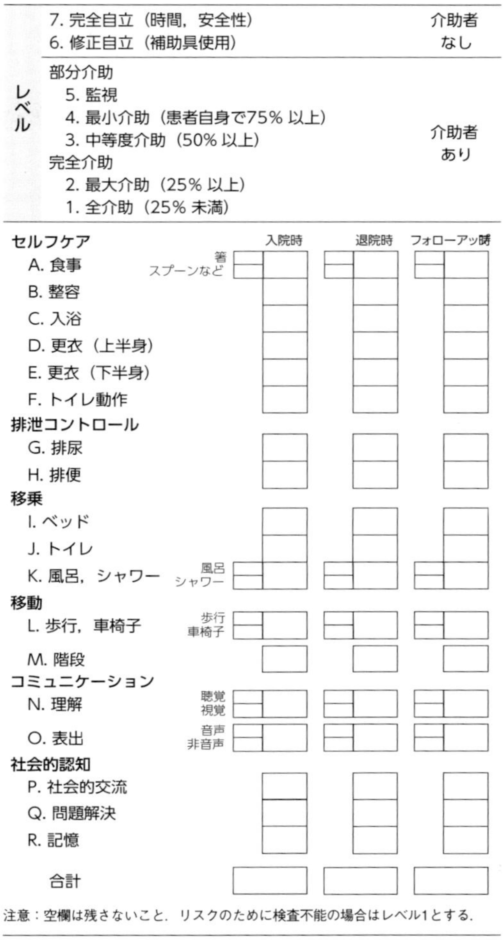

図1 機能的自立度評価法（FIM）
〔慶應義塾大学リハビリテーション医学教室（訳）：FIM —医学的リハビリテーションのための統一データセット利用の手引き．第3版，慶應義塾大学リハビリテーション医学教室，1991より〕

忘れずに評価を行う必要がある．もし，両者に差異が生じている場合は，その原因を明らかにして，差異をなくす方向へADL練習につなげていく．

［文献］
1) 日本リハビリテーション医学会：ADL評価について．リハ医学 13：315，1976
2) Mahoney FI, et al：Functional evaluation：The Barthel Index. Maryland State Med J 14：61-65, 1965
3) 慶應義塾大学リハビリテーション医学教室（訳）：FIM—医学的リハビリテーションのための統一データセット利用の手引き．第3版，慶應義塾大学リハビリテーション医学教室，1991

（奥野裕佳子）

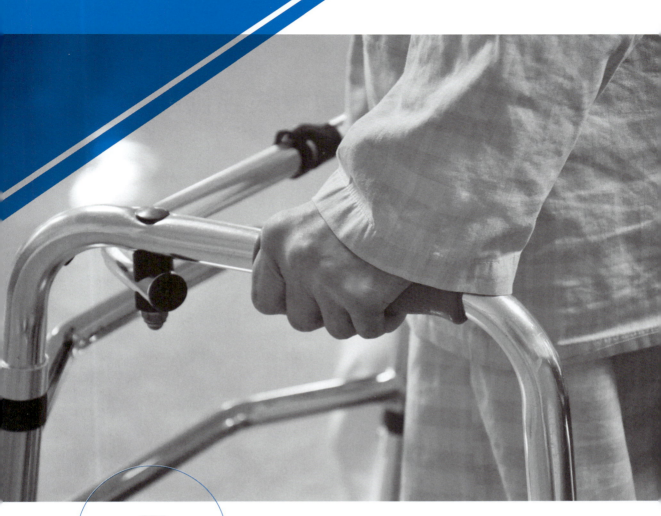

第5章
統合と解釈

問題点の抽出は，疾患や機能障害にのみ目が向きやすく，結果として，ある疾患・障害に対する問題点にはほとんど同じ項目が並んでしまいがちとなる．

本章では，個別性を反映するための統合と解釈の方法，そこから展開する治療の考えかたを紹介する．

ICFを活用した理学療法評価とは？

ICIDHからICFへ

　理学療法評価は，情報の収集，情報の統合と解釈，目標の設定，問題点の抽出，治療プログラムの立案という一連の過程で構成されており，得られた情報をいかに適切に統合・解釈するかが，その後の理学療法プログラムに大きく関わってくる．

　1980年に世界保健機関（WHO）は，WHO国際障害分類（International Classification of Impairment, Disabilities and Handicaps；ICIDH）を発表した．これは疾病によって直接的または間接的に生じた患者の障害像を，機能障害および形態異常（Impairment），能力低下（Disability），社会的不利（Handicap）という3つの側面から捉えた分類であり，リハビリテーションの分野にも早くから取り入れられ，「障害の3つの柱」として問題点の整理に利用された．しかしこの分類は，健常時よりも劣っている部分を重視する方法であるため，発症前の生活背景の違いによる個別性への配慮が困難であった．

　2001年にWHOは新しい分類方法として，国際生活機能分類（International Classification of Functioning；ICF）を発表した．ICFでは一般的な生活を行ううえで必要とされる機能を生活機能（functioning）と呼び，この生活機能を，心身機能・身体構造（body function and structure），活動（activity），参加（participation）という3つの要素に分類し，これに生活背景を表す個人因子と環境因子を加えることで，個別性に配慮した全体像を捉えることが可能である（図1）．近年ではリハビリテーションの分野においてもICFを用いて患者像を捉え，評価・治療に役立てるようになってきた．

生きざまをふまえた統合と解釈の重要性

　ICIDHでは身体機能や動作能力が健常時よりも劣っている部分を問題点とするが，ICFでは生活背景を考慮したうえで，その部分を問題点とするかどうか決定する．生活背景は年齢，性格，社会的立場などの個人に関する因子と家庭や住居などの環境に関する因子に大別され，筆者はこれらを「生きざま」と総称している．たとえば，歩行に見守りが必要な場合，ICIDHの考えかたでは「見守りがなければ歩けない」ことは障害と捉え，能力低下レベルの問題点として「歩行能力低下」が抽出されるが，ICFの考えかたでは，「歩行に見守りが必要である」という情報だけでは問題点とするかどうかを判断できない．すなわち退院後の生活において，自立した歩行が必要な場合には問題点として抽出するが，見守りレベルで歩行できれば十分な場合には，問題点として抽出する必要がない（図2）．このようにICFでは，同じ基本動作能力を有していても，患者の生きざまの違いによって抽出される問題点は異なってくる．

　患者の個別性に配慮した理学療法を提供することは重要であり，そのためにはICFの考えかたに基づき，生活機能面だけでなく生活背景に関する情報もふまえた統合・解釈を行う必要がある．そして，「この人は何ができないのか？」という否定的な視点ではなく，「この人はどのような人なのか？」という中立的な視点を持って患者の全体像を把握することが，より適切な理学療法の提供につながっていく．

（杉本　諭）

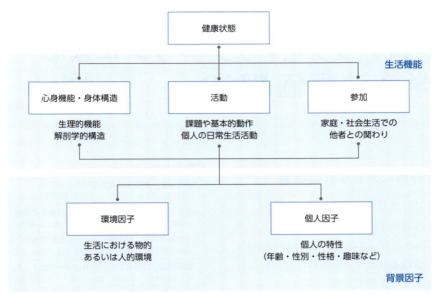

図1 ICFを活用した全体像の捉えかた

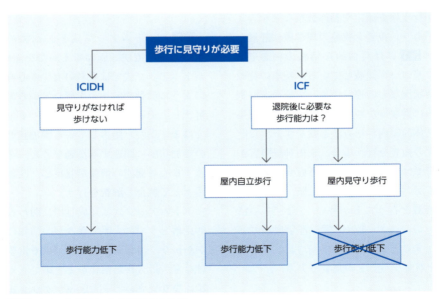

図2 ICIDHとICFによる問題点の抽出
ICIDHでは生活機能の情報に主眼をおいて問題点を抽出するが，ICFではさらに生活背景の情報をふまえて問題点を決定する．

ボトムアップとトップダウンによる理学療法評価とは？

理学療法評価に必要な情報収集

　理学療法では，患者の身体機能や動作能力，生きざまに関する情報を統合・解釈し，治療プログラムを立案するが，限られた臨床業務の時間のなかでこれらの情報を収集するためには，適切に効率よく行うスキルが必要となる．

　情報は基礎情報，医学情報，身体機能情報，環境情報，職業情報に大別され（表1），カルテや多職種，患者本人や家族から入手する場合と，セラピスト自身が行う検査測定や動作観察などから入手する場合があり，後者を狭義の理学療法評価と呼んでいる．図1には具体的な情報の例をICFの構成要素に基づいて記載している．疾患の特徴や病前の生活状況などの違いによって統合・解釈に必要な情報は異なるため，各患者に応じて収集する情報と具体的な内容や方法を検討する．たとえば表在感覚の検査を行う場合，末梢神経障害が疑われる患者では神経支配領域を考慮して刺激部位を決定するが，脳卒中患者では上肢，手指，下肢に分けて刺激を行うことが多い．「なぜその情報が知りたいのか？」「その情報を理学療法にどのように生かすことができるのか？」という視点をもち情報を収集することが重要である．

ボトムアップ式とトップダウン式

　ボトムアップ式の評価では，疾病や患者に関わる情報を可能な限り入手し，得られた情報を統合・解釈して問題点を明確にし，目標と治療プログラムを立案する．トップダウン式の評価では，発症前の生活を妨げる要因となっている日常生活活動（ADL）や参加の状態を考え，その状態に関連の深い基本動作や身体機能の情報を優先的に入

表1　情報の分類

① **基礎情報**：対象者個人に直接関すること
　　例）氏名，年齢，性別，診断名，発症日など
② **医学情報**：現在行われている医療行為との関連
　　例）現病歴，既往歴，投薬，画像所見，病棟生活など
③ **身体機能情報**：理学療法士からみた身体機能所見
　　例）検査測定，面接・観察結果，主訴，ホープなど
④ **環境情報**：対象者の生活環境（人的・物的）
　　例）家族構成，生活歴，趣味，嗜好，家屋構造など
⑤ **職業情報**：対象者の職業に関すること
　　例）職業の種類・内容，通勤手段，職場環境など

手して統合・解釈を行い，問題点を明確にしていく．

　図2にボトムアップ式とトップダウン式に基づいた理学療法評価の考えかたを記載している．ボトムアップ式では患者の有する心身機能が，どのように活動や参加に影響しているのかを統合・解釈し，退院時の目標を考える．トップダウン式ではまず退院を阻害している参加状態を考え，その参加状態に関連する活動を考え，その活動に関連する心身機能の情報を収集し，改善の可能性をふまえて統合と解釈を行う．

　ボトムアップ式は達成目標に関わる情報を比較的見落とさずに入手できるが，情報の収集に時間がかかり，情報同士の関連づけや重要性の順位づけなど，得られた情報をまとめて考える作業が複雑になりやすい．一方トップダウン式は必要な情報を選択して収集するために短時間で実施することができ，患者への負担も少なく，得られた情報をまとめやすいが，達成目標を考えるための情報を十分に収集できていない場合には，適切な理学療法プログラムを導くことができない．したがって，臨床的にはトップダウン式に評価を行うことが望ましいが，情報を適切に効率よく収集できるスキルを身につける必要がある．

（杉本　諭）

心身機能・身体構造	活動	参加
・意識状態 ・一般的なコミュニケーション能力 ・高次脳機能（状況判断・適応能力） ・脳神経 ・関節可動域 ・麻痺側肢の随意性（巧緻性，出力） ・感覚 ・筋緊張 ・腱反射 ・病的反射 ・姿勢反射 ・筋力（非麻痺側・体幹）	・バランス能力 　姿勢，静的・動的バランス 　評価スケール 　　Berg Balance Scale (BBS) 　　Timed Up and Go Test (TUG) 　　Functional Reach (FR) 　　Mini-BESTest ・基本動作能力 　寝返り，起き上がり，立ち上がり，移乗，歩行 ・基本的日常生活活動（BADL） 　移動（歩行・車椅子など），食事，整容，更衣， 　排泄，入浴，理解，表出 　評価スケール 　　Barthel Index 　　Functional Independence Measure (FIM) 　　Katz Index	・手段的ADL（IADL） 　調理，掃除，洗濯，服薬管理， 　電話，買い物，金銭管理，公 　共交通機関の利用，車の運転 ・社会的参加： 　病院・施設内 　家庭内 　家庭外（職場・地域など）

環境因子	個人因子
・物理的環境因子：自宅の構造や自宅周辺の状況 　持ち家か借家か？　一戸建てか集合住宅か？ 　エレベーターの有無，玄関や室内の段差の有無 　ドアや廊下の幅や高さ，手すりの有無 　周辺の交通量，坂道，道路の広さや舗装状況 ・人的環境因子：キーパーソンとなりうる人の確認 　家族構成と役割（主婦，学生，就業，隠居） 　家族の身体状況（支援・介護状況） 　家族以外の関わり（ヘルパー）	・身体的特徴 　年齢，性別，身長，体重 ・性格的特徴 　依存性，意欲，雰囲気 ・ライフスタイル 　学歴，趣味，嗜好，社会的役割

図1 情報収集の例

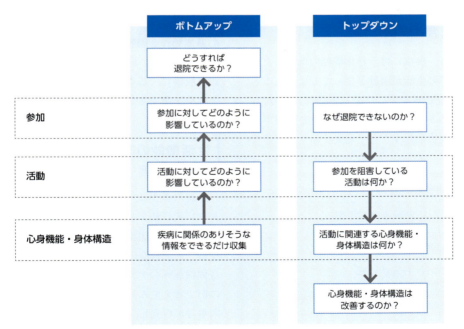

図2 ボトムアップとトップダウンの考えかた

3 情報の統合と解釈はどのように行うのか?

身体機能だけに着目しない

統合と解釈とは，1つ1つの情報を整理したうえで，情報同士の因果関係を明らかにすることである．理学療法では検査測定や動作観察の結果をもとにして，身体機能と基本動作との関連を深く探求する過程を統合と解釈という場合もあるが，患者の全体像を捉えて理学療法プログラムを立案するためには，身体機能と基本動作との関連だけではなく，さらにADLや参加状態を加えた幅広いつながりのなかで統合と解釈を行う必要がある．

情報の統合と解釈

多くの場合，疾病に伴う身体機能の低下のために，これまでの生活が困難となってしまったことが入院の理由である．したがって「何ができたら退院できるのか？」という視点で情報を整理することが理学療法を行ううえで重要であり，そのためにはトップダウン式に情報の統合と解釈を行うとよい(図1)．

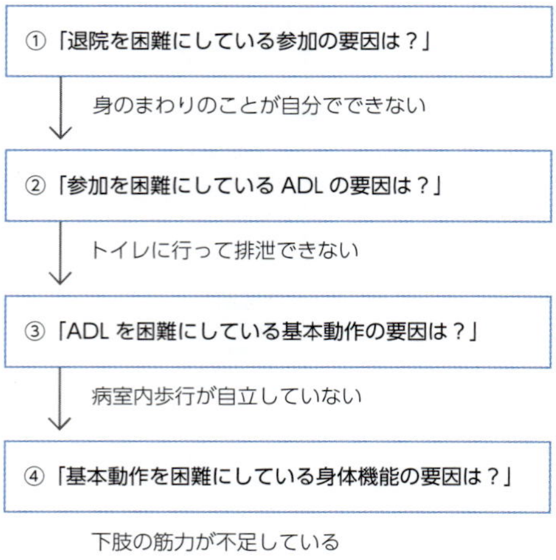

1. 退院を困難にしている参加の要因は？
入院前と現在の参加に関する情報を収集して両者の違いを比較し，退院を阻害している参加要因を予測する．

2. 参加を困難にしているADLの要因は？
1で予測した参加状態に関連したADLの情報を収集し，参加を阻害しているADLの要因を予測する．

3. ADLを困難にしている基本動作の要因は？
2で予測したADLを構成する基本動作の情報を収集し，ADLを阻害している基本動作の要因を予測する．

4. 基本動作を困難にしている身体機能の要因は？
3で予測した基本動作を構成する身体機能の情報を収集し，基本動作を阻害している身体機能の要因を予測する．

生活機能の改善に対する統合と解釈

上述のように，生活機能に関わる情報をトップダウン式に統合と解釈を行うことにより，発症後に低下した参加状態と身体機能の関連が明らかになる．生活機能の改善を目指すためには，まずは身体機能へのアプローチを考慮するとよい．図1の例で考えてみると，下肢筋力が改善すれば病室内歩行が自立し，その結果トイレでの排泄や他のADLが獲得でき，入院前の参加状態を取り戻し，自宅退院が可能となるであろう．したがって，情報の統合と解釈(図1)に対し，生活機能の改善については，ボトムアップ式に統合と解釈を行うとよい(図2)．

①「退院を困難にしている参加の要因は？」
　↓ 身のまわりのことが自分でできない
②「参加を困難にしているADLの要因は？」
　↓ トイレに行って排泄できない
③「ADLを困難にしている基本動作の要因は？」
　↓ 病室内歩行が自立していない
④「基本動作を困難にしている身体機能の要因は？」
　↓ 下肢の筋力が不足している

図1 情報の統合と解釈の例

1. 身体機能の低下を改善できるか？

身体機能低下の原因を探求し，改善の可能性がある場合にはそれに応じた治療プログラムを行うが，改善が見込めない場合には代償手段を用いて基本動作の改善を目指す．また代償手段だけではなく，人的な介助を利用することで動作を獲得できることもあるため，自宅の物理的環境や家族の状況なども考慮し，各患者に適切な手段を検討する．

2. 基本動作の低下を改善できるか？

基本動作能力の向上によりADLの改善を目指すが，向上が期待できない場合には代償手段や介助を利用したADLの獲得を考える．

3. ADLの低下を改善できるか？

ADLの向上により参加状態の改善を目指すが，向上が難しい場合には，病前と同じ参加レベルを獲得することは困難なことが多い．したがって代償手段や介助の利用を考慮したうえで，獲得可能な参加状態の目標を設定する．

理学療法の対象となる患者では生活機能が完全に回復することは少ないため，代償手段や介助手段を有効に利用して生活機能の獲得を促すが，そのためには患者の生きざまをしっかりと把握し，生活機能との関わりを考慮することが重要である．このように情報の統合と解釈を行う際には，トップダウン式に生活機能の状態を整理し，ボトムアップ式に生活機能の改善を予測するとよい．

（杉本　諭）

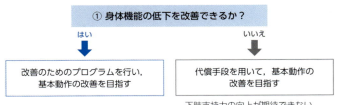

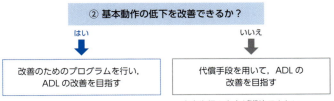

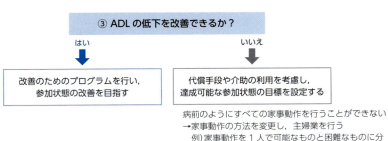

図2 生活機能の改善に対する統合と解釈の例

プログラム立案までのプロセスと考察のまとめかた

何を目指すのか？

収集した情報から患者の全体像を把握し、生活機能の改善の予測を含めて統合と解釈を行うことで、患者の到達目標、すなわち「どのような状態での退院を目指すか？」という点を決定し、目標達成のプログラムを立案する．

目標設定

一般的には短期目標（STG），長期目標（LTG），退院時目標に分けられる．筆者は短期目標を1～2週間，長期目標を1か月として設定することが多いが，病態や身体機能変化の進行度の違いにより，期間の幅を調節する．

まず退院後の参加状態を予測し，達成に必要な基本動作能力やADL能力を退院時目標に設定する．短期および長期目標は，退院時目標の達成に対する段階的な目標であるため，経過に伴う変化を予測して目標同士に関連を持たせた内容にする．たとえば退院後は自宅内の歩行自立を想定している場合，短期目標は病棟内歩行を軽介助，長期目標は見守り，退院時目標は自立とする．

また，再評価時に目標の達成度を判定できるように具体的な目標を設定する．たとえば現在の歩行スピードが20秒/10 mの場合，目標は，「歩行スピードの向上」ではなく，「歩行スピードを10秒/10 mに向上」と設定する．

問題点抽出

ICFでは生活機能を示す3つの要素の対語として，心身機能障害，活動制限，参加制約を対応させている（図1）．すなわち退院時目標の達成を阻害している生活機能の要因を明らかにすることが問題点の抽出であり，上述した3つの否定的要素に分けて記載する．なお，個人因子と環境因子には対語が設定されていないことからもわかるように，この2因子は生活機能と同列の要素として扱わず，生活機能の要素に含まれる個々の要因を促進したり，阻害したりする因子として考えたほうがよい．たとえば入院前に自宅内歩行が自立していた患者が，現在病院内を歩行器で自立している場合，自宅内に段差がなく，歩行器が使用できる状態であれば，この環境因子は自宅復帰への促進因子として作用する．一方，自宅内に段差があり，歩行器が使用できない状態であれば阻害因子として作用し，参加制約の問題点として「自宅復帰困

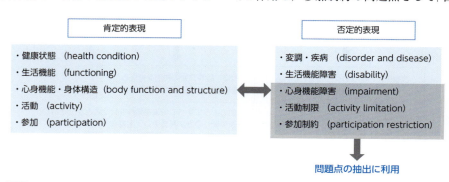

図1 問題点抽出の考えかた

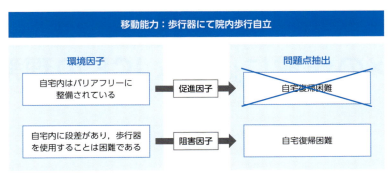

図2 問題点抽出の例

表1 考察のまとめかた

評価の事例報告
統合と解釈の中から重要な部分を記載する ①発症後に低下した部分はどこか？ ②なぜ低下したのか？ ③改善の可能性はあるのか？ ④なぜその目標を設定したのか？ ⑤なぜその問題点を抽出したのか？ ⑥なぜその治療プログラムを行うのか？
治療の事例報告
Ⅰ．治療を行ううえで重要であった患者情報と治療内容について概説する Ⅱ．治療前後に変化に対する統合と解釈を行う ①治療後に変化した部分，変化しなかった部分はどこか？ ②目標は達成できたのか？ ③なぜそのような結果になったのか？ ④今後，変化の可能性はあるのか？ ⑤退院にむけた今後の方針をどうするか？

難」が抽出される（図2）．

治療プログラム立案

現在の問題点を解消し，目標を達成できるように具体的に計画することがプログラム立案である．したがって，「これが改善したら何ができるようになるのか？」という視点を持ち，根拠のあるプログラム内容を立案する．

プログラムには運動療法や物理療法などの臨床で行う直接的な練習だけでなく，患者や家族への指導，環境調整なども含めて立案する．特にADLが低下し，改善が期待できないような場合には，家族への介助方法の指導，自宅の環境調整，訪問介護サービスの検討が主なプログラムとなる．

考察のまとめかた

1. 理学療法評価の事例報告（表1）

ある一時点の評価に対するレジメ（評価の事例報告）では，収集した情報に基づいて行った統合と解釈のなかから特に重要な部分を述べる．すなわち，発症後に低下した部分，低下の原因，改善の可能性について概説した後，目標設定，問題点抽出，治療プログラム立案の根拠を説明する．

2. 理学療法治療の事例報告（表1）

治療経過を含んだレジメ（治療の事例報告）では，治療を行ううえで重要であった患者情報と治療内容について概説した後，治療結果と治療前後の変化に対する統合と解釈を加える．ここでは，「設定した目標は治療後に達成できたのか？」が最も関心の高い部分である．達成できなかった場合には，「なぜ達成できなかったのか，どうすれば達成できるのか？」を述べる．また達成できた場合にも，その結果に満足するのではなく，「もっと早く達成できる方法はなかったのか，もっと改善できる方法はなかったのか？」を考えることが，理学療法士としてのスキルを高めることにつながる．

（杉本　諭）

レジメの作成に必要な ICF の理解

ICF で全体像の整理を

近年 ICF の考えかたは理学療法の現場でもよく利用されるようになったが，そのなかで，患者情報を生活機能の 3 要素と生活背景の 2 因子に分け，「問題点の抽出」として記載したレジメを見かけることがある．ICF は患者の全体像を把握するための分類であるので，得られた情報すべてを「問題点の抽出」と表現していることに違和感を感じている．筆者はこの分類を「全体像の整理」と表現し，レジメに記載している．

肯定的要因と否定的要因

レジメに記載した情報を肯定的要因と否定的要因に分けることがあるが，前項の「問題点抽出」でも述べたように，これは生活機能の 3 要素に含まれる各要因に対して行うべきであり，背景因子の 2 因子はこれらの要因を促進したり，阻害したりする因子と考える．レジメを作成する際に検査測定の結果を見て，「これは肯定的か？否定的か？」と苦慮している若手理学療法士や学生を見かけるが，この情報だけでは判断することができない．

患者情報を ICF の生活機能の 3 要素に当てはめる際には，肯定的，否定的に捉われず，まずは中立的な表現で記載するとよい．たとえば，「歩行能力低下」ではなく「歩行見守りレベル」，「筋力低下」ではなく「徒手筋力検査にて 3 レベル」といったように記載する．

全体像の書きかたの実際

図1 に「早く家に帰りたい」という主訴をもった左大腿骨頸部骨折の男性の全体像を示す．

収集した情報には，理学療法を行ううえで重要性の低い結果を示す要因もあるため，統合と解釈により重要と考えられた要因のみ記載する．この事例は，入院前には身のまわり動作が自立していたが，自宅にいることが多く，活動性はそれほど高くなかった．したがって，身のまわり動作の一部に介助を必要としていることが，現時点で自宅復帰できない一番の理由であると考えられる．長男家族と同居しているが，日中は小柄な妻しか自宅におらず，自宅内や玄関付近に段差があることから，自宅復帰するためには屋内歩行の自立が必要であると推察される．自立歩行を阻害している心身機能は，左下肢筋力が MMT で 3 レベル，右下肢が 4 レベルであること，荷重時に左下肢に痛みが出現していることである．このような心身機能を呈しているのは，骨折と手術の侵襲による影響に加え，廃用性の筋力低下が主な原因と考えられる．術後まだ 1 か月であり，今後の理学療法により改善が期待でき，これらの改善により屋内歩行は自立するであろう．

以上をふまえ，退院時目標を自宅内歩行自立と設定すると，図2 のように肯定的要因と否定的要因に分けることができる．このような統合と解釈をもとに，目標設定，問題点抽出，治療プログラム立案へと進めていく．

（杉本　諭）

図1 ICFによる全体像のまとめかた

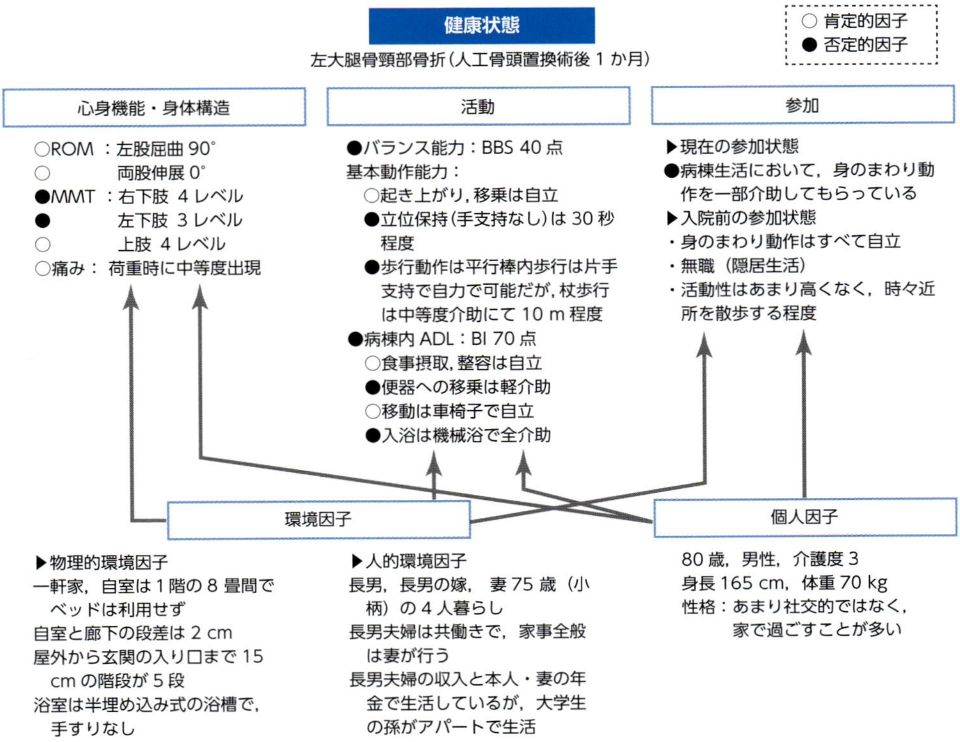

健康状態
左大腿骨頸部骨折（人工骨頭置換術後1か月）

心身機能・身体構造
- ROM：左股屈曲 90°
  両股伸展 0°
- MMT：右下肢 4 レベル
  左下肢 3 レベル
  上肢 4 レベル
- 痛み：荷重時に中等度出現

活動
- バランス能力：BBS 40 点
- 基本動作能力：
  - 起き上がり，移乗は自立
  - 立位保持（手支持なし）は 30 秒程度
  - 歩行動作は平行棒内歩行は片手支持で自力で可能だが，杖歩行は中等度介助にて 10 m 程度
- 病棟内 ADL：BI 70 点
  - 食事摂取，整容は自立
  - 便器への移乗は軽介助
  - 移動は車椅子で自立
  - 入浴は機械浴で全介助

参加
- 現在の参加状態
  - 病棟生活において，身のまわり動作を一部介助してもらっている
- 入院前の参加状態
  - 身のまわり動作はすべて自立
  - 無職（隠居生活）
  - 活動性はあまり高くなく，時々近所を散歩する程度

環境因子
- ▶物理的環境因子
  - 一軒家，自室は1階の8畳間でベッドは利用せず
  - 自室と廊下の段差は 2 cm
  - 屋外から玄関の入り口まで 15 cm の階段が 5 段
  - 浴室は半埋め込み式の浴槽で，手すりなし
- ▶人的環境因子
  - 長男，長男の嫁，妻 75 歳（小柄）の4人暮らし
  - 長男夫婦は共働きで，家事全般は妻が行う
  - 長男夫婦の収入と本人・妻の年金で生活しているが，大学生の孫がアパートで生活

個人因子
- 80 歳，男性，介護度 3
- 身長 165 cm，体重 70 kg
- 性格：あまり社交的ではなく，家で過ごすことが多い

図2 肯定的因子と否定的因子

○ 肯定的因子
● 否定的因子

健康状態
左大腿骨頸部骨折（人工骨頭置換術後1か月）

心身機能・身体構造
- ○ROM：左股屈曲 90°
  ○   両股伸展 0°
- ●MMT：右下肢 4 レベル
- ●   左下肢 3 レベル
- ○   上肢 4 レベル
- ○痛み：荷重時に中等度出現

活動
- ●バランス能力：BBS 40 点
- 基本動作能力：
  - ○起き上がり，移乗は自立
  - ●立位保持（手支持なし）は 30 秒程度
  - ●歩行動作は平行棒内歩行は片手支持で自力で可能だが，杖歩行は中等度介助にて 10 m 程度
- ●病棟内 ADL：BI 70 点
  - ○食事摂取，整容は自立
  - ●便器への移乗は軽介助
  - ○移動は車椅子で自立
  - ●入浴は機械浴で全介助

参加
- ▶現在の参加状態
- ●病棟生活において，身のまわり動作を一部介助してもらっている
- ▶入院前の参加状態
- ・身のまわり動作はすべて自立
- ・無職（隠居生活）
- ・活動性はあまり高くなく，時々近所を散歩する程度

環境因子
- ▶物理的環境因子
  - 一軒家，自室は1階の8畳間でベッドは利用せず
  - 自室と廊下の段差は 2 cm
  - 屋外から玄関の入り口まで 15 cm の階段が 5 段
  - 浴室は半埋め込み式の浴槽で，手すりなし
- ▶人的環境因子
  - 長男，長男の嫁，妻 75 歳（小柄）の4人暮らし
  - 長男夫婦は共働きで，家事全般は妻が行う
  - 長男夫婦の収入と本人・妻の年金で生活しているが，大学生の孫がアパートで生活

個人因子
80 歳，男性，介護度 3
身長 165 cm，体重 70 kg
性格：あまり社交的ではなく，家で過ごすことが多い

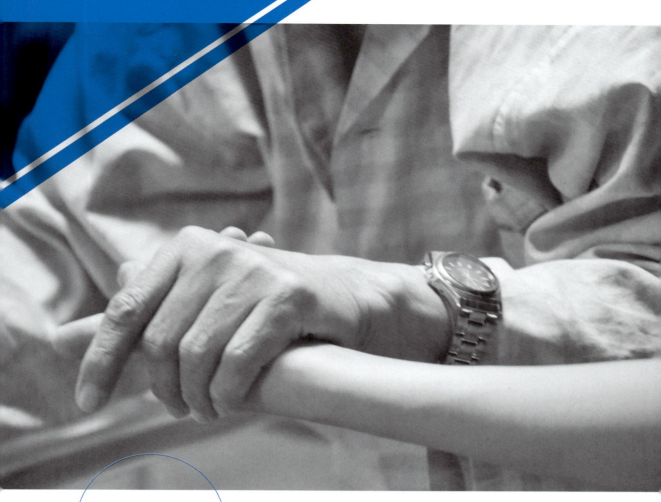

第6章 事例報告の意義

事例報告とは，対象者ごとの主訴や病態，社会背景などをもとに評価，統合・解釈を行い，理学療法を施すという一連の記録である．
本章では 61 の事例を掲載している．どの事例検討もそこに関わるすべての人の想いが詰まっており，その経過を読むことは自らの臨床力を高めることにつながる最高の手段となる．
私たち理学療法士は日々の臨床のなかで事例検討を常に重ねることで臨床能力を高め，最適な理学療法を提供していきたい．

事例報告の意義

事例報告と症例報告の違い

「事例」と「症例」の用語のもつ意味は異なるのだろうか．事例は英語で"case"とされ，症例報告も一般的に"case report"や"case study"と表現し，同じ意味で使用されることが多いが，その視点は大きく異なる．事例は，単に患者の症状や障害像だけに着目するのではなく，その取り巻く環境的要素である「患者」，「援助者」，「援助関係」，「臨床状況」から構成されている．一方，症例は，患者の疾患や症状に焦点を当てる意味合いが強い．この概念に基づくと，われわれ理学療法士(PT)が日々の臨床で悩み，葛藤している対象者は「症例」ではなく，個別の主訴を持った「事例」と表現するほうが適切であろう．

では，なぜ理学療法の領域では事例でなく，症例報告が多くなるのか．それは，症例報告では治療効果の科学的な検証のため，個人の思いや訴えなどの主観的な内容をできるだけ排除し，客観的な指標による検証作業に重きが置かれていることに起因するからかもしれない．しかし，臨床で実践されている作業は患者の主訴を聴取し，その主訴に基づいて治療を展開していく，まさに事例としての思考過程である．患者の症状や障害像だけに着目しない「事例」という言葉の背景を反映させることではじめて，個別性に対応した"温かい"理学療法が提供できるのである．

事例報告にマニュアルはない

理学療法の目標設定や治療プログラムは，たとえ同じ疾患，同じ機能障害であったとしても画一的なものにはなり得ない〔「1章 理学療法の意義」ならびに「2章 クリニカルリーズニング（臨床推論）」参照〕．「歩きたい」という主訴であっても，どこを歩きたいのか，誰と歩きたいのかによって歩行練習の目的は異なる．歩行練習という枠組みに対し，その事例ごとの文脈によって実際に提供する理学療法の時間や内容も変化する．同様に，PTは主訴以外にも患者の全体像を把握することが重要となる．患者の生活歴，社会的な環境，性格などに応じ，「歩きたい」の主訴を具現化するための個別的で具体的な理学療法を展開し，事例の生活や人生をより良いものにする必要がある．そのため，事例報告を書くためのルールは存在しても，マニュアルは作ることができない．大切なことは，どのようなことに配慮し，どのように考えていくかの思考方法を学び，その思考過程を参考に目の前の患者に適した事例報告を作成することである．

初心に帰る

PTは誰もが学生時代に事例報告のレポートを書き，指導者などから多くの指摘を受けた経験があるだろう．机上の勉強では，病気や障害に対する対処法としての理学療法を学ばざるを得ないが，目の前の患者と対峙したときに，患者との協働作業の過程に臨床的な思考があることに気づく．つまり，事例報告は患者と真摯に向き合ってはじめて理学療法の思考能力が研鑽されていくのである．

しかし，現場で奮闘するPTは日々の業務に追われ，また臨床に必要な知識を身に付けることに時間が割かれ，臨床経験を積んでいくなかで自らの経験を客観的にまとめる機会はなくなっていく．このことは，PTとしての臨床的な思考過程を学ぶ絶好のチャンスを失っているといっても過

表1 事例報告のまとめかた

項目	内容
目的	・目的は問題提起と同様であり，自ら抱く疑問点を明確に述べることである ・特に印象に残った，あるいは難渋した事例に対し，どのような視点でまとめていくかを明確にする
治療アプローチと経過	・治療経過が事例報告の根幹をなすため，可能な限り「なぜ実施したのか，何を，いつ，どのように，どの程度行ったか」を示す ・そのときのPTと患者の考えや，環境情報を含めて記載することで，臨床展開の文脈が明確になる
考察・結論	・事例の特異性・新規性について先行研究を踏まえて考察し，事例の自覚的反応（感情や内省など）も含め，変化の推移を客観的かつ論述的に記載する．自覚的所見は今後の展望として欠かせない ・結論に関しては，目的に対する答えとして強調すべき点を明確に述べる

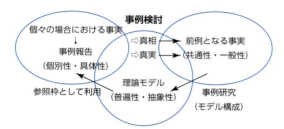

図1 事例報告・事例検討・事例研究の関連図
〔下山晴彦：事例研究．下山晴彦，他（編）：臨床心理学研究（講座臨床心理学2），pp61-68，東京大学出版会，2001より〕

言ではない．事例検討を重ねることは，必ず自身の臨床力や問題解決能力を育成し，その作業を積み重ねた事例集は次の臨床に役立つ宝物になるはずである．

事例報告の意義

図1は事例報告・事例検討・事例研究の関連図である[1]．事例報告は臨床記録から必要なデータを抽出し，臨床経過を要約したストーリーである．事例検討には，対象の事例を個別的・具体的に検討する側面，他の事例に共通して一般的に重要となるケース・マネジメントの技能を学ぶという2つの側面がある．この事例検討を経て得られる真相や真実が，他の事例とも共通する一般性をもつことが明らかになったとき，その真相や真実を理論モデルとして抽象化することが事例研究である．事例報告を繰り返すことは，多くの共通性や一般性を見出すことにつながり，自らの理論構築にもつながっていく．

人に伝える重要性

臨床的な考えかたは頭の中の作業といえる．そのため，できるだけ事例報告会のような機会を持つことで，多くのPTの思考過程を学ぶことができ，自らの考えかたや選択肢の幅を広げられるようになる．また，頭の中の考えを言語化することは，客観的に自らの認知的な作業を見直すことができ，さらに共通言語化して他人に伝えることで偏った内容や意見になりにくい．

事例報告では，表1の内容に沿って考えるとまとめやすい．そのときに，主訴を踏まえた，評価→治療仮説→治療→再評価の流れを軸としておく必要がある．まずは言語化し，1人1人の事例を伝える作業を大切にしたい．

事例報告の活用方法

事例報告は科学的な研究デザインのなかで最もエビデンスレベルが低く，主訴や全体像など個人の状態の特異性によって治療展開が変化する．そのため，その報告が目の前の患者に適用できるかはよく検討しなければならないが，事例報告には多くの考えやアイデアが詰まっている．事例報告から事例への向き合いかたや考えかたを学ぶことで応用力が身につき，臨床力の向上につながっていくことであろう．

[文献]
1) 下山晴彦：事例研究．下山晴彦，他（編）：臨床心理学研究（講座臨床心理学2），pp61-68，東京大学出版会，2001

（松田雅弘）

中枢神経疾患

心不全のリスク管理が重要であった重度片麻痺者に対する理学療法の経験

藤野雄次

Ⅰ．はじめに

片麻痺などの運動障害による動作の非効率化は，心負荷の増大をもたらすことから心不全を惹起しやすい．今回，内部障害系のリスク管理に重点を置いて理学療法を展開した事例を報告する．

Ⅱ．基本情報・生活歴

- 40歳代男性，右手利き
- 身長168 cm，体重80 kg，BMI 28.3
- 診断名：心原性脳塞栓症
- 現病歴：仕事の休憩中に突然，意識障害と左片麻痺が出現し救急搬送された．頭部MRI（拡散強調像）で右中大脳動脈全域の高信号域と脳浮腫，胸部X線写真では肺うっ血と心拡大（CTR 70%）を認めた．第2病日から理学療法・作業療法・言語聴覚療法が処方された．
- 既往歴：拡張型心筋症，心不全
- 病前生活：ADL，IADLとも自立．賃貸物件の2階で独居（家族と疎遠），食事は外食が中心．仕事は肉体労働．低心機能に伴う心不全を繰り返していたが，通院加療を自己中断していた．
- 主訴：トイレで排泄できないことがつらい．
- Hope：自分で動けるようになりたい
- Need：トイレ動作が安全にできる
- 病診連携：入院後2か月を目安に回復期リハビリテーション病院へ転院する方針．

Ⅲ．理学療法評価（第15病日）

1) 全体像
- 意識レベルは傾眠（JCS 10）．声かけで容易に開眼し，見当識障害はあるものの意思疎通は可能．

2) 各種所見
- バイタルサイン
  安静時：血圧101/86 mmHg，心拍数108 bpm（心房細動），SpO₂ 98%（O₂ 5 L；酸素マスク）
- 視診，触診：四肢末梢の冷感と，下肢の浮腫あり．
- 心エコー：左室駆出率（LVEF）28%，高度拡張障害（E/A ≧ 1.5，DCT < 160）

3) 情報収集
- 運動麻痺：SIAS-M（0-0，0-0-0）
- 感覚障害：表在感覚，深部感覚とも重度鈍麻
- 筋緊張検査：低緊張；左上下肢（弛緩性麻痺），腹筋群　亢進；背筋群
- 筋力：MMT（右側）；上肢筋力4，股関節屈曲・伸展・外転4，膝伸展・屈曲4，体幹屈曲3
- 認知機能：MMSE 20/30点
- 半側空間無視（USN）：BIT通常検査56/146点
- 基本動作能力：TCT 24点/100点（麻痺側への寝返り，座位が各12点）
- 動作分析（平行棒での起立動作）：
  ［椅子座位～殿部離床］体幹を前傾するが股関節屈曲（骨盤前傾）は伴わない．胸腰椎屈曲による体幹前傾とともに体幹の右回旋・左側屈の増強（麻痺側・前方へ傾倒），左股関節外旋が生じ，左足底接地困難となる．
  以上から，腸腰筋の作用である股関節屈曲運動，腰椎伸展（骨盤前傾）のための多裂筋の作用が十分でないことが読み取れた．そのため，腹横筋などの腹部筋群や脊柱を伸展保持する背部の筋群が機能不全となり，胸腰椎屈曲による体幹前傾を制動できずに傾倒していると思われた．また，足底非接地となることで床反力が足底から下肢，体幹に伝わらず，より麻痺側下肢や体幹の抗重力活動を低下させていると考えた．
- ADL：BI 0点．

4) 統合と解釈

本事例は低心機能，かつ最重症の拡張障害があり，運動負荷によって容易に心不全に陥ることが予測された．そのため，頸静脈の怒張や拍動，四肢の浮腫など，表1-Aに示す心不全の関連項目を継続的にチェックすることとした．また表1-Bを参考に，運動療法によるバイタルサインの反応から心負荷を評価し，数日単位で段階的に運動量を増加すること，頻回に休憩をとることを原則とした．

発症早期の片麻痺患者における歩行の予後予測には，ベッド上動作が有用な指標とされる．本事例は，自力で寝返りや座位保持が可能であり，理学療法による機能的改善や年齢を考慮すると，長期的には屋内見守りレベルでの歩行獲得は十分期待できると考えた．一方，BMI 28.3と肥満に該当し，重度の片麻痺も呈しているため，それらを補う非麻痺側の十分な筋力が必要である．早期からの基本動作能力の改善には，体幹や非麻痺側上下肢機能の維持改善と麻痺側機能の回復が重要であり，本事例への運動療法は起立動作練習と装具を併用した歩行練習を中心に実施することとした．

動作分析の結果から，本事例の起立動作練習では股関節屈曲と腰椎伸展を伴った体幹前傾を引き出し，腹部や背部の筋出力向上，麻痺側への傾倒抑制ならびに

麻痺側足部への荷重（下腿と足部の固定）を促すこととした．歩行練習ではKAFOを用いて麻痺肢の使用や運動の再学習を促進していく．装具療法による歩行練習は，動作を習熟させることで歩行自体への注意集中度が減り，周囲環境への注意を可能とさせることから，USNに対しても正の効果が期待できると考えた．以上から，当院では車椅子ベースでのADL向上とトイレでの排泄を目指し，さらに長期的な移乗・移動能力の向上を見据えて介入することとした．

5）目標設定と介入計画
- 食事・整容など身辺動作の獲得（2週）
  → 座位耐性練習，動的座位バランス練習，ADL練習（OTとの協働）
- 車椅子の操作，トイレでの排泄の獲得（4週）
  → 車椅子駆動練習，起立・移乗動作練習
- 軽介助での歩行獲得（AFOと杖を使用）（6週）
  → KAFOと杖を使用した歩行練習

IV．介入経過

第2病日から理学療法を開始し，心不全コントロール後の第7病日から車椅子に乗車した．当初は抗重力位への姿勢変換で起立性低血圧症状が出現していたため，弾性包帯の使用により血圧低下に対応した．多職種と協働して離床ならびに介入頻度を増加し，第12病日に1時間の車椅子座位が可能となった．車椅子駆動練習による心不全徴候の出現はなく，第15病日から起立・立位練習を開始した．起立練習を反復するとともに座位バランス練習や起居動作練習を実施し，車椅子レベルでの活動量も漸増した．第23病日からKAFOでの歩行練習を開始し，第47病日からAFOに移行した．起立練習導入時は連続5回程度，歩行は10m程度でBorg Scale 13に達していたが，最終的には起立が計150回，歩行は連続30m可能となった．経過中，心不全徴候の増悪はなかった．

V．理学療法再評価（第59病日）

SIAS-M（1-1，1-0-0），感覚障害は中等度鈍麻，MMSE 24点，BIT 92点，TCT 61点（麻痺側への寝返り25点，他12点）となった．起立動作は殿部離床まで股関節屈曲と脊柱伸展位を保持した体幹前傾が可能となり，麻痺側への傾倒は消失した．また，AFOを装着して足底接地と足部への荷重，立位時の麻痺側股・膝関節の伸展保持が可能となった．日中は車椅子座位で過ごせるようになり，食事や整容動作も獲得した．病室と病棟トイレまでの車椅子駆動は可能であったが，慣れない環境ではUSNの影響が顕在化していた．トイレ移乗は，縦型手すりがある環境では自力で

表1 本事例における理学療法のチェックポイント

A：運動療法実施前のチェックポイント
① 頸静脈の怒張，拍動
② 体重，尿量，四肢の浮腫
③ 倦怠感，易疲労感，腹部膨満感などの有無
④ 治療内容（降圧薬・利尿薬投与量）の変化　など

B：運動療法実施中のチェックポイント
① 自覚症状：胸部違和感，息切れ，動悸などの症状
② 他覚症状：めまい，息切れ，あくび，チアノーゼなど
③ 収縮期血圧：20 mmHg以上の上昇または低下
④ 心拍数：安静時より30 bpm以上の上昇
⑤ 心電図所見：連発以上のPVC　など

行うことができ，自身で下衣の着脱が一部可能となった．お尻拭きは側方の座位バランスが不十分であり介助を要していた．歩行はPTによる介助が外せなかったため，実用レベルには至らなかった．第59病日，転院時のBIは60点であった．

VI．考察

本事例は心不全のハイリスク例であったため内部障害系の細かな評価と，それに基づく運動量の設定が不可欠であった．そこで，頸静脈の怒張や拍動，四肢の浮腫，胸部X線所見，血液検査所見などの確認を徹底し，緩やかに運動量を漸増した．

理学療法では安全な運動量の設定と，回復期病院への転院を見据えた基礎体力の向上を目的に課題特異的トレーニングとして基本動作練習と歩行練習を実施した．しかし，心不全のリスクによって運動量は限られる状態であり，また単純に動作を繰り返すのみでは理学療法の介入ポイントが不明確となる．そのため動作分析に基づき，動作が困難となっている原因を特定して介入することで，起立や移乗動作の効率的な改善に役立ったと考えられた．今後は機能・能力障害への理学療法とともに，USNに対する治療や課題指向型トレーニングを導入し，さらなるADL拡大に期待したい．一方，広範な脳損傷による後遺症の残存や，心不全のリスクを考慮すると現職復帰は難しいことが予想される．また，賃貸物件のため家屋改修に制限があり，家族とも疎遠であるため社会資源の活用が不可欠になる．そのため，今後は介護保険あるいは身体障害者手帳の取得によるサービスの利用を検討し，本事例の生活を構築していく働きかけも重要になると考える．

本事例では，運動による安全性の担保と，練習量が制限されるなかで最大の効果を得るための問題点の抽出，治療計画が非常に重要であったと思われる．今回の経験を通し，運動療法を治療手段とするPTの専門性を再認識した．

中枢神経疾患

円背と変形性膝関節症を合併していたため早期歩行プログラムの検討が必要であった急性期脳卒中の事例

大川信介

Ⅰ．はじめに

　高齢者は一般に運動器障害を複数合併していることが多く，急性期脳卒中に対する標準的理学療法を進めにくい．今回，円背・変形性膝関節症を有する脳卒中患者に対し，回復段階に応じた運動課題の設定に配慮し，理学療法を進めた事例について報告する．

Ⅱ．基本情報・生活歴

- 80歳代女性，右手利き
- 身長147 cm，体重52 kg，BMI 24.1
- 診断名：ラクナ梗塞
- 既往歴：腰椎圧迫骨折（2年前），左変形性膝関節症（診断時期不明），高血圧症（同左）
- 病前生活：要支援1．アパート2階に娘夫婦，孫と同居．軽度認知症が認められていたがADLは自立．週2回介護予防通所介護を利用．自宅内は独歩可能だが，円背・左膝関節痛のため外出時にはシルバーカーを使用．自宅から300 m程度離れたスーパーまで出かけるのが日課．
- 現病歴：夜間，排泄中に左上下肢が脱力し動けなくなり救急搬送．頭部MRI（拡散強調像）で右放線冠領域の高信号域を認め，入院し保存的に加療開始．第2病日より理学療法・作業療法処方．
- 主訴：左の手足が動きにくい
- 地域連携：入院長期化により認知症増悪をきたす可能性があり，医学的管理の必要性がなくなった時点で可及的速やかに自宅退院の方針．在宅スタッフと綿密に連携を取りながら調整を進める．

Ⅲ．理学療法評価（第2病日）

1) 全体像
- 見当識障害が見られ，意思疎通は可能だが会話の辻褄が合わない（JCS 3）．ベッド上で座位となり，歩き出そうとするため見守りが必要．

2) 各種所見
- 視診・触診：左膝関節に内反変形，熱感・腫脹あり．左内側広筋に筋萎縮あり．
- 生化学検査：CRP 2.1 mg/dL

3) 情報収集
- 運動麻痺：SIAS-M（4-4，3-3-3）
- 感覚障害：問題なし
- 疼痛：左膝内側関節裂隙に圧痛あり
- 筋緊張検査：（MAS）左側　下腿三頭筋1（NRS 5）
- 筋力：MMT（右）；上肢4，下肢3〜4（膝伸展4），体幹屈曲3
- ROM-t（°）：（他動）膝関節伸展　−5/−10
- 整形外科的検査：左膝内反ストレステスト陽性
- 認知機能検査：HDS-R　13/30点
- 高次脳機能検査：スクリーニング上問題なし
- 基本動作能力：TCT 61点/100点（座位25点，その他12点），起立・立位：軽介助
- 姿勢・動作分析：

　［立位］胸腰椎高度屈曲位，頸部右回旋・過伸展．骨盤左後方回旋．両側とも股関節・膝関節は屈曲位だが，左側でより屈曲が強い．左膝関節内反，足部内反し足部外側で接地．体幹・左下肢は随意的に伸展することが可能だが，保持困難．麻痺側に荷重誘導すると体幹屈曲，左膝関節屈曲・内反が強まり，立位保持困難となる．

→左大殿筋筋出力低下により骨盤前傾の制動が困難となり円背増強．姿勢制御の難易度が増し，非麻痺側上下肢および脊柱起立筋の過活動により代償的に姿勢を保持していることで，連合反応として足部に内反が生じる．膝内反と足部内反により足底外側接地となり，下肢への床反力の伝達が乏しいため下肢抗重力伸展活動が低下．

- ADL：BI 25点（食事10点，移乗・トイレ動作5点）

4) 統合と解釈

　本事例は麻痺側膝関節の内反変形を有し，炎症所見がみられていることから，脳梗塞発症早期の筋活動が乏しい時期に安易に歩行量を増やすことで炎症が増悪する可能性があった．また，認知症を有することから運動学習効果が乏しいと予測し，意識障害が残存する時期に不良姿勢が誤学習されることを危惧した．一方，発症早期よりベッド上起居動作が可能であり，麻痺側上下肢の随意運動も末梢に至るまで保たれていることから，今後中枢神経系の回復により筋出力が増すことで見守りレベルでの歩行が再獲得できると予測した．ただし，病前からの姿勢と使用していた歩行補助具から，両上肢を使用しての歩行様式（伝い歩きや歩行器/シルバーカーの使用）が妥当であると考えた．発症早期からの積極的な歩行練習は脳卒中診療ガイドラインにおいて推奨されているが，本事例では上記理由から初期には歩行練習を控えることとした．運動療法では，実施姿勢として治療台へのもたれ立位を選択し，姿勢保持のための過剰な努力の軽減を図り，また膝関節への荷重量を一時的に部分免荷した．そして，もたれ座

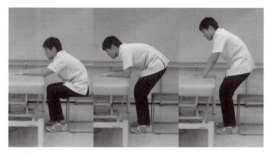

図1 もたれ座位・もたれ立位でのトレーニング

位からの起立課題，もたれ立位からの体幹（股関節）伸展課題でそれぞれ大腿四頭筋・大殿筋の賦活，体幹伸展筋の筋力維持・強化を図ることとした（図1）．その後，麻痺側下肢の筋活動が増加した時点を見計らい歩行練習を開始し，膝関節の疼痛・炎症所見を確認しながら歩行量を漸増する方針とした．また，麻痺側への荷重誘導により膝関節の過屈曲がみられるものの，アライメントを補正したうえで適切な荷重刺激を与えることで大腿四頭筋の筋活動の促通が図れると予測し，装具療法として固定機構のない両側金属支柱付き膝装具を選択した．以上のプログラムを1日60分，週6回実施し，終了後には寒冷療法により消炎を図ることとした．

5）目標設定と介入計画

- トイレ移乗が見守りで行える（1週）
  - →もたれ座位から起立，もたれ立位から体幹伸展
  - →平行棒内歩行，ADL練習
- 歩行器歩行が見守りで行える（2週）
  - →サドル付きサークル型歩行車での免荷歩行
- シルバーカー歩行が見守りで行える（3週）
  - →病棟でのシルバーカーでの歩行量漸増
- 自宅内で伝い歩きが自立する（4週）
  - →家族・在宅チームと協働して家庭環境の調整

Ⅳ．介入経過

理学療法開始前に地域包括支援センターと連絡をとり，担当者から病前の生活状況，通所介護利用中の様子や実施していたアクティビティ（集団体操と麻雀）を聴取した．第3病日からリハビリテーション室での練習を開始し，日中の離床頻度も増加していたが，第4病日の夜間から不穏症状が出現し，日中は傾眠傾向となった．そのため他職種と協働して，病前の生活リズムに基づいた活動・休息の計画を立案し実践した．またOTと協働し，発症前に参加していたアクティビティの要素を取り入れ，立位での両手動作（麻雀牌並べ）や，麻痺側上肢支持下での非麻痺側上肢リーチ課題を実施し，体幹・股関節の抗重力筋活動を促した．第5病日から立位での大殿筋・大腿四頭筋の筋出力が

増加し，動的立位でも過度の姿勢の崩れが軽減したため，平行棒内での歩行を短距離から開始した．その際，足部に軽度内反が認められたため，弾性包帯を使用し中間位に保持して実施した．第10病日からサドル付きサークル型歩行車による歩行練習を開始した．左上肢・手指機能はすでに実用域に達しており，四脚歩行器の使用も考慮したが，本人のシルバーカー使用継続希望もあり，最終的な歩行様式を念頭に置きサークル型歩行車を選択した．第14病日に見守りでの歩行が可能になったため，シルバーカーでの歩行練習に移行した．第20病日に連続歩行距離が20 mに達し，足関節の弾性包帯固定が不要になったため，病棟での移動手段を車椅子からシルバーカーでの見守り歩行に切り替えた．第24病日には自宅を訪問し，住環境調整と在宅スタッフとの意見交換を実施した．

Ⅴ．理学療法再評価（第32病日）

意識清明，SIAS-M（4-5，4-4-4），HDS-R 17点，TCT 61点，基本動作はすべて自立．BI 75点（減点：入浴0点，歩行10点，階段昇降5点，排便・排尿コントロール5点）．

日中は自室内のトイレまでは室内環境を整えることで伝い歩きでの移動が自立した．病棟内ではこれまで使用していたシルバーカーを使用し，家族と散歩が可能になったが，連続40 mを歩行した時点で左下肢の屈曲が強まり，躓きが増えるため休憩が必要であった．左膝関節の炎症所見は残存していたが，初期評価時と比較し増悪はなかった．第32病日に自宅に退院となった．入院中に介護保険を再申請し，退院後はこれまで利用していた通所介護を週2回利用するほか，自宅内外での安定した移動手段の確立のため，訪問リハビリテーションを追加する予定となった．

Ⅵ．考察

本事例では，脳卒中発症以前から存在する下肢・体幹の不良なアライメントが，発症後にさらに増悪していた．中枢神経系の回復段階に合わせ，運動課題の開始時期と難易度，実施量を適切に設定したことで，関節痛・炎症の増悪や不良姿勢の誤学習を最小限度に留め，歩行が再獲得できたと考えた．一般的に，急性期の脳卒中の理学療法では，可及的早期の歩行練習と，より多い歩行量の確保が求められる．しかし，高齢かつ運動器障害を複数合併する患者に対しては，標準的なプログラムを一律に実施した結果生じる弊害にも十分配慮する必要がある．より個別性の高いプログラムの立案が必要であり，理学療法の専門性が求められる．

中枢神経疾患

脳卒中後うつ症状に対する動機づけと関わりかたが、しているADLの改善に重要であった事例

三木 啓嗣

I. はじめに

脳卒中後うつ症状を呈し、動機づけと関わりかたを考慮して理学療法を行い、しているADLが改善した一例を報告する。

II. 基本情報・生活歴

- 50歳代男性, 右手利き
- 身長160 cm, 体重65 kg, BMI 25.4
- 診断名：脳出血（右被殻）
- 既往歴：肥大型心筋症, 高血圧症
- 病前生活：ADL・IADL自立. 職業は住宅リフォーム業. 妻・子ども2人と4人暮らし.
- 現病歴：仕事中に左片麻痺と口角下垂が出現し救急搬送. 頭部CTで右被殻出血(30〜40 mL)を認め, 保存的加療の方針となった. 第2病日に理学療法・作業療法・言語聴覚療法が処方された.
- 主訴：左手足が少し動かしづらい
- 病診連携：回復期リハビリテーション病院へ転院の方針

III. 理学療法評価（第2病日）

1) 全体像

- 「退院できると思う. 早く仕事に戻りたい」との発言あり. 病棟の活動制限を守れず, 転倒転落予防のため離床センサーで管理中.

2) 情報収集

- 意識レベル：JCS 2
- 運動麻痺：BRS 左上肢/手指/下肢　V/V/V
- 感覚障害：表在感覚−左上肢は重度鈍麻, 左下肢は脱失. 深部感覚−運動覚は左上下肢で軽度鈍麻, 位置覚は左上下肢で中等度鈍麻.
- 筋緊張検査：MAS　左上肢/下肢　0/0
- 高次脳機能障害：病識低下, BIT 通常検査141点/146点, Catherine Bergego Scale；CBS 14点/30点), 注意障害(TMT part-A 67秒, part-B 278秒), 認知機能低下(MMSE 22点/30点).
- ROM-t (°)：著明な制限なし
- 筋力：MMT　右上下肢5, 左上下肢3, 体幹3
- 基本動作能力：TCT 71点/100点
  （麻痺側寝返り25点, 他12点）

- 動作観察：

〔寝返り・起き上がり動作〕；見守り
左上下肢管理が不十分で, 左上肢帯・骨盤帯が後退したまま, 頸部体幹の伸展と右回旋, 右上肢帯の引き動作により右半身全体を引き込み右方向に寝返る. 右下肢をベッド端から下ろし, 右上肢での引き動作(右肩内転・内旋, 右肘屈曲)にて起き上がるが, 左股・膝関節が屈曲し殿部の下敷きにする様子がみられ, 口頭指示による修正を要する.

〔移乗動作(車椅子座位から端座位)〕；中等度介助
左足をフットレストに乗せたまま移乗しようとするなど安全面への配慮に乏しい. かつ, 起立・回転相において左側の膝折れ, 動作の性急さを認める.

〔歩行〕；点滴台支持, 中等度介助, 屋内平地50 m. 頭頸部は常に屈曲, 右回旋位で, 左下肢先行の2動作揃え型歩行. 左遊脚相では, 左足部のつまずき, 遊脚初期の分回しと右下肢伸び上がりを認める. 左立脚相では足底全面での初期接地に続き, 立脚中期で反張膝を呈し, 胸椎の左側屈による左上肢帯の下制を認める.

- バランス能力：BBS 10点/56点
- ADL：FIM 41点(運動項目), BI 50点 表1.

3) 統合と解釈

本事例は, 運動麻痺は比較的軽度だが, 重度感覚障害による動的バランス能力低下を認め, かつ病識低下や分配性・転導性の注意障害, ADLで顕在化するUSNなどにより転倒リスクの高い事例であった. 動作場面では, 活動制限が守れず1人で動作を行おうとする, 左足をフットレストに乗せたまま移乗しようとするなど, 安全面への配慮不足や麻痺肢の管理不足, 非麻痺肢優位の動作遂行を認め, 高次脳機能障害の影響と推察された. そのため, 自身の病態に対する認識を促し, 注意機能に見合った練習課題や難易度を設定することで転倒リスクを低減させる必要があると考えた. つまり, 視覚的・聴覚的フィードバックを利用した課題や, single taskからdual taskへ段階的に難易度を設定する方針とした. また, 動作観察では移乗動作時の起立・回転相での膝折れや, 歩行時の麻痺側立脚中期での反張膝など膝関節運動制御低下, 遊脚相での左足関節運動制御低下を呈していた. これは, 感覚障害による荷重応答反応低下に加え, 運動麻痺による麻痺側股関節・膝関節周囲筋の同時収縮活動低下, 麻痺側足関節運動制御低下, さらには左上肢帯の下制も伴っていることから麻痺側体幹筋の抗重力伸展活動低下が原因と考えた. ゆえに, 腹臥位を取り入れた床上基本動作練習や, 遠位筋の促通練習, バランス練習により抗重力伸展活動の向上, 動作の再学習を図る方針

とした．目標設定に関しては，高次脳機能障害や感覚障害の残存が考えられるものの，若年かつ非麻痺側や体幹機能が良好であることから最終的には屋外独歩獲得，IADL自立に至ると考え，段階的に目標を設定した．

4）目標設定と介入計画
- 短期目標（2週）：起居移乗動作自立，トイレ動作の獲得，病棟内歩行の獲得．
  → 左上下肢促通練習，起居移乗動作練習，床上基本動作練習（腹臥位，パピーポジション，四つ這い，膝立ちなど），座位立位バランス練習，歩行練習
- 長期目標（4週）：病棟内歩行自立，階段昇降動作の獲得，ADL自立
  → 歩行練習，動的立位バランス練習，階段昇降練習，ADL練習

表1 しているADL（FIM）とできるADL（BI）の評価

左；初期評価 右；再評価		初期評価		再評価	
		FIM	BI	FIM	BI
セルフケア	食事	4	5	4	10
	整容	4	0	4	5
	清拭	3	0	1	0
	更衣（上）	2	5	4	5
	更衣（下）	2		5	
	トイレ動作	3	5	5	10
排泄コントロール	排尿	4	5	7	10
	排便	6	10	7	10
移乗	ベッド，椅子，車椅子	4		4	
	トイレ	4	10	4	15
	浴槽，シャワー	1		4	
移動	歩行，車椅子	3	10	4	10
	階段	1	0	4	5
合計		41点	50点	57点	80点

IV．介入経過

第2病日から理学療法を開始し，介助歩行練習まで行った．病棟活動度は安全面を考慮して車椅子移動とした．第6病日頃より抑うつ気分，発話量減少，自発性・意欲低下，食欲不振を認め，うつ性自己評価尺度（Self-rating Depression Scale；SDS）60/80点であり，脳卒中後うつ症状が疑われたため主治医に相談した．第8病日から階段昇降練習を追加するも，活気・意欲の低下が顕著となり，積極的な理学療法は困難になったため，精神面に配慮した介入を心掛け，動機づけや関わりかたを工夫した運動療法に変更した．具体的には，趣味の野球や家族など笑顔がみられ，発話量も増える話題を提供したり，ボールを使った動作など，よりダイナミックに，かつアクティビティの要素を加えることで意欲向上を試みた．一方，事例に対して妻が「がんばってもらわないと困る」などの声かけがあったため，うつ症状への対応を妻に説明し，理解を促した．第10病日に脳卒中後うつ症状に対して抗うつ薬の内服が開始となり，うつ症状は1週間程度で徐々に改善したため，動的バランス練習や歩行練習などを加え，練習量も漸増した．第28病日から屋外歩行練習を開始し，歩行安定性やバランス能力向上を認め，病棟活動度も日中棟内付き添い歩行が開始となった．それに伴い離床機会の増加や活動性向上を認めた．第40病日に回復期リハビリテーション病院転院となった．

V．理学療法再評価（第40病日）

BRS V/V/V，感覚障害，MMSEは初回時と著変なし．病識・発動性・記銘力，USN（CBS 4点），注意機能（TMT part-A 55秒，part-B 210秒）は，初回時と比べ改善がみられた．TCT 100点，移乗動作と屋内外の歩行ならびに階段昇降は見守りとなった．ADL（表1）はFIM 57点，BI 80点となったが，動的立位バランス障害（BBS 43点）のほか，うつ症状（SDS 52点）や注意障害，USNなどの高次脳機能障害により，しているADLの自立には至らなかった．

VI．考察

本事例は脳出血による運動機能障害と高次脳機能障害に加え，脳卒中後うつ症状を呈した事例であり，うつ症状に対する動機づけと関わりかたが活動参加レベルの問題点改善，目標達成において重要であった．理学療法では，事例の受け入れのよい話題や動作を運動療法中に取り入れ，かつ課題の難易度も少し下げることで成功報酬の経験を増やすなどの配慮をした．また，高次脳機能障害に対しても，課題難易度を調整し，練習場面やADLにおいてエラーレスラーニングを促したことが認知的・精神的負荷を低減させたと思われる．そして，うつ症状への早期対応，多職種協働による介入が，しているADLの改善に役立ったと考えられる．一方，高次脳機能障害や脳卒中後うつに対して家族の理解を促すことや，家族の心理的ケアもPTの重要な役割と考える．家族の理解と協力のもと，前向きに障害を乗り越え，自宅退院や社会復帰を見越した活動参加レベルのさらなる改善に期待したい．

中枢神経疾患

若年の右片麻痺患者に対して脳画像所見を用いて予後予測を行った理学療法の経験

井上真秀

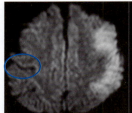
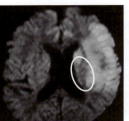

図1 入院時の頭部MRI所見（拡散強調画像）
左側は半卵円中心レベル．青丸は中心溝のprecentral knob sign（逆Ω型サイン）を示す．右側は側脳室体部レベル．白丸はやや淡い高信号域となったAChA領域を示す．

I．はじめに

脳血管障害の画像所見は，理学療法における目標設定や治療プログラムの指針を決定するうえで重要な判断材料となる．今回，急性期の脳画像所見に基づいて理学療法を展開し，目標設定の変更が必要となった右片麻痺の事例を報告する．

II．基本情報・生活歴

- 30歳代，女性，右手利き
- 身長162 cm，体重50 kg，BMI 19.1
- 診断名：脳梗塞（原因不明）
- 病前生活：両親，祖母と4人暮らし．飲食店に勤務し，主に調理場を担当していた．移動手段は自転車．
- 現病歴：路上で倒れている本人を通行人が発見．当院に救急搬送され，頭部MRIで脳梗塞を認め保存的に加療された．
- 画像所見：入院時の頭部MRIでは左側の放線冠，基底核，島皮質，前頭葉～頭頂葉外側など左中大脳動脈（MCA）領域に高信号域を認め（図1），頭部MRAでは，左内頸動脈（ICA）が閉塞（図2）．
- 家族Hope：仕事に戻れるまで回復してほしい．
- Need：ADL自立，屋内外の歩行獲得．

III．理学療法評価（第2病日）

1）全体像
- JCS 3．反応は鈍い．発語は「はい」のみ可能．指示に対する理解は曖昧．

2）情報収集
- 運動麻痺：SIAS-M（1-0, 1-0）
- 筋力（MMT）：左上肢5，左下肢5，体幹屈曲2
- 体幹機能：TCT端座位12点，その他0点．計12/100点
- 高次脳機能障害：混合性失語あり．スプーンや箸の使用，模倣は困難なため観念失行，観念運動失行が疑われた．
- 基本動作能力：体幹機能障害や右片麻痺により起居動作は中等度介助レベル．非麻痺側上下肢の筋力は良好であり，起立は手すりにつかまれば軽介助レベル．
- バランス：BBSは3/56点．端座位保持は左片手支持があれば30秒以上可能．立位保持は右側へ傾倒

するため介助が必要であった．
- FIM：motor 14/91点，cognitive 5/35点

3）統合と解釈

急性期脳卒中患者の予後予測では，画像所見や年齢，運動麻痺などの臨床所見を統合し判断する必要がある．図1左に示す本事例の頭部MRI所見では，非損傷半球にprecentral knob sign（中心溝を示す逆Ω型サイン）が確認でき，そこを目安として損傷半球に当てはめると，中心溝や中心前回，下前頭回，中前頭回などのMCA領域が脳梗塞に陥っていた．そのため，一次運動野の体部位局在を参考にすると，右側の上肢・手指に重度の運動麻痺が残存すると思われた．図1右に示す所見では，ICAの穿通枝である前脈絡叢動脈（AChA）領域はやや淡い高信号域であったため完全に損傷を受けていない可能性も考慮したが，AChAへの分枝より近位で左ICAが閉塞していること（図2）や，臨床所見として右下肢の運動麻痺を呈していることを勘案し，AChA領域も梗塞に陥っていると判断した．また，失語や失行は下前頭回，島葉，角回，縁上回の梗塞巣と合致していることから，本事例は不可逆的な脳の損傷に起因した右片麻痺と高次脳機能障害を呈していると予測した．理学療法の方針としては，端座位が可能なレベルの体幹機能が保持されていることから，早期からKAFOを使用した積極的な起立・歩行練習や能動的な体幹機能練習を実施し，麻痺側下肢や体幹筋の筋出力向上を促し，基本動作や歩行能力の改善を目指す方針とした．

4）目標設定と介入計画
- 短期目標（3週）：基本動作軽介助レベル，座位で可能なADLの獲得
  →体幹機能練習，装具を使用した介助下での立位や歩行練習
- 長期目標（6週）：基本動作見守り～自立レベル，KAFOと杖を使用した見守り歩行の獲得
  →起立練習，装具と杖を使用した歩行練習

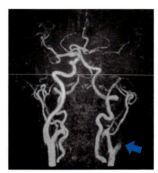

図2 入院時の頭部MRI所見
左内頸動脈は起始部付近で血流が途絶している（矢印）．

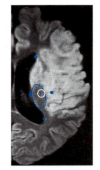

図3 第13病日の頭部MRI所見（T1強調画像：側脳室体部レベル）
当初，淡い高信号域であったAChA領域の濃度は低下しており，脳梗塞に陥っていないと判断できる（青丸）．放線冠における下肢の皮質脊髄路（前後方向では側脳室前角と後角を結んだ線の中点よりも後方，左右方向では島葉の灰白質と側脳室側壁の点を結んだ線の中点付近：白丸）は脳梗塞ではない領域にあることがわかる．

IV．介入経過

　第3病日から担当医の許可のもと車椅子乗車を開始した．脳梗塞の原因が不明であったこと，若年で脳の萎縮がなく脳ヘルニアを生じるリスクが高かったことから，当初は神経症状の変化を詳細に観察しベッドサイドでの介入を中心とした．第5病日からKAFOを使用した起立・立位練習を開始した．第7病日の頭部CTで出血性梗塞の出現や脳浮腫の増悪はなく，第9病日からリハビリテーション室で長下肢装具を使用した歩行練習を開始した．その後の運動機能の改善は著しく，第11病日には右下肢はSIAS-M（2-1, 2-3-2），TCTは36点まで改善し，端座位保持は手支持なしで2分間以上可能となり，起立・着座は手支持ありで見守りレベルとなった（BBS：10点）．第13病日の頭部MRI所見（図3）では，当初のAChA領域における淡い高信号域の濃度は低下しており，画像所見を再度検証した結果，放線冠の機能局在[1]からも下肢の運動麻痺の改善が期待でき，目標の再設定が必要であると判断した．そこで，短期目標（2週）を歩行見守り，長期目標（4週）を棟内ADL自立に再設定した．その後，第20病日にはSIAS-M（2-1, 4-4-3）へ改善し，歩行も装具や杖の使用なく見守りレベルとなった．第32病日に棟内のADLは自立レベルに至った．

V．理学療法再評価（第39病日）

　JCS 2．簡単な指示に対する理解は可能だが，表出は短文レベルであった．SIAS-Mは3-2, 5-5-4へ改善し，TCT 100点，BBS 56点，motor-FIM 91点となった．一方で，失語症は残存し，cognitive-FIMは27点にとどまっていた．今後の社会復帰を見据え，第41病日に回復期リハビリテーション病院へ転院となった．

VI．考察

　本事例は若年で発症した原因不明の脳梗塞患者であった．初回介入時の頭部MRI・MRA所見および臨床症状に基づき予後を推定した結果，本事例は当初の予測を上回る下肢の運動麻痺の改善を認めた．そこで，フォローアップの頭部MRI所見から脳の機能局在を考慮して予後を再考し，的確な目標設定が可能となった．

　急性期では病巣周囲の神経障害を伴う神経ショックが生じるとされ，本事例のAChA領域の損傷も可逆的なものであった．運動麻痺の回復は当初の予測とは異なったが，継時的変化に伴って明らかになる情報もあるため，初期の予測のみにとらわれすぎないことが重要であると思われた．

　本事例の今後の目標は仕事復帰である．右上肢・手指は錐体路の損傷があるものの，中等度の運動麻痺へ改善したことでCI療法（constraint-induced movement therapy）の適用となり，より積極的なトレーニングでさらなる機能改善を図れると考えられる．一方，失語症は特に表出面での障害が残存しており，職場復帰に際しては職場への理解や協力を仰ぎ，復職にむけて実現可能な配置転換などの検討も必要であると思われる．

[文献]
1) Song YM：Somatotopic organization of motor fibers in the corona radiata in monoparetic patients with small subcortical infarct．Stroke 38：2353-2355, 2007

中枢神経疾患

ワレンベルグ症候群後の誤嚥性肺炎合併により全身状態が悪化した事例に対して食事とトイレ歩行の獲得を目指した介入

國枝洋太

I. はじめに

今回，ワレンベルグ症候群後に誤嚥性肺炎を合併し全身状態が悪化した事例を担当した．肺炎合併による全身状態の悪化で積極的な理学療法が困難な場合でも，多方面からの情報収集を行うことで現状の全身状態を把握し，早期の動作獲得を目指して理学療法介入を展開した一例を報告する．

II. 基本情報・生活歴

- 50歳代，女性，右手利き
- 身長161 cm，体重49 kg，BMI 18.9
- 診断名：延髄左外側部脳梗塞（ワレンベルグ症候群）
- 現病歴：デスクワーク中に突然めまいと頭痛が出現し救急搬送された．ワレンベルグ症候群を呈しており，頭部MRI（拡散強調画像）図1 で延髄の左側外側部に高信号域を認め，急性期脳梗塞の診断で入院となった．リハビリテーションは第2病日に処方された．第4病日の脳血管造影検査で左椎骨動脈解離の診断となった．第5病日に発熱し誤嚥性肺炎が疑われた．
- 既往歴：高血圧，脂質異常症
- 病前生活：ADL・IADL自立，夫と2人暮らし，仕事はデスクワーク中心の事務員と主婦を両立．
- Hope：障害のある姿を周りの人にあまり見られたくないので杖などは使いたくない．できるだけ自分のことは自分でやりたい．将来は復職したい．
- Need：安定した実用歩行の獲得（できるだけ歩行補助具を使用せずに）．
- 退院調整：回復期病院への転院を目標に第3病日からMSW介入．

III. 理学療法評価（第2病日）

1) 全体像

- 意識レベル：清明
- リハビリテーション意欲：良好
- コミュニケーション：可能だが構音障害と嗄声を認める．
- 安静度：特に制限なく全身

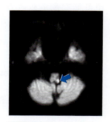

図1 頭部MRI画像

状態に準じて実施可能．

2) 各種所見

- バイタルサイン
  体温：36.4℃
  安静時－血圧144/97 mmHg，心拍数70回/分，SpO_2 96%
  離床時－血圧130/93 mmHg，心拍数83回/分，SpO_2 98%
- 嚥下機能評価：中等度障害（STにて評価）
- 血液検査（第5病日）：白血球数：12,700/μL，CRP：6.09 mg/dL
- 胸部X線写真（第5病日）：右中下肺野に浸潤影あり

3) 情報収集

- NIHSS：4/42点（運動失調：2点，感覚：1点，構音障害：1点）
- 運動麻痺：なし
- 感覚障害：左顔面温痛覚重度鈍麻，右上下肢温痛覚中等度鈍麻，深部感覚問題なし
- 筋緊張：著明な異常所見なし
- 協調性：左上肢軽度失調，左下肢中等度失調あり
- MMT：右上下肢5，左上下肢4，体幹4
- 基本動作：起居動作；自立，端座位保持；自立，起立；中等度介助，立位保持；中等度介助
- バランス：BBS 6点/56点
- 歩行：片脇中等度介助にて廊下15 m可能．左下肢振り出し定まらず不安定．
- Scale for the Assessment and Rating of Ataxia (SARA)：18点/40点
- ADL：BI 45点/100点

4) 統合と解釈

本事例は，機能障害として左下肢の運動失調による起立動作の不安定性，立位バランス低下，歩行時の不安定性を認めていた．患者本人の復職の希望が非常に強いこと，小脳性運動失調症状の改善とADL・IADL獲得に集中的リハビリテーションが必要になることが予想され，回復期病院への転院の方向で退院調整が早期から進められた．そこで理学療法では，基礎体力向上を基盤とした介入計画が望まれた．また，本事例での運動失調症状は，ワレンベルグ症候群による小脳性運動失調と考え，閉鎖運動連鎖（closed kinetic chain；CKC）による下肢感覚統合運動を積極的に取り入れたプログラムを立案した．

本事例は中年女性であり，病棟生活で他者からの視線を気にする場面が多かったため，歩行補助具を使用せずに安全性を確保し，早期に病棟内歩行が自立できるよう患者本人，Ns，OTと協働して病棟内生活の環境設定を行った．

5）目標設定と介入計画
- トイレへの移動自立（2週）
  → 立位バランス練習，CKCによる四肢感覚統合運動（四つ這い，端座位，立位），自転車エルゴメーター運動
- ADL動作の自立とIADL動作の獲得（4週）
  → 起立動作練習，立位バランス練習（OTとの協働），病棟活動量増加による基礎体力向上運動（Nsへの指導を含む），応用歩行練習
- 誤嚥性肺炎の早期改善と再発予防（第6病日に追加）
  → 呼吸理学療法，早期離床，安静臥位および離床時の姿勢ポジショニング

IV．介入経過

立位バランスの改善と安定した自力歩行の獲得を目指して積極的な運動療法を実施していたが，第5病日に発熱し，酸素療法が3L/min鼻カヌラで開始された．胸部X線写真で右肺野に浸潤影を認め，肺炎と診断された．血液検査では炎症反応（白血球数，CRP）の上昇を認めた．全身状態を考慮し，理学療法の内容を機能維持目的の離床運動に加えて，誤嚥再発予防目的のベッド上姿勢ポジショニングおよび肺理学療法や食事評価時の姿勢ポジショニングを，NsやSTと協働して実施した．CRPの経過を追うことで炎症反応の軽減を確認し，運動時のSpO_2や脈拍，血圧変動に十分注意しながら，徐々に立位バランス練習や歩行練習などを再開した．第8病日に酸素療法が終了し，第10病日にはCRPも陰性化し，積極的な運動療法が実施可能となった．

Hopeにて歩行補助具や車椅子の使用を極力避けたいとの訴えが強く，早期の病棟内自立歩行獲得を目指した．病棟でのトイレ歩行は，第8病日よりNsの軽介助による付き添い歩行，第15病日からは見守り歩行が可能となった．Nsと病棟歩行を開始した頃より左下肢の運動失調症状の軽減が見られ，徐々に立位バランスも改善した．第19日目にはBBSが47点となり，病棟内移動が自立し，トイレ歩行も自力で行えるようになった．

V．理学療法再評価（第21病日）

構音障害および嚥下障害は認めているものの，会話は可能なレベルで，食事も嚥下食を自己摂取可能となった．NIHSSは左上肢の運動失調が改善し3点となった．左上下肢の感覚障害は残存しているものの軽減傾向であった．左上肢の運動失調は改善したが，左下肢は軽度残存した．立位バランスはBBSが47点で，小脳性運動失調評価はSARAが7点まで改善した．BIは90点まで改善し，病棟内の屋内歩行は自立したが，屋外不整地などの応用歩行ではバランスを崩す場面があり，実用性に乏しい状況だった．

第22病日に，復職を視野に入れた応用動作獲得，嚥下機能および言語機能の改善を目的に回復期病院へ転院となった．

VI．考察

本事例は，理学療法介入後に誤嚥性肺炎を合併し全身状態が悪化したことで，積極的な運動療法が困難となった．よって立案した介入計画を変更，追加する必要があり，全身状態の現状把握が非常に重要であった．合併症の併発により理学療法時間だけでは運動量確保が困難な場合でも，OTやNsと協働することで活動機会を増やし，早期の動作獲得に結び付けられたと考える．また，中年女性であり脳梗塞後遺症を周りの人に見られたくないというHopeが強く，入院中の病棟生活におけるADLにもできるだけ杖を使用しない手段を検討するなどの配慮が必要であった．患者本人と理学療法介入計画および目標を共有することで，リハビリテーション意欲を維持することができたと考える．

理学療法では，介入直後より回復期病院への転院を視野に入れた基礎体力の向上を基盤に運動療法を実施した．本事例は左上下肢運動失調の影響で立位バランス，歩行バランスの低下を認めていたが，誤嚥性肺炎による全身状態悪化を考慮しながら運動負荷を調節し，他職種と連携して機能改善を図ることで，シームレスな治療介入が実現できたと考える．中年女性でありセルフケアの自立が早期に望まれ，積極的に左上下肢の協調性改善運動，立位バランス運動，応用歩行練習を取り入れることで，左下肢の運動失調改善に伴い立位バランス，歩行の安定性が向上し，屋内レベルの歩行は自立したと考える．しかし本事例は，屋外応用レベルの実用的な歩行獲得には至らなかった．今後，社会復帰にむけたより応用的な動作練習や課題指向型アプローチなどを取り入れたトレーニングの実施が望まれる．

誤嚥性肺炎などの急性期合併症の出現後は，安静状態で加療されることが多い．そこで医学的な管理状況を医師やNsなどと適宜協議し，PTは全身状態を把握したうえで適切な運動負荷や離床運動を行うことが求められる．合併症の治療と脳梗塞後遺症後の機能回復や動作獲得を並行して実現するためには，医療チームの中でPTの果たす役割は大きい．本事例では，多方面からの十分な情報収集と全身状態の評価により，患者のHopeを実現すべく，安全かつ迅速な理学療法介入が重要であったと考える．

中枢神経疾患

Pusher現象により車椅子座位姿勢の崩れが著しく，ADL拡大に難渋した事例

深田和浩

Ⅰ．はじめに

急性期脳卒中患者において座位保持の獲得は，ADLを拡大するうえで重要である．今回，脳出血により重度のPusher現象を呈し，座位姿勢の崩れが著しく，食事を中心としたADLの獲得に難渋した事例を担当した．

Ⅱ．基本情報・生活歴

- 80歳代後半，女性，右手利き
- 身長150 cm，体重43 kg，BMI 18.1
- 診断名：右被殻出血
- 画像所見：頭部CTでは，右被殻，島皮質，内包後脚，放線冠，中心後回の皮質下へ進展する血腫（血腫量は約30 mL，CT分類Ⅲa）を認めた（図1）．
- 既往歴：高血圧，腰部脊柱管狭窄症
- 病前生活：屋内ADLは自立．重度の円背・腰痛のため屋外歩行には1本杖を使用．また，要支援2の介護認定を受けており，週1回健康体操に参加していた．
- 家族構成：息子と2人暮らし．息子は仕事を引退し現在は無職．
- 現病歴：自宅で昼食中，突然左片麻痺が出現し，当院へ救急搬送された．意識が比較的保たれていることや年齢を考慮し保存的に加療された．
- 主訴：座っているとあちこちが痛くなる
- 本人Hope：家に帰りたい
- 家族Hope：いずれは同居したい
- Need：車椅子座位で食事や整容動作が行える

Ⅲ．理学療法評価

1) 全体像

- 意識レベルはJCS 2．表情は暗く，発話は少ない．理解・表出は単語レベルで可能．

2) 情報収集

- 運動麻痺：SIAS-M (0-0, 0-0-0)
- 感覚機能：左下肢表在，深部ともに脱失
- 筋緊張：左上下肢，下部体幹で低緊張
- Pusher現象：SCP 6/6点（座位/立位：姿勢1/1，伸展1/1，抵抗1/1），BLS 13/17点（座位3，立位4，移乗3，歩行3）
- 半側空間無視（以下，USN）：BIT通常検査10/146点
- 認知機能：MMSE 12/30点
- 基本動作能力：TCT 0/100点
- 姿勢・動作分析（車椅子座位～体幹前傾位）

車椅子座位では，非麻痺側の肩関節を外転・伸展，肘関節を伸展させアームレストを押し付けていた（図2）．頸部左側屈・右回旋，上部体幹は左側屈し，左股関節の外旋に伴い骨盤は麻痺側へ傾斜していた．また，姿勢を正中位に矯正すると「右側に倒れそうで怖い」との訴えが聞かれた．胸腰椎は屈曲し，骨盤後傾・骨盤左回旋し，股関節の屈曲に伴い体幹を前傾させると体幹の右回旋を伴いながら麻痺側前方へ傾倒した．

以上から麻痺側への傾倒には，Pusher現象が強く関与していたと考えた．また，重度の円背のため，構築学的に腰椎が屈曲位となり，腰椎の伸展に作用する大腰筋や多裂筋の働きが制限されるため，骨盤の後傾に伴う後方への傾倒には，股関節の屈曲に関わる腸骨筋の筋活動の低下が原因と考えた．さらに前方への傾倒には，脊柱起立筋や股関節の屈曲に伴う骨盤の前傾を制動する大殿筋の筋活動の低下が影響していると考えた．

- ADL：BI 0/100点

3) 統合と解釈

画像所見から島後部や中心後回を含む被殻出血であったため，Pusher現象やUSNの出現が予測された．Pusher現象の予後は，SCPが6点（最重症），右半球損傷，重度の運動麻痺，感覚障害，USNを呈していたことから，急性期病院での入院期間ではPusher現象は消失しないと予想した．また年齢，基本動作能力，病前の歩行状態を考慮すると将来的に実用的な歩行の獲得は困難と考えた．

姿勢観察では，Pusher現象が座位姿勢の崩れの原因であることは明らかであった．また重度の運動麻痺，麻痺側の股関節や体幹の筋緊張低下が麻痺側への傾倒を助長していると考えた．ADLでは，車椅子座位にて麻痺側への傾倒のため，食事動作に介助を要した．

以上から短期目標（2週）は，日中の車椅子座位保持の獲得を挙げた．長期目標（4週）は，一部介助での食事・トイレ動作の獲得とした．

理学療法では，腹臥位療法やPusher現象による非麻痺側上肢の過剰出力を抑制するために非麻痺側上肢でのon hand⇔on elbowを反復した．また座面を高くすることで骨盤を前傾位に促しつつ，麻痺側殿部に外側ウェッジを敷くことで非麻痺側への重心移動を促した．さらに鏡を用い，自己の身体の傾きを認識させ，垂直軸の是正を図った．早期から長下肢装具（以下，

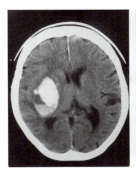
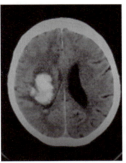

図1 CT画像
左：基底核レベル；被殻を中心とした巨大な血腫．島皮質や内包後脚に進展．
右：側脳室レベル；放線冠や頭頂葉皮質下に血腫が進展．

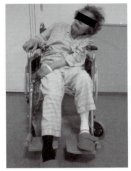
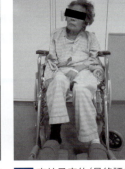

図2 車椅子座位（初期評価） **図3 車椅子座位（最終評価）**

KAFO）を用いた立位練習，座位リーチ練習を導入し，Pusher現象やUSNに対して副次的に効果をもたらすことを期待した．

また理学療法の効果をADLへ汎化させるために，病棟Nsにシーティングの方法を指導した．

4）目標設定と介入計画
- 車椅子座位保持の獲得（2週）
  →端座位練習，KAFOを使用した立位練習
- 一部介助下での食事，トイレ動作の獲得（4週）
  →座位リーチ練習

Ⅳ．介入経過

第2病日から理学療法を開始し，同日，標準型車椅子へ乗車した．車椅子座位では，非麻痺側上肢でアームレストを押し付ける動作が観察され，身体の麻痺側への傾倒が顕著であった．第5病日から麻痺側下肢にKAFOを装着し，立位練習を導入した．座位姿勢の非対称性は徐々に軽減し，第20病日に一部介助下での食事動作が獲得された．第28病日に軽介助での端座位保持が獲得され，Ns2名の介助が必要であるものの，トイレ誘導が可能となった．第30病日に他院へ転院した．

Ⅴ．理学療法再評価（4週）

JCS 1，SIAS-M（1-0，0-1-0），感覚機能は表在・深部ともに重度鈍麻，MMSE 19点となった．また，SCP 4.75点（姿勢1/1，伸展0.5/1，抵抗0/1），BLS 6点（立位2，移乗1，歩行3），TCT 12点（麻痺側への寝返りが12点）と初回時に比べ座位におけるPusher現象は軽減したが，自力での端座位保持は困難であった．車椅子座位では，麻痺側への傾倒が軽減し，非麻痺側方向への転倒恐怖感は消失した（図3）．食事動作は，自力摂取が可能となったが，USN（BIT 52点）の影響により，左側の食べ残しがあるため一部介助を要した．BIは5点（食事が5点）となった．

Ⅵ．考察

本事例は，重度のPusher現象と機能障害が座位保持獲得に影響していたと考え，早期にPusher現象を定量化し，他の神経症状や姿勢を詳細に分析する必要があった．

理学療法では，非麻痺側上下肢の過剰努力を抑制しつつ，押さない環境を提供し，視覚的なフィードバックを加えた．しかし，本事例は重度の機能障害を呈していたため，単純にPusher現象のみの改善だけではADLに十分汎化できないと考えた．そこで高座位やKAFOを用いた立位保持練習，座位リーチ練習を導入し，股関節周囲筋の筋活動を促したことも座位保持能力の向上に寄与したと考えられる．今後はUSNや退院にむけて移乗やトイレ動作練習を中心としたアプローチが必要であると考える．

本事例の病前生活や機能障害，画像所見を考慮すると屋内ADLには介助を要することが予想される．また，息子は漠然と同居を希望しているが，今後介護保険の活用や大掛かりな改修をしても介護が必要となる可能性がある．そのため現段階から息子にリハビリへ参加してもらい，介護についての受け入れを促すことも重要である．

本事例は，Pusher現象のみに焦点を当てるのではなく，その現象に運動学的な解釈やその他の評価結果を加えることで，より効果的な治療の展開が可能となったと考える．

中枢神経疾患

脳卒中後重度片麻痺例に対して座位保持・移乗動作介助量の軽減を目指した事例

万治淳史

I. はじめに

今回，移乗動作に重度介助を要していた事例に対し，移乗動作介助量軽減を目標に体幹機能・平衡機能に着目し，理学療法を実施した事例について報告する．

II. 基本情報・生活歴

- 80代男性，右手利き
- 身長 165 cm，体重 65 kg，BMI 23.9
- 診断名：右被殻出血
- 既往歴：高血圧，心房細動
- 病前生活：ADL 自立．長男家族と同居（2 世帯）．
- 現病歴：外出中に左片麻痺，呂律障害が出現したため，救急要請．右被殻出血の診断で急性期病院に入院．発症翌日からリハビリテーション（以下リハ）を開始し，第 37 病日に回復期リハ病院に転院．
- 主訴：車椅子に乗り移ることや座っていることがつらい（怖い・痛い）

III. 理学療法評価（第 37 病日）

1) 全体像
- 意識レベル：JCS 1．声かけに応答するが不明瞭．

2) 身体機能評価
- 運動麻痺：SIAS-M（上肢 0-0，下肢 0-0-0）弛緩傾向で連合反応がみられる．
- 感覚障害：表在・深部，上下肢ともに中等度鈍麻
- ROM-t（°）：右／左　股関節屈曲 110／90，伸展 -10／-10，内旋 5／-5，膝関節伸展 -5／-10（膝内反変形），足関節背屈 10／5
- 疼痛：両膝伸展の伸張痛，荷重時痛あり．
- 体幹機能評価：TCT 0／100 点
- SCP 座位 3 点，立位 3 点，合計 6 点

3) 高次脳機能評価
- 認知機能障害：MMSE 24 点
- 注意機能障害：TMT part-A 225 秒，part-B 中止
- 知能検査：Kohs IQ 54

4) 基本動作・日常生活自立度評価
- 寝返り：重度介助．麻痺肢と体幹が後退
- 起き上がり：全介助．麻痺側肩甲帯が後方回旋
- 座位保持：中等度介助．麻痺側後方に傾倒（※）
- 起立：全介助．前方への重心移動が困難（※）
- 立位：全介助．体幹・下肢の伸展保持困難．非麻痺側足関節底屈により踵非接地（※）
- 移乗：全介助（2 人介助）．立位保持と方向転換が困難（※）

（※）いずれも Pusher 現象あり

- ADL：Total FIM 37 点（各運動項目 1～2 点）

5) 統合と解釈

本事例は重度の片麻痺や体幹機能障害，Pusher 現象により基本動作に重度の介助を要し，股・膝関節の伸展制限や膝関節内反変形も動作を不安定にする一因となっていた．加えて，重度の感覚障害と注意障害，構成により，自己の姿勢や麻痺肢への注意が向きづらく，目に入ってきたものに対し，手を伸ばすなど突発的な動作も介助量を増大させる因子として挙げられた．これら重度介助状態とリクライニング車椅子上でもみられる姿勢の崩れが離床時間の短縮につながり，廃用症候群の進行や回復の阻害因子となっていた．また，日常生活やリハ場面での起立・立位姿勢保持機会の減少が，体幹・股関節での抗重力伸展活動を低減させていると考えた．

回復期リハにおける在宅復帰や日中活動性を左右する因子には，移乗動作の介助量が挙げられる．本事例の運動機能や基本動作能力から，予後としては動作全般に介助を要することが予想された．

これらに対し，まずは座位保持能力と移乗動作能力の改善を図り，離床時間拡大，座位活動時の負担軽減による活動性の向上を促し，廃用症候群の予防や回復阻害因子の軽減を目指すこととした．そのため，座位バランスや移乗動作獲得に重要とされる体幹機能の改善を図るプログラムを立案した．また，Pusher 現象による前方・非麻痺側への重心移動が障害されている背景に上下肢麻痺や体幹機能障害に起因する平衡機能障害が存在すると考えられ，これらに対する評価と治療を追加しながら理学療法を進めることとした．

介助量を増大させる一因として考えられた注意障害に対しては，集中しやすい環境設定や適時注意指向しやすいようにするための声掛けについて検討しながらプログラムを実施していく．

6) 目標設定と介入計画
- 座位姿勢・座位保持能力の改善（見守り）（3 週）
  →腹臥位姿勢リラクセーション・体幹運動，座位での体幹運動（屈伸・側屈・回旋運動），座位でのバランス練習（前方・側方・上方リーチ）
- 移乗動作介助量の軽減（6 週）
  →立位保持・重心移動練習（KAFO 使用），立位での体幹・股関節運動，移乗動作練習

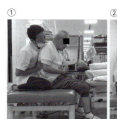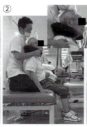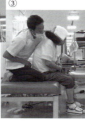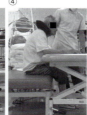

図1 首枕を利用した頭頸部の安定化～座位練習
①前方への姿勢の矯正に対して足部での押し返しあり．②首枕を利用して頸部～頭部を安定させ，重心の前後移動練習を介助で行う．③抵抗が消失したら，患者自身に前方への重心移動を行ってもらう．④後方へ傾倒しなくなったら，前方への支持基底面の拡大，前方での重心の保持を行う．

Ⅳ．介入経過

介入開始時（第37病日），端座位における麻痺側後方への傾倒，体幹の立ち直り反応の消失に対し，腹臥位や体幹前傾位での座位による背部筋群のリラクセーションと呼吸運動に合わせた腹部筋群の活動の促しを行った．また，KAFO を使用した立位練習などにより，体幹・股関節伸展筋群の筋活動を促通した結果，短時間の端座位保持や非麻痺側への重心移動が可能となる場面がみられるようになった．

一方，起立・移乗時の Pusher 現象や立位で両側股・膝関節伸展が困難であること，非麻痺側の踵接地が困難なことが問題点として残存した．車椅子座位で「前方に倒れそう」との訴えがあったため，ティルトリクライニング車椅子のティルト機能により座面を後方に傾けたところ，体幹が垂直と感じる位置は座面15°後傾位であった．このことは体幹部の垂直認知が後方に傾いていることを意味し，頭部と体幹それぞれの垂直判断にズレが生じている結果，過剰な反応を呈していると考えた．これに対し，首枕を利用して頸部伸展位（体幹の垂直判断位置）とし，頸部を安定させた状態での座位保持や重心移動練習を取り入れた（図1）．その結果，非麻痺側での前方・外側への押し返しは軽減した．

移乗動作における回転動作の困難さは，感覚障害による自己身体の姿勢認知の障害，注意障害・構成障害による周辺の環境や目標物に合わせた方向転換動作の困難さが影響していると考えられた．これに対して，「お尻をベッドの方にむけて…」など視覚的に確認困難な身体部位や目標物を指標にした教示内容から，「（ベッドと向かいに置いてある）床頭台の方に目と顔をむけて…」など容易に視認できる教示に変更し，動きを誘導することで移乗の回転動作を行いやすくなるように留意した．

Ⅴ．理学療法再評価（第120病日）

運動麻痺や感覚障害，高次脳機能は初回時と著変なかった．体幹機能は TCT 24点，SCP 座位1.75点，立位3点，合計4.75点へと座位での Pusher 現象は軽減した．座位は支持物につかまれば軽度介助レベルとなり，TV 鑑賞などが可能となった．起立動作は，前方への重心移動や非麻痺側の踵接地，離殿後の下肢伸展が一部可能となり，中等度～重度介助レベルとなった．移乗動作は依然重度介助が必要であったが，1人介助となり FIM の移乗が1点から3点となった．病棟での介入では PT が立ち合いのもと，2人介助でのトイレ動作，排泄練習が可能となった．

Ⅵ．考察

本事例では離床機会・活動性の低下に対し，体幹機能・平衡機能，起立・移乗動作における押し返しの改善に焦点を当てて介入した．理学療法では腹臥位でのリラクセーションや頭部の安定化により，重心移動に合わせた体幹部の立ち直りや上下肢での押し返しの軽減が図れ，装具療法による立位練習により，姿勢保持筋群の活動も改善した．また，座位保持が見守りで行える場面が増え，患者の主訴であった車椅子への移乗動作や車椅子乗車に際し，負担感や恐怖感の軽減が得られた．

移乗動作の介助者数が減らせたこと，体幹機能や Pusher 現象が改善したことは今後の ADL の幅や活動性の拡大に寄与すると考える．生活における動作の重要度や介助量増大因子について抽出・焦点化し，これらを生じさせている背景を考察し，理学療法を実施することで活動性改善の糸口が見出せたのではないかと考える．課題として，理学療法場面での変化を病棟生活へ拡大させていくことが重要な点として挙げられる．介助・声かけの方法や環境設定，介助方法変更のスケジュールなど，連携を密に取りながら，本事例の負担軽減や活動性の改善につなげていきたい．

中枢神経疾患

認知機能障害を呈した事例に対する入浴動作自立へむけた行動変容アプローチ

宮本真明

I. はじめに

脳血管障害により機能障害が残存すると予測された場合，新たな行動を学習して動作の自立度向上を図る必要がある．しかし，高次脳機能障害を呈していたり，脳血管障害の発症以前より認知症を患っていたりすると新しい動作方法の習得へむけた介入に難渋することが多い．今回，身体機能障害は軽度であったが認知症と高次脳機能障害を呈した脳血管障害事例の入浴動作に対し，応用行動分析学に基づく行動変容アプローチ[1,2]を実施した結果を報告する．

II. 基本情報・生活歴

- 78歳，男性，右手利き
- 診断名：脳梗塞（右下頭頂小葉：縁上回皮質および皮質下に及ぶ）
- 現病歴：左片麻痺にて発症し同日入院．第2病日より介入開始．
- 既往歴：多発性脳梗塞（3年前に発症，その後より軽度の認知症あり）
- 病前生活：妻，長男家族と同居．ADL自立．近所のコンビニへは独力で外出可能．遠出の際は妻や家族とともに実施．

III. 理学療法評価（第2病日）

1) 全体像

意識レベルはJCS 1．身体機能障害は軽度で歩行も見守りで可能だが，高次脳機能障害がADLの自立度を低下させていた．

2) 主訴：手伝いがないと動けないことが情けない
3) Hope：入浴動作の自立，温泉旅行も楽しみたい．
4) Need：入浴動作が安全に行える
5) 検査結果
- 運動麻痺：SIAS-M（4-4，4-4-4）
- 筋力（MMT）：左右大腿四頭筋4（右＞左）
- 高次脳機能：左USNと全般性注意障害を認めた．Albert線分抹消試験22/40，Weintraub図式抹消試験44/60，HDS-R 15点．病識も低下しておりリハビリテーション（以下リハ）に対して拒否的な言動を繰り返していた．一方で言語機能は比較的保たれており，言語的フィードバックにより左側へ注意を促すことは可能であった．

- 歩行能力：補助具なしで歩行可能だが，左側の障害物への衝突や分岐路を発見できず見守りを要した．
- ADL：すべての動作において見守りが必要．特に入浴動作においては，立位のまま下衣や靴下の着脱を行い転倒しそうになるなどの行動を認めた．

6) 急性期の経過
- 第10病日には意識清明となり，高次脳機能も徐々に改善を認め急性期症状は脱したと考えられた．第12病日に回復期リハビリテーション病棟へ入棟．
- 第20病日にはAlbert線分抹消試験39/40，Weintraub図式抹消試験56/60，HDS-R 18点へ改善したが，入浴時の転倒リスクは残存しており見守りが必要な状況が続いていた．

7) 統合と解釈

本事例は認知症の既往があるものの，慣れた環境でのルーチン化された行動は自立していた．一方で遠方への外出は家族と行動をともにしており，新規課題を解決する際には介助を要していたと推察された．脳血管障害発症後は通過症候群と思われる時期が過ぎた後も高次脳機能障害が残存しており，USNの責任病巣である下頭頂小葉の皮質（縁上回）に梗塞巣を認めたことから空間認知の障害は長期にわたって残存することが予測された．一般的に高次脳機能障害を呈した事例の特徴として，機能改善がADLに汎化しにくいことが挙げられるが，本事例においてもUSNや全般性注意障害の機能改善が生活動作の安全性向上につながっていなかった．そのため，リハ室での機能障害に対する介入と同時に，入浴場面での危険行動を変容すべく実際の浴室にて介入を行うこととした．本事例では，左半球機能である言語的認知が比較的保たれていたため，その機能を活用して行動変容を促せるよう以下の介入計画を立案した．

8) 目標設定と介入計画
- 短期目標（2週）：病棟での入浴動作自立
- 長期目標（6週）：自宅での入浴動作自立，温泉旅行へ家族とともに行ける
- 介入方法：①入浴場面の観察に基づき，安全に入浴するために変容が必要と思われた標的の動作を10項目リストアップした（表1）．②標的動作について，なぜその行動を変える必要があるか言語的に説明し理解を促した．③各標的の動作に1点の得点を与え，本事例との間で「10点満点になれば動作を自立にして好きなときに入浴してよい」というルールを設定した．④入浴練習場面で標的動作が達成された場合は，その都度具体的に口頭で賞賛した．標的動作が達成されずに危険なまま遂行されそうになった場合は，動作を制止し言語的にフィードバックした．⑤

達成感が得られるよう，得点推移を事例自身にグラフ化してもらい改善度を把握できるようにした．
- 介入頻度：1日1回，計7回の介入を実施．
- 効果判定尺度：標的動作1項目に1得点を付与した順序尺度（表1：0〜10点の得点範囲）．
- 効果判定方法：介入前にベースライン期（3セッション）を設定し，事例自ら危険行動を能動的に修正できるかを判定した．ベースライン期では言語的な介入は行わず，理学療法士による注目条件下（見守り）で入浴動作を実施した．その後に上記の介入を7セッション実施した．また，介入が本事例に有効であったかを判定するため，ベースライン期と同様の練習を介入期終了後に3セッション行った．その後，介入期に変容した行動の維持状況を確認するため，週に1回の頻度（第43病日と第52病日）でベースライン期と同様の入浴動作評価を2セッション行った．

IV. 介入経過

得点推移を図1に示す．ベースライン期では標的動作の改善はみられず4〜6点で推移した．介入期では危険行動が減少し3回目の介入で10点を記録した．介入期終了時の第30病日ではAlbert線分抹消試験39/40，Weintraub図式抹消試験58/60，HDS-R 19点と，介入直前の検査と比較し大きな変化はみられなかった．介入期終了直後の3セッションではその効果が概ね維持されたため，病棟スタッフと相談し13セッションの時点（第34病日）で入浴を自立と設定した．その後，2週後と3週後にはやや点数の減少を認めたが，転倒リスクのある項目については行動の変化が維持できていた．

V. 理学療法再評価（第60病日）

- 運動麻痺：なし
- 高次脳機能：USNと全般性注意障害が残存．Albert線分抹消試験，Weintraub図式抹消試験，HDS-Rは第30病日と比較し大きな変化なし．ダブルデイジーの図形模写課題にて左葉の書き落としあり．
- 歩行能力：病棟内歩行自立．院内，屋外歩行見守り．
- ADL：病棟での生活は入浴含め自立．
- 退院時指導：第62病日に自宅退院．退院直後の入浴動作では，環境変化に伴い以前に行っていた動作が誘導されるリスクが想定された．そのため，自宅でも危険を避けて入浴できるよう，家族へ高次脳機能障害に関する説明，および具体的な生活指導と環境設定（脱衣場への椅子の設置など）の提案を行った．

表1 本事例における行動変容の標的動作

① 下衣の脱衣を座って行う
② 靴下を座って脱ぐ
③ シャワーの温度を手で確かめる
④ 使用後はシャワーを止める
⑤ 洗髪を行う
⑥ 洗体時の洗い残しをなくす
⑦ 浴槽内の温度を手で確かめる
⑧ 体の拭き残しをなくす
⑨ 下衣の着衣を座って行う
⑩ 靴下を座ってはく

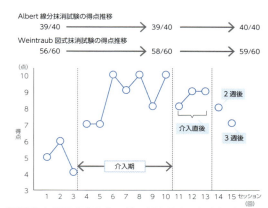

図1 机上課題成績変化と効果判定尺度の得点推移

VI. 考察

今回，標的動作を10項目設定し，なぜその行動変容が必要なのかを言語的に理解してもらったこと，また各行動に変化を認めた際は即座に強化刺激（賞賛）を提示したことで，机上課題成績には変化がないにもかかわらず入浴時の行動変容が達成され自立度向上に至った．また，10点で入浴自立というルールを設けたことで練習の見通しを立てやすくなり，さらに得点経過をグラフ化したことも病識の低い本事例のモチベーション維持に役立っていたと推察された．

一方で，2〜3週後の得点が減少傾向となったことは，7回の介入では目標とした入浴動作が定着できておらず，強化刺激もなくなったために標的行動の生起頻度が減少したと考えられる．標的行動の維持には介入中における連続強化と間欠強化の切り替えが重要とされており，今回の介入においても強化刺激の提示頻度を調整する必要があったと思われる．

[文献]
1) 山本淳一，他：応用行動分析．山崎裕司，他（編）：リハビリテーション効果を最大限に引き出すコツ，第2版，pp10-48，三輪書店，2012
2) 宮本真明：行動分析学に基づいた日常生活動作練習の効果．行動リハビリテーション3：26-33，2014

中枢神経疾患

麻痺側肩関節亜脱臼および肩関節痛を伴う重度運動麻痺に対して積極的なアプローチにより上肢ADLが拡大した事例

生野公貴

I. はじめに

脳卒中後の肩の痛みは17〜64％の患者に生じるとされており，ADLやリハビリテーション（以下リハ）自体を制限させ，ひいてはQOLを低下させる[1]．今回，麻痺側肩関節亜脱臼と肩関節痛を有する脳卒中事例に対して，積極的な上肢へのアプローチにて亜脱臼が改善し，上肢ADLが拡大した事例を提示する．

II. 基本情報・生活歴

- 50歳代女性
- 診断名：左被殻出血
- 現病歴：X月Y日　朝，トイレ後に右手足がしびれ立てなくなる．自分で救急車を呼び，急性期病院に搬送入院．左被殻出血と診断され，保存療法となる．急性期病院でリハ開始となり，発症1か月後に当院回復期リハ病棟転院となる．
- 前病院からの申し送り：発症時より上肢優位の重度右片麻痺，軽度失語症あり．意識は清明．
- 画像所見：発症時CTにて左被殻出血を認める．1週間後のMRI（T2）では被殻，内包後脚，放線冠に損傷を認める．
- 入院時の生活レベル：基本動作は自立．杖歩行は見守り．麻痺側の遊脚相で右足関節内反・底屈，立脚相で反張膝の傾向あり．上肢は下垂位でADL上の使用困難．

III. 理学療法評価（発症第28病日）

1) 全体像

意識清明．やや喚語困難を認めるが認知機能に問題なし．歩行はT字杖に加え，AFOを用いれば屋内自立レベル．右上肢の自動・他動運動時に肩関節痛があり，夜間も時折痛みを訴えられる．痛みのためか神経質な面がある．

2) 情報収集

- 主訴：「右肩が痛い」
- Hope：「右手が動くようになってほしい」
- Need：肩関節痛と上肢機能の改善
- 運動麻痺：Fugl-Meyer Assessment 上肢11/66点，下肢28/34点．上肢に重度，下肢に中等度〜軽度の運動麻痺を認める．
- 高次脳機能：軽度運動性失語あり（喚語困難）．
- 認知機能：MMSE 30点
- 亜脱臼：右肩関節に2横指の亜脱臼を認める．
- 感覚：表在・深部感覚，温痛覚は軽度鈍麻．
- 疼痛：安静時は右肩に鈍痛あり（NRS 4）．肩関節屈曲，外旋時の痛み（肩関節後部）と結節間溝に圧痛あり．夜間は寝返り時（麻痺側下の側臥位），麻痺側肩関節伸展位になるとズキンズキンとした痛みあり．
- 筋緊張：MASにて肘関節2，手関節2．
- ROM-t（°）：右肩関節屈曲150，外旋30 それぞれ最終域で痛みあり，end-feelは固い軟部組織性で防御収縮様の肩内転筋群の収縮・緊張亢進を認める．
- ADL：FIM 94点

3) 統合と解釈

本事例は，発症後約1か月時点でも，上肢に重度の運動麻痺が残存していること，画像所見より皮質脊髄路損傷が強いことから，運動麻痺の予後は不良と考えられる．しかしながら，急性期からの不動や学習性不使用は改善の余地がある．また，痛みの部位や種類，ROM制限から，亜脱臼による機械的ストレスが肩周囲の軟部組織損傷を引き起こしている可能性が考えられ，肩関節痛と上肢機能の改善には亜脱臼ならびに麻痺の改善が必要である．すでに歩行はT字杖とAFOを用いて屋内自立であったため，主訴も勘案したうえで積極的な上肢へのアプローチに主眼を置くこととした．

4) 目標設定と介入計画

- 肩の痛みと亜脱臼の改善，運動麻痺の改善（4週）
  → 肩関節周囲筋のストレッチング，リラクセーション，棘上筋および三角筋後部線維へのfunctional electrical stimulation（FES），麻痺側神経筋再教育
- 亜脱臼の改善，運動麻痺のさらなる改善（8週）
  → 肩関節周囲筋へのneuromuscular electrical stimulation（NMES），両側上肢運動
- 麻痺側上肢の日常生活使用頻度の増加（12〜16週）
  → FESを用いた課題指向型練習，自主トレーニング

IV. 介入経過

入院時より麻痺側肩関節へのFESを実施した．対象は麻痺側の棘上筋，棘下筋，三角筋中部，後部線維とし，波形は対称性二相性パルス，パルス時間300μsec，周波数35 pps，オン/オフ時間は3秒/3秒とし，刺激強度は亜脱臼が整復される強度とした（図1）．1日30分の刺激を他のリハと並行させて実施し，徐々にオン時間および治療時間を延長させた．電気刺激にて亜脱臼は整復され，治療直後は亜脱臼が2横指から1横指に減弱したが，翌日には2横指に戻っていた．FESの即時的改善を維持し，かつ運動時に

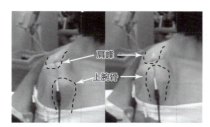

図1 麻痺側肩関節亜脱臼に対するFES（左が刺激オフ，右が刺激オン時）

おける麻痺肢の保護を目的にアームスリングを処方した．また，夜間はベッド上にクッションを置き肩関節のポジショニングを行った．その結果，安静時，夜間時の痛みは軽減した（NRS 4 → 1）．

介入4週間後，Fugl-Meyer上肢スコアは改善した．亜脱臼は即時効果を認めるものの持ち越し効果が少なかったため，さらなる運動麻痺の向上を目的に，両側上肢運動にNMESを併用した．対象筋は棘上筋，三角筋前部線維とし，FESと同様のパラメータで実施し，オンオフに合わせて両側同時に肩関節を屈伸させるサンディング課題を実施した．サンディング課題による肩関節屈伸運動は1日600回から始め，徐々に1,200回まで漸増させた（約20分）．

V. 理学療法再評価（発症第150病日）

各評価項目の経過を図2に示す．16週後，Fugl-Meyer評価法上肢スコアは11から29に改善し，麻痺側亜脱臼は2横指から0.5横指に改善した．肩関節の痛みは安静時・運動時ともにほぼ消失し（NRS 1），重だるさと外旋他動運動時に肩関節前面に突っ張り感のみとなった．しかしながら，Action Research Arm Testでは3点と改善乏しく，肩関節の挙上は可能になったが，手指の巧緻性までは獲得できなかった．そこで，手指にスプリントと自助具を作成し，右手でスプーンによる食事が可能になるよう環境設定した．ADLでは，袋を麻痺側手指に引っ掛けて持つ，服を麻痺側の腋窩で挟むなど部分的な麻痺側上肢の使用が可能となり，本人の意欲も向上した．

VI. 考察

本事例は重度の上肢運動麻痺を呈し，肩関節亜脱臼と肩関節痛も合併していた．FESは肩関節亜脱臼を改善させる一方，持ち越し効果が少ないことも報告されており[2]，本事例でも，即時的な改善に対し，持ち越し効果は少なかった．4週後時点でも依然肩関節近位部は弛緩性麻痺を呈していたため，同側性経路の賦活

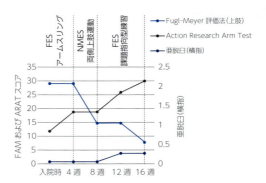

図2 各評価項目の経過

と残存する皮質脊髄路の強化，2次的な末梢の筋力低下の改善を目的にNMESと両側上肢運動を併用した積極的な運動療法を実施した．重度運動麻痺の機能改善においては同側性経路の代償や病巣側の可塑性変化が重要と考えられるため[3]，それらを担保する方略として両側性上肢運動と電気刺激の併用介入と十分な運動量を確保した．詳細な神経生理学的検査などは実施できなかったが，臨床評価の結果からは，亜脱臼や大幅な運動麻痺の改善を認め，本介入が奏功した可能性が考えられた．しかしながら，手指の麻痺は強く残存していたため，日常生活での実使用までには至らなかった．自助具やスプリントなどを駆使して，可能な限り早期に麻痺肢単独の練習を併用していくことが必要であったかもしれない．

脳卒中後肩関節痛の原因は様々であるが，本事例では疼痛部位や種類，亜脱臼の合併から肩軟部組織の微細損傷が主たる原因と考え，亜脱臼の改善と肩関節の保護を第一選択とした．その後，痛みが軽減してきたと同時に積極的な麻痺の改善を図った．アームスリングでの固定は，拘縮の進行を惹起し，不使用を促進するため麻痺肢の機能改善にはマイナスとなってしまう．痛みの評価から病態を推定し，慎重に離脱のタイミングを図りつつ，積極的な上肢練習に移行していくことが重要であると考えられた．

[文献]

1) Roosink M, et al : Towards a mechanism-based view on post-stroke shoulder pain : theoretical considerations and clinical implications. NeuroRehabilitation 30 : 153-165, 2012
2) Paci M, et al : Glenohumeral subluxation in hemiplegia : an overview. J Rehabil Res Dev 42 : 557-568, 2005
3) Takeuchi N, et al : Maladaptive plasticity for motor recovery after stroke : mechanisms and approaches. Neural Plast 2012 : 359728, 2012

中枢神経疾患

全失語および右片麻痺患者の歩行再建にむけた取り組み──強化学習を用いて座位保持・歩行動作の運動学習を促進した一事例

中村　学

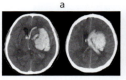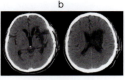

図1　CT画像　a：発症直後，b：第59病日
発症直後の画像（a）：正中偏位・脳室穿破（+），左大脳半球の被殻・尾状核・最外包・下前頭回・上側頭回・内包・視床外側・島・放線冠に血腫が進展．
開頭血腫除去術後（第59病日）の画像（b）：被殻・下前頭回（Broca野）・島・内包・放線冠に低吸収域．

Ⅰ．はじめに

今回，左被殻出血により右片麻痺と全失語を呈した事例を担当した．失語事例に対する賞賛方法やフィードバック方法を工夫し，強化学習による動作学習能力向上を図った理学療法の経過について報告する．

Ⅱ．入院時基本情報・生活歴

- 40歳代男性，右手利き
- 身長168 cm，体重63.9 kg，BMI 22.6
- 診断名：左被殻出血　障害名：右片麻痺，失語症，意識障害
- 既往歴：高血圧
- 病前生活：両親と一軒家で3人暮らし，電車で通勤し日中はほとんど仕事をしていた．
- 現病歴：自宅で倒れているところを家族が発見し，急性期病院へ救急搬送（JCS 300）．同日開頭血腫除去術と減圧開頭術を施行．術後はJCS 3，重度の右片麻痺が残存し，ADLは車椅子レベル．第39病日に頭蓋形成術を施行し，第59病日に当院へ転院し，理学療法/作業療法/言語聴覚療法を開始．
- 家族Hope：「少しでも自分のことが自分でできるように」
- CT画像所見（図1）

Ⅲ．理学療法評価【入院1か月後（第89病日）】

1）全体像
JCS 3．声かけに対してうなずきや首振りは可能．リハビリテーション（以下リハ）に対する誘導に拒否的なところもあった．

2）各種所見
- 他部門情報：
医師：重度麻痺・全失語のためADL自立は難しく，基本動作・ADL介助量軽減が目標．
Ns：起居・移乗動作は一部介助で可能だがベッド上・便座上での座位保持は手すりがあっても介助しないと後方へ倒れてしまう．
ST：状況判断は可能であり，首振り・うなずき・指さしによる表出あり．保続があるため自発的な音声表出はしないが，復唱は可能．標準失語症検査は全失語のため実施困難．
- 運動麻痺：SIAS-M（0-0, 0-0-0）
- ROM-t（°）：右足関節背屈-25
- クローヌス：膝間代・足間代とも両側+
- 深部腱反射：大腿四頭筋（++），下腿三頭筋（++），内転筋（++）
- 座位姿勢：頸部屈曲・体幹右側屈右回旋位，非麻痺側手掌をベッドから離さず左肩甲骨挙上・肘伸展位．
- 歩行能力：裸足では麻痺側下肢の振り出し全介助，初期接地（IC）時に前足部から接地し，踵接地せず膝折れあり．
- FIM：合計18点（運動項目13点，認知項目5点）

3）統合と解釈【入院1か月後（第89病日）時点】
身体機能面は重度麻痺に加え筋緊張亢進を呈しており，運動の自由度が少ないため筋緊張も亢進しやすく，起立・立位動作時の正常な筋活動を阻害しやすい．また，右足関節は背屈制限があり，右下肢は膝折れもみられるため，KAFOを使用し立位練習を実施していく必要がある．このため本人用のKAFOを作成し，膝継手：ダイヤルロック，足継手：ダブルクレンザック継手，踵に3 cm補高の設定で立ち上がり動作・立位バランス練習・歩行練習を実施していく．

ベッド上・便座上の座位保持は体幹の姿勢制御で保持できず，介助が必要である．このことから体幹の姿勢制御を学習する必要があるが，口頭指示で説明するには理解が不十分であり，非言語的手段や環境変化に対する状況理解で姿勢制御を変化させる必要がある．

言語表出の障害が特に重度で，運動の結果に対する内観や意見を表出できない．これに対し，ある程度の状況理解とYes/No反応は可能なため，簡単な口頭指示・セラピストによる介助と閉鎖的な質問形式でコミュニケーションをとっていく．成功報酬による強化学習は言語的フィードバックがなくとも可能である．

4）目標設定と介入計画
- 短期目標（1か月後）：病棟スタッフからの声かけでトイレへ行ける．トイレ動作が一部介助（トイレ移

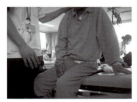

図2 座面傾斜中の座位保持練習

乗と下衣操作のみ介助で座位・立位保持見守り）でできるようになる．

- 長期目標（3か月後）：骨盤介助で4点杖＋AFO歩行が一部介助で30m可能になる．

口頭指示での自己修正は不可能に近いため，環境設定から姿勢戦略を変容させた．具体的には座位練習時に座面を麻痺側を下に傾斜させ非麻痺側上肢で支持しなくとも座位保持可能にし，そこで事例自身が非麻痺側や麻痺側へリーチングし姿勢制御ができていることをOKサインなどでフィードバックしていく（図2）．

介助方法はこちらから説明せず，「（目標地点を指して）向こうまで行きましょう」やジェスチャーでのOKサインなど，比較的簡単な言語による指示や成功報酬（正のフィードバック）を与え，歩行の運動学習を促進していく．

IV．介入経過

- 入院から2か月で座位保持見守りにて可能となった．
- 123病日後トイレ誘導を開始し，PTからNsへ座位姿勢と移乗動作，立位姿勢の介助方法の指導実施．
- FIM合計（運動，認知）は30点（23点，7点），36点（28点，8点），50点（32点，18点）と推移し，トイレ動作・トイレ移乗・車椅子移動・理解・問題解決の点数が向上した．

V．理学療法再評価（退院時評価：第209病日）

- ROM-t（°）：右足関節背屈 -15
- SIAS-M（1-0，0-1-0）
- FIM：合計53点（運動項目32点，認知項目21点）清拭，更衣，排泄管理は2点，浴槽移乗と階段は1点
- 歩行能力：4点杖＋AFO歩行　一部介助で20m
- STからの情報：状況判断は良好．選択問題は事例自身で見直して確認する場面あり．リハに対して拒否的なときもあるが，セラピストの簡単な説明にはうなずいて応じるようになる．

VI．考察

本事例は全失語によるコミュニケーション能力の著しい障害を呈し，言語フィードバックよりも非言語的フィードバックを利用し，賞賛方法を工夫して[1]座位保持や歩行動作に治療介入した．強化学習には側坐核や扁桃体，前頭前野が関与し，本事例は出血による損傷を直接受けていないと考えられ，加えて非言語的フィードバックでも可能なため実施した．結果，座位保持は見守り，動的バランスは非麻痺側・麻痺側・下方へのリーチが部分的に可能となり，歩行動作は4点杖と右AFOを用いて一部介助レベルとなった．

一般的に失語症による聴理解に障害がある場合，言語的な指示は簡単な指示内容にするか，重症度に応じて非言語的な指示で対応する必要がある．本事例では状況判断が経過を追うごとに改善し，「今自分が何をしているか・何をすべきか」を言語的指示ではなく，状況から読み取ることが可能となった．したがって動作の詳細な方法を伝えるよりも，目標地点の明示や動作時の介助方法に沿った運動制御ができていれば正のフィードバックを与えるほうが本事例の動作能力向上に寄与できると考えた．

KAFOを用いた歩行練習は，運動麻痺による麻痺側下肢の立脚支持を代償しながら立位・歩行練習が実施できるため，本事例においても入院後早期より実施した．事例の麻痺側足関節背屈制限と足クローヌスなどの評価結果より，セラピストはICの踵接地と荷重応答期（LR）の下腿前傾運動を介助により誘導した．また非麻痺側下肢においても，同様に配慮した．こうすることで，中枢パターン発生器（Central Pattern Generator）のオートマティックな運動を促通し，非言語的かつ自動的な動作パターンの学習形成を行った．

病棟連携でトイレ中の座位やトイレ動作獲得を目指した点においては，リハスタッフ・Nsともに現状を報告し合い，座位保持介助のポイントや移乗動作時の介助方法をリハスタッフから伝え，統一した方法で取り組んだ．結果，トイレ動作時の座位は見守りとなり，トイレ移乗・立位も一部介助で可能となった．排泄管理が自己管理できない点が課題として残り，失禁などの失敗経験による負の学習が起きた可能性があるため，介助方法だけでなく失敗経験時のフィードバックの与えかたについても病棟Nsと統一すべきであった．

本事例は失語症により感情・意思のアウトプット・インプット（理解，表出）が障害されたが，今回の経験を通じて非言語的な介入やフィードバックの工夫と環境設定をセラピストから進めることの大切さを学んだ．

[文献]
1) 中島秀太，他：賞賛方法の違いが理学療法参加率に与える影響—重症失語症患者における検討．高知リハビリテーション学院紀要 16：29-33，2014

中枢神経疾患

高齢対麻痺事例のADL向上にむけた回復期病棟における取り組み

廣澤全紀

I. はじめに

外傷による脊髄損傷と比較し，脊髄梗塞や脊髄腫瘍などの内科疾患によって対麻痺に至る事例は高齢であり，合併症を伴うことが少なくない．今回，合併症による上肢の機能障害を呈した高齢対麻痺事例のADL向上にむけた回復期病棟における取り組みを紹介する．

II. 基本情報・生活歴

- 70歳代，男性
- 現病歴：第1病日，胸痛を訴え意識消失・両下肢麻痺が出現する．急性大動脈破裂と診断され緊急で全弓部人工血管置換術とオープンステント内挿術が施行された．両下肢の麻痺は術後残存し，出血性ショックに伴う低血圧により脊髄虚血を来したものと診断された．第15病日，当院へ転院となった．第20病日，ティルト車椅子にて離床を開始するも起立性低血圧により短時間の離床に留まった．第35病日，理学療法室での介入を開始した．第60病日，起立性低血圧が改善傾向となり，普通型車椅子の使用を開始した．
- 主訴：腕を大きく動かすと肩が痛い
- Hope：楽に動けるようになりたい
- Need：痛みなく車椅子で移動できる
- 生活歴：発症前は警備員として就労

III. 理学療法評価（第60病日）

1) 全体像

口頭でのコミュニケーションは可能．問いかけに対する応答は遅延し，漫然としている．

2) 情報収集

- バイタルサイン：端座位での血圧は変動なく安定
- 意識レベル：GCS E3 V4 M6
- 認知機能：MMSE 20点
  （減点項目：見当識，減算，短期記憶）
- ROM-t（右/左）：肩関節屈曲150°/130°p，外転140°p/135°p，外旋75°/60°p，伸展10°p/5°p
- 疼痛：胸部術創部に運動時痛あり（NRS 3/10）
- 感覚機能：Th8領域まで正常，以下脱失
- 筋力：MMT；上腕二頭筋3，橈側手根伸筋3，上腕三頭筋3，中指深層屈筋4，小指外転筋4，体幹屈曲2・回旋2・伸展1，下肢0
- Frankelの分類：A（完全麻痺）
- International Stoke Mandeville Games（ISMG）：Trace（ごく短時間座位をとれるが，安定した座位を維持できない）
- 基本動作能力：寝返り；ベッド柵を使用し軽介助，起き上がり；最大介助，移乗動作；全介助，移動；全介助
- ADL：FIM 47点（運動23/認知24）

3) 統合と解釈

理学療法評価において上肢全体の筋力低下と可動域制限を問題点として挙げた．これらは発症後から意識障害が遷延していることにより廃用性に生じ，開胸術後の運動時痛による上肢の不使用によって増悪したものと考えた．意識障害は第20病日からの漸増的な離床により起立性低血圧とともに改善傾向にあった．そこで，さらなる離床と車椅子乗車時間の延長により意識障害の改善が期待できると考えた．また，開胸術後の運動時痛が残存しており，積極的な可動域練習と筋力増強練習は術創部周囲の筋緊張を亢進させ関節可動域制限を生じさせる要因となり得るため，疼痛の生じない範囲から愛護的に実施することとした．

端座位保持は両上肢支持であっても数秒程度の保持に留まっていた．特に端座位では前方への重心移動に対する恐怖心が強く後方重心となるため，移乗動作時の介助量が増加する要因となっていた．本事例は体幹筋に部分的な麻痺が生じているため，筋力によって座位を保つことは困難である．そこで，長座位において麻痺側下肢を前方へ広がる基底面とし，骨や靭帯などの構築学的な支持を得ながら前方への座位バランスの向上を図ることとした．また，車椅子自走時は上肢操作に伴う体幹の前傾を制動できないため，ベルトを使用して上部体幹を車椅子に固定する必要があった．さらに，ハンドリムに手を掛ける動作時に肩関節伸展を伴うと術創部に疼痛が生じるため実用的な距離を連続して自走することができなかった．したがって，理学療法介入において実用的な移動手段の獲得がADL向上にむけた課題と考えた．

4) 目標設定と介入計画

- 意識レベルの改善（1か月）
  →離床・車椅子乗車時間の延長
- 上肢の関節可動域改善・筋力向上（1〜2か月）
  →疼痛の生じない範囲で愛護的に開始
    →持続的伸張や徒手抵抗運動など負荷を上げる
- 端座位保持の安定（1〜2か月）
  →長座位にて座位バランスなど
    →上肢操作を伴う端座位バランスなど

- 移動手段の獲得（2か月）
  → 車椅子の選定，調整，自走など

IV．介入経過

介入計画に従って経過したものの，上肢の関節可動域・筋力・座位バランスの改善は不十分で問題点として残存していた．特にこれらの機能障害によって移乗と移動手段が確保できていないことがADL向上に至らない要因と考えた．介入経過から上肢の筋力低下は残存することが予測されたため，プッシュアップのみの移乗動作ではなくトランスファーボードを使用する移乗動作練習を追加した．高齢のため運動学習が円滑に図れない可能性を考慮し，病棟の日常生活場面などでも同一の移乗動作が行われるよう作業療法士やNsと動作手順を統一した．また，身体能力に応じた車椅子の調整をすることで実用的な移動手段の獲得を図った．調整する車椅子は，退院後も介護保険による福祉用具貸与として利用することができるモジュラー型の車椅子とした．主な調整点として，前輪（キャスター）を1段階高くすることで前座高を上げ，相対的に後座高を下げた．さらに，バックサポート角度を鈍角に設定した．これらの調整により，車椅子上で上肢を動かす際に上肢の重さに対して体幹が前傾することなく，自重によって体幹はバックサポート上で伸展位に，骨盤はクッション上で後傾位に保持されるようになった．また，後輪（駆動輪）の車軸を前方へ取り付けた．後輪の位置が前方へ移動することによって，ハンドリムに手を掛けるときに必要となる肩関節伸展の可動域が軽減され，安楽に連続して駆動できるようになった．

V．理学療法再評価（第120病日）

- 意識レベル：GCS E4 V5 M6
- 認知機能：MMSE 22点（減点項目：減算，短期記憶）
- ROM-t（右/左）：肩関節屈曲170°/170°，外転160°/150°，外旋80°/70°p，伸展20°/15°p
- 疼痛：肩関節伸展の最終可動域でわずかに術創部周囲に伸張痛あり（NRS 1/10）
- 筋力：MMT；上腕二頭筋4，橈側手根伸筋4，上腕三頭筋4，中指深層屈筋4，小指外転筋4，体幹屈曲2・回旋2・伸展1，下肢0
- ISMG：Fair（両手を前方挙上でき，座位保持が可能であるが，プッシングに対して不安定である）
- 基本動作能力：寝返り；手すりを使用し修正自立，起き上がり；修正自立，移乗；トランスファーボードを使用し軽介助，移動；車椅子を使用し修正自立
- ADL：FIM 63点（運動36/認知27）

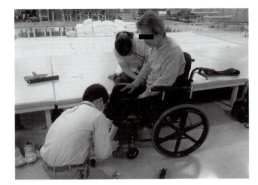

図1 車椅子調整の様子

（前回評価時からの加点項目：整容，更衣上半身，椅子移乗，トイレ移乗，車椅子移動）

VI．考察

完全麻痺者の獲得可能なADLは障害高位から推測可能であり，障害高位から推測される自立度は統一した見解が得られている[1]．本事例では残存機能高位が第8胸椎レベルであり，車椅子を用いたADLはすべて自立に達するとされている．一般的に対麻痺患者のADL動作は，特に移乗や車椅子自走などの動作において上肢の筋力や可動域が発症前以上に要求される．したがって，加齢や合併症によって上肢の機能障害が生じている高齢対麻痺例では障害高位に応じた自立度が若年対麻痺例と比較して低下することが想定される．本事例においても，理学療法再評価時に上肢の可動域制限，筋力低下，座位バランス能力低下が機能障害として残存し，ADLは自立に至らなかった．しかし，適正な福祉用具や車椅子を選定・調整したことによって機能障害に伴うADLの低下を最小限にとどめることができたと考える．また，車椅子は最終の調整に至るまで専門業者と協議を重ねながら進行した（図1）．当院退院後は介護保険による福祉用具貸与として同一業者を通して車椅子の使用を継続した．本事例のように福祉用具や車椅子によってADLが変化する事例は，回復期病棟入院中から生活期への引き継ぎを考慮した他職種との関わりが重要となってくると考える．回復期病棟でのこのようなADL向上にむけた取り組みが生活期における豊かな生活の一助になることを期待したい．

[文献]
1) 水上昌文：頸髄損傷四肢麻痺者における機能レベルと移動・移乗能力との関係．PTジャーナル 25：359-364，1991

中枢神経疾患

注意障害や半側空間無視に対するアプローチによって，座位でのADLが拡大した高齢片麻痺例

沼尾　拓

Ⅰ．はじめに

右半球損傷例は注意障害や半側空間無視（USN）により，ADLの改善に支障をきたす例が多い．今回，注意障害やUSNを呈した事例に対し，誤りなし学習（エラーレスラーニング）を意識して理学療法を行った事例を報告する．

Ⅱ．基本情報

- 90歳代女性，右手利き
- 診断名：脳梗塞（中大脳動脈領域）
- 現病歴：家族が左口角からの流涎に気づき，緊急入院．2か月後，リハビリテーション（以下，リハ）継続のため回復期病院である当院へ転院．
- 家族構成：娘夫婦との3人暮らし
- 病前の歩行状態：自宅内伝い歩き，転倒歴あり
- 主訴：1人でトイレに行けないことがつらい
- 方針：娘夫婦は共働きであり，認知機能低下傾向，転倒歴があるため介護老人保健施設（以下，老健）

Ⅲ．理学療法初期評価（発症後2か月）

- 全体像：表情明るく，社交的であるが，問いかけに対して辻褄の合わない返答あり．
- 運動麻痺：SIAS-M（1-1b, 1-2-2）
- 感覚検査：表在・深部とも中等度鈍麻
（遠位でより重度）
- 筋緊張検査：
MAS：上腕二頭筋2，股関節内転筋1+，下腿三頭筋3　低下：腹直筋・大殿筋
- ROM-t（°）：左足関節背屈0
- バランス検査：立ち直り反応
頸部，体幹とも麻痺側への反応が消失
- 認知機能検査：HDS-R 20/30点
- 高次脳機能検査：TMT-A 5分11秒，TMT-B 手順理解不能，選択性，分配性の注意機能低下あり．BIT 72/146点，線分二等分試験で右に32mm偏倚，線分抹消試験で右5個，左11個の見落とし
- 基本動作能力：TCT 0/100点
- 姿勢観察（端座位）：見守り
胸腰椎屈曲による骨盤後傾と骨盤の左下制位．頸部と体幹は軽度右回旋位．また，右と比較して左膝関節伸展，足関節底屈位．後方からの音に反応して頸部を動かすと左後方へバランスを崩す．
- 動作観察：寝返り～起き上がり動作；介助
右手でベッド柵を把持し，右肩関節内旋，肘関節屈曲，手関節掌屈による上肢の引き動作で寝返ろうとするが，上部体幹の右回旋は生じず，胸腰椎の回旋も伴わない（骨盤帯の後退）ため介助を要す．側臥位へ移行するタイミングでベッド端に右下肢を下垂するよう指示し，上肢の引き動作で起き上がろうとするも骨盤左回旋位（右股関節外転・外旋位）から非麻痺側方向への運動が生じず，on elbowに移行できない．
- ADL：FIM 45点
食事は左側の食べ残しあり（4点）．整容は左手を参加させないため介助．座位が不安定なため更衣，トイレ動作なども介助．また，ADL全般で動作の手順や車椅子ブレーキの操作などが未定着．

Ⅳ．統合と解釈

座位姿勢は，腹部低緊張による骨盤後傾や下腿三頭筋の緊張亢進による足関節底屈のため，殿部や足底からの床反力が十分伝わらず，体幹部の抗重力活動が低下していると考えた．また，USNに起因した頸部や体幹の右回旋も姿勢の修正を困難にさせている可能性があると考えられた．動作観察から，感覚障害やUSN，注意障害による左上下肢の動作への不参加，腹筋群の筋緊張低下による体幹の分節的運動の障害などが動作を困難にさせていると考えられた．さらに，非麻痺側肢での過剰な代償や動作遂行に対する過度な注意により，動作遂行時に左方向のさらなる注意低下と，体幹や四肢の協調的な運動を阻害させることが示唆された．

本事例は高齢かつ体幹機能障害が重度であり，病前の歩行機能を勘案し，車椅子でのADL獲得が妥当であると判断した．そこで運動障害に加え，注意障害やUSNに対する治療を包含した介入により，基本動作や食事など座位での作業・活動の改善を試みることとした．なお，本事例は認知機能低下や高次脳機能障害があるため，誤った動作を学習しないようエラーレスラーニングによる教示，課題の提示を原則とした．

Ⅴ．目標設定と介入計画

- STG（発症後3.5か月）：起居動作（見守り）獲得，食事・整容などのADL獲得
- LTG（発症後5か月）：車椅子移動の自立，移乗動作（一部介助）獲得
→（STG・LTGともに）起居動作練習，座位練習，

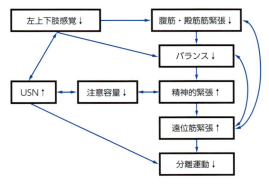

図1 問題点チャート

起立・移乗練習（AFO 使用），車椅子駆動練習，高次脳機能障害への課題

表1 障害されている注意のモダリティと適用した介入

注意のモダリティ	介入
分配性注意	二重課題
USN・選択性注意	ホワイトボードアクティビティ

- 筋緊張検査：MAS　下腿三頭筋 1
- ROM-t（°）：左足関節背屈 5
- バランス検査：立ち直り反応
  頭部，体幹とも麻痺側の反応が出現
- 認知機能検査：HDS-R 20/30 点
- 高次脳機能検査：TMT－A 3 分 34 秒，TMT－B は数字・かなとも 3 つまで可能．BIT 105/146 点
- 基本動作能力：TCT 48/100 点（各項目 12 点）
- 姿勢観察（端座位）：自立
  腰椎伸展に伴い骨盤中間位となり，足部接地位置も左右差なし．頸部や体幹の右回旋も消失．
- 動作観察：寝返り～起き上がり動作：修正自立
  右手でベッド柵を把持し，上部体幹や骨盤帯の後退なく寝返り，非麻痺側下肢をベッド端に下垂させ，体幹を非麻痺側方向へ屈曲・回旋させ，on elbow から起き上がりが可能．
- ADL：FIM 72 点
  食事は左の食べ残しがなくなった（5 点），整容は口頭指示，車椅子駆動は自立．トイレ動作は下衣着用のみの介助（3 点），移乗動作は軽く引き上げる程度の介助で可能となった（3 点）．

Ⅵ．介入経過

　座位練習は，昇降ベッドを利用して骨盤中間位となる高さに課題難易度を調整し，足底や坐骨への反力を高めるよう配慮した．腹部の抗重力活動の向上に伴い，骨盤の前後傾（腰椎屈曲伸展）や前後・左右へのリーチが可能となり，動的座位バランスの改善がみられた．座位での作業が可能な段階では，USN に対するアプローチとして，事例の正面にホワイトボードを設置し，線分抹消試験のように線分を消してもらうといったアクティビティを追加した．そのアクティビティの中で選択性注意の向上のため，単純な抹消課題からかな拾いテストや星印抹消テストなどのような無関係刺激の混入する課題を増やしていった．また，この練習は身体活動と認知的活動という二重課題と考え，分配性注意障害の改善も期待した（図1，表1）．車椅子のブレーキやフットレストの管理，移乗動作の手順などについては，動作の実行に先行してヒントを提示し，誤反応が生じないようにすることで動作方法も着実に学習していった．

　以上の方針のもと，運動・認知的課題の難易度を段階的に上げていった．その結果，座位姿勢や USN の改善により食事・整容場面での左側の見落としは軽減し，また動作能力の向上による動作遂行への注意の低減，車椅子操作の習熟により，車椅子での移動範囲も徐々に拡大した．

　引き続き回復が見込まれるため，老健リハ担当者へ移乗，トイレ動作練習の引き継ぎを行った．

Ⅶ．理学療法再評価（発症後 5 か月）

- SIAS-M（2-2，2-2-3）
- 感覚検査：表在・深部とも軽～中等度鈍麻

Ⅷ．考察

　本事例は体幹部の抗重力活動の低下と感覚障害，高次脳機能障害により座位保持が困難であった．また，機能障害のほか，USN 症状や麻痺肢の管理不足，動作手順の未学習などがあり，運動障害と認知的障壁の両者に働きかける必要があった．

　理学療法では，課題難易度の調節や坐骨・足底からの反力を入力し，姿勢保持や動作遂行への努力を低減させることで周囲環境や手順学習へ注意を向上させた．また，USN や注意のモダリティを考慮した練習内容を設定し，エラーレスラーニングによる適切な学習を促したことは，ADL への汎化が難しい高次脳機能障害に対して有効であったと考える．

　病前から年齢によるバランス能力と認知面の低下があり，家族の希望から施設退院となったが，USN と注意能力は改善してきており，今後施設でもリハと余暇アクティビティの継続で，緩やかではあるが ADL は改善していく事例と考えられる．

中枢神経疾患

交通事故後に高次脳機能障害を呈した事例に対する職場復帰へのアプローチ

渡辺　学

I．はじめに

交通外傷による前頭前野皮質の脳挫傷，皮質下のびまん性軸索損傷により痙縮を伴うバランス障害と注意障害，遂行機能障害を合併するケースは多い．運動機能障害だけでなく高次脳機能障害の改善策を理学療法にいかに取り入れるかを考えることにより，多職種協働でのアプローチが重要であることを認識できると思われる．

II．基本情報・生活歴

- 20歳代男性，右手利き
- 身長 178 cm，体重 72 kg，BMI 22.7
- 診断名：脳挫傷，びまん性軸索損傷
- 現病歴：車で事故を起こし，救急病院に搬送．JCS 200，四肢麻痺．外傷性くも膜下出血，脳挫傷，急性硬膜下血腫を認めた．理学療法・作業療法・言語聴覚療法が実施され受傷2か月後に回復期病院へ転入院した．
- 画像所見（受傷時）：左頭頂部に頭蓋骨陥没あり．その直下皮質に脳挫傷を示す MRI T2WI での高信号を認めた．両側の前頭葉と頭頂葉の内側にも高信号を認めた．MRI T2*WI で両側大脳半球皮質下，左視床，中脳に多数の低信号を認め，びまん性軸索損傷の所見であった．
- 主訴：うまく歩けない
- Hope：元の仕事に戻りたい
- Need：1人で通勤できる
- 職業：船の操舵（公務員）．復職まで2年間の猶予あり．復職に対する職場の理解あり．
- 社会的背景：大学卒．両親と弟の4人暮らし

III．理学療法評価（発症後2か月）

1) 全体像

- 覚醒しているが清明度が低下し，意思疎通面では反応の鈍さや従命反応の低下があった．姿勢変化，特に抗重力姿勢では四肢の筋緊張が亢進し，立位では足関節底屈による後方重心のため上肢支持を要した．歩行は踏み出し位置や上肢の運びに動揺が強く，介助レベルであった．手指は物品把持の拙劣さや精緻動作の障害があった．運動課題は，1つ1つが不確実で声掛けがないと動作が中断された．行動課題では，途中で課題の目的を忘れたり，誤った行動をとる場面がみられ，掲示物をみると立ち止まってじっと眺めてしまうことが多かった．課題と無関係な物品に興味を示して勝手に操作し，止めるように指示するといったん中止するがまた操作を再開した．なぜ触れるのかを問うと「わからない」と回答した．

2) 情報収集

- 意識レベル：JCS 3
- 脳神経検査：構音障害あり
- 感覚検査：軽度の異常感覚あり
- 筋緊張検査：他動的伸張への速度依存性の亢進あり
- 筋力検査：MMT 4
- 協調運動検査：指鼻試験 陽性，指鼻指試験 陽性
- 姿勢反射検査：ロンベルグ試験陽性，マンテスト陽性，片足立ち検査陽性
- バランス検査：BBS 2点（つかまれば座位保持可能）
- 基本動作能力：起居動作要介助，歩行要介助
- 神経心理学的検査：WAIS-R（FIQ）55（VIQ）72（PIQ）49，HDS-R 27，WCST-CA 5，RBMT-SPS 21，かな拾いテスト正解30　見落とし4，TMT-A 205秒，TMT-B 157秒，三宅式記銘力検査（有関係対）8-10（無関係対）3-6-8

3) 統合と解釈

転入院当初の運動機能障害は四肢の運動失調が主体で，姿勢変化に伴う痙縮の出現により基本動作が自立して行えない状態であった．構音障害は基底核，脳幹を含む両側性の脳損傷であり仮性球麻痺および失調によるものと考えられた．筋緊張検査では軽度であるが痙縮が認められた．姿勢反射検査では前庭脊髄反射の亢進がみられた．したがって，バランス検査では運動失調による動揺と姿勢保持のための過緊張に加えて，痙縮と前庭脊髄反射も加わり姿勢保持が介助なしでは困難な状態であった．脳画像所見では深部白質，基底核，脳幹のびまん性軸索損傷であり，姿勢性筋緊張制御が障害および皮質小脳連関での協調運動機能が障害された状態と推測された．急性期病院における経過からは意識，筋緊張，筋力，手指巧緻性に改善傾向がみられ，脳画像上も運動機能の核となる皮質部位の損傷が少ないことからも，長期的には身辺動作が自立できるレベルのバランス機能の改善が見込めると判断した．

神経心理学的検査では，RBMTと三宅式記銘力検査から軽度の記憶障害，WAIS-RとWCST-CAから前頭葉機能の低下，かな拾いテストとTMTから注意障害が疑われた．一方，HDS-Rは27点と比較的良好であった．以上から，RBMTと三宅式記銘力検査の成績は注意障害が影響していると考えられた．

そのうえで年齢を考慮すると復職も視野にいれるべきと判断された．幸い復職への時間的猶予と配置転換が許容される職場環境であり，船上での高いバランスが必要とされる作業は難しいが，陸上での事務職に転換できれば職場復帰が可能となり，社会的役割の獲得，自立性の向上につながると考えられた．したがって，屋外歩行を可能とするバランス能力の改善と，デスクワークを可能とする座位耐久性および手指巧緻性の改善を再獲得することが目標と判断された．

一方，行動観察上での問題と神経心理学的検査の成績から，注意障害，記憶障害，欲求制御障害，固執性といった高次脳機能障害がみられていた．事務職の内容は，気象や海上交通などの状況を予測的に適切に判断することが求められるとのことであり，理学療法が果たすべき役割は，単純な運動機能の改善にとどまらず，状況判断力を改善させる方略を組み込む工夫が必要であると考えられた．そこで認知機能面からも安定した姿勢制御の獲得により外部情報を十分かつ適切に取り入れることを目指した．そして注意障害を中心とした前頭葉機能障害の改善を目標に，Attention Process Training（APT）を理学療法に取り入れることにした．APT は注意の構成要素ごとに集中トレーニングを行い，後に統合させていく段階的トレーニング法である．また OT や ST との多職種協働でのアプローチを進め，当院退院後はソーシャルワーカーを通じて職業準備訓練を導入することが検討された．

4）目標設定と介入計画
- 公共交通機関を使い屋外移動が1人でできる
  →全身姿勢制御運動，バランス練習（6か月）
- デスクワークで筆記やパソコン操作ができる
  →上肢姿勢制御運動，手指巧緻動作練習（6か月）
- 一定時間内で作業を完遂できる
  →記憶課題の応用，APT の応用（6か月，退院後も継続）

IV．介入経過

移動能力については，体幹の選択的運動学習と足底感覚刺激入力による抗重力姿勢制御練習を行うことで痙縮は徐々に改善していった．これに伴い片脚重心制御練習および多様な課題を用いた姿勢変換練習を随時追加したことでバランス能力の改善がみられた．

デスクワークについては，座位姿勢制御運動とリーチ協調運動により上肢の空間制御を確保し，手指の伸展運動および対立運動の正確性とポインティングの正確性を練習することで巧緻性の改善がみられた．

作業完遂については，運動療法において課題目的の言語化，フィードバック，課題手順の声だし確認，二重課題を取り入れたことで，徐々に改善がみられた．

V．理学療法再評価（発症後8か月）

失調は動作上の動揺が残存したが，指鼻指試験などは陰性化し，姿勢反射障害も改善したことから BBS が47点まで向上した．歩行耐久性は1km以上となり，階段やエスカレーターを利用できるようになった．デスクワークは筆記やパソコン操作を行える程度の手指巧緻性を得ることができた．作業完遂は処理速度や複雑さに十分対応できず，また注意の持続時間に問題が残ったが，課題を最後まで完遂できることが増えた．

VI．考察

本事例は当院入院当初には重度の運動障害を抱えていたが，脳画像所見に基づき，運動療法を継続することで身辺動作以上の能力を再獲得できると判断した．そこで年齢や職場の受け入れ態勢を考慮し，仕事内容を変えることでの職場復帰を目標として設定した．運動障害については皮質−橋−小脳路の障害に基づく姿勢バランス障害ととらえ，姿勢性筋緊張制御の再学習を中心に運動療法を展開した．高次脳機能障害については運動療法の中に認知課題要素を組み込むことで介入を図った．

本事例は入院当初，意識障害の残存や欲求制御障害の存在から周囲の状況判断が不十分であり，漠然とした将来的な希望（復職）は訴えていたものの，具体的な目標が定まらない状態であった．理学療法の経過とともに徐々に自己のおかれている立場を理解できるようになると，復職への希望が強くみられるようになった．また家族も将来的なことを考えて仕事への復帰を望まれていた．病態から病前の仕事内容に戻ることは極めて困難なことが予想されたが，幸いなことに職場の理解が良好で，ソーシャルワーカーからの働き掛けもあり，仕事内容を変えての職場復帰と時間的猶予を得ることができた．そこで本人には，「元の仕事に戻れない」ことを主張するのではなく，仕事や将来に対する考えかたを真摯に傾聴しながら，実現できるところから本人の希望に沿い，段階的な目標を掲げて進めていった．復職の可能性が現実味を帯びてきたことが本人の活動意欲向上につながっていった．また経過とともに自己を客観的にみつめられるようになり，仕事内容の変更に十分納得されるようになった．

多くの機能が関連する障害については理学療法以外の多職種との協働も重要であり，また退院後も継続的なリハビリテーションを提供できる総合的な介入が必要であると認識された．

中枢神経疾患

腰痛により理学療法の方針転換が必要となった維持期両側片麻痺例

丸谷康平・中城美香

I．はじめに

脳卒中の麻痺の回復過程は6か月でプラトーに達すると報告され，維持期の脳卒中患者は身体機能をはじめ生活機能の著明な変化をみることは少ない．今回，短期間にADLの改善・悪化の経過をたどり，介入途中でプラン修正を余儀なくされた一例を報告する．

II．基本情報・生活歴

- 70歳代前半女性，要介護4
- 身長152 cm，体重42 kg，BMI 18.2（やせ型）
- 診断名：脳出血後遺症（病巣などの詳細不明）
- 既往症：高血圧症
- 服薬状況：降圧薬
- 経過：9年前に左脳出血，8年前に右脳出血を発症．退院後，自宅内移動は伝い歩き，遠出をする際は車椅子介助．入浴はデイサービス利用時に介助．その他，ADL修正自立．外出は少なく，週2回のデイサービス以外は自宅にいることが多かった．2か月前に感冒症を患って以降，徐々に自宅内での介助量が増大し，夫の希望により当介護老人保健施設へ入所となった．
- 主訴：思うように歩けないことがもどかしい
- 家族Hope：歩く練習をしてほしい
- Need：手すりの使用と軽度の介助で安全に歩行ができる
- 家族構成：夫と2人暮らし．2人の子ども（息子，娘）がいるが，隣市在住のため常時の介護は難しい．
- 家屋状況：市営団地1階．自宅前に蹴上高15 cmの階段が3段，昇段時左側に手すりあり．上がり框は10 cm，右側に手すりあり（改修済）．寝具はベッド．
- 転帰：歩行能力の改善が見込めれば，自宅退所もあり得るが，現状では特別養護老人ホームなどの施設入所の検討が必要（相談員より）．

III．理学療法評価（入所時）

1）全体像

意識清明．聴覚や指示理解は良好．リハビリテーション（以下，リハ）に対してのやる気はみられるが，介助者に対して依存的な面がみられる．

2）各種所見

- バイタルサイン
  安静時：血圧120/80 mmHg，脈拍72 bpm
  運動後：血圧136/82 mmHg，脈拍76 bpm

3）理学療法評価

- 運動麻痺：BRS（右/左）
  上肢・手指・下肢　V/V・V/V・IV/V
- 感覚検査：表在・深部ともに顕著な異常なし．
- 疼痛：右大腿後面に伸張時痛あり（NRS 4/10）．
- 筋緊張：安静背臥位にて両下肢（特に右）の伸展筋の緊張が高い．動作時にはさらに緊張が増大．
- ROM-t（°）：股関節伸展0/5　膝関節伸展－10/－5　SLR 50 p/70　その他，顕著な制限なし．
- 筋力：MMT；腹直筋2，腸腰筋2/2，大殿筋2/2（背臥位），中殿筋2/3，大腿四頭筋4/4（右＜左）
- 姿勢：端座位にて円背，骨盤後傾位．前額面上では脊柱の左側弯がみられ，右の肩甲帯ならびに頭頸部も軽度右に傾く．背臥位となった際に背部は床面に接地可能であるが，頭部は接地困難．
- 基本動作：寝返り・起き上がりは修正自立．

［起立・立位保持］上肢支持にて見守り．両上肢の引き付け動作とともに離殿する．この際，体幹の前傾はみられるが股関節の屈曲の動きは乏しい．離殿となった後も右の骨盤が後退し，体幹は右方へ傾く．両膝ともに屈曲位を呈するが，右に比べ左膝の屈曲角度は大きい．上肢支持を外すと左後方へ座り込んでしまう．

［移乗］軽介助（車椅子⇔ベッド）．上肢支持下にて実施．離殿までは可能（上記）だが，方向転換時の踏み返しの際に後方へふらつき，困難を伴う．介助は腰部を支持し，声掛けとともに左右下肢への荷重を誘導することで，緩慢であるが踏み返しが可能となる．

［歩行］中等度介助．平行棒内にて実施．歩行時に後方へ座り込みそうになるため，後方より殿部および腋窩からの介助を要した．また，移乗時と同様に両側下肢の振り出しが困難であった．さらに，右上肢の振り出しが遅れることや右上肢を振り出した際に平行棒を掴み損ねることもあった．手引き介助を試みるが，同様に両下肢の振り出しが困難であった．

- ADL：motor FIM　37/91点
  食事5，整容3，更衣上2，更衣下2，清拭1，トイレ1，排尿管理6，排便管理7，移乗（ベッド）3，（便器）3，（機械浴）1，移動1，階段2

4）統合と解釈

本事例は両側の片麻痺を呈していながらも，在宅での生活を可能としていたが，入所時は歩行や立位動作に介助を要していた．起立時には股関節を屈曲させた機能的な体幹前傾が行えず，さらに立位でも十分な股

関節や膝関節の伸展が行えないため，常に後方へモーメントが生じていると考えられた．また，脊柱や股関節の可動性の低下に加え，体幹と骨盤周囲筋群の筋力低下も骨盤の前傾や下肢の伸展保持を困難にしている要因と思われた．幸いなことに起居動作が修正自立で可能であったため，主訴・家族Hopeである歩行能力の向上に主眼を置いたアプローチが可能と考えた．歩行や移乗では，一側下肢への荷重が左右ともに円滑に行えず，振り出しを困難にしていた．荷重が円滑に行えない理由は，後方重心化した姿勢であり，さらにその要因は主に異常姿勢と体幹・下肢の筋力低下が考えられた．そこで理学療法の方針は，①立位保持や移乗，歩行などの立位動作練習を行い，下肢・体幹の筋力向上とともに動作の安定を図ること，②活動性低下の予防のために日中はなるべく車椅子に移乗し，離床を促すこととした．到達目標は，屋内伝い歩き歩行とし，入所前生活（自宅復帰）を目標とした．

5）目標設定と介入計画

- 起立・立位保持修正自立，移乗動作見守り（1か月）
  →起立練習，立位保持および動的バランス練習，歩行練習
- 安定した手引歩行および伝い歩きの獲得（3か月）
  →歩行練習（平行棒内より開始）

Ⅳ．介入経過

1回30分程度の介入を週2回の頻度で実施し，1か月評価にて起立・立位保持が修正自立になった．移乗は日内・日差変動があるが見守りで可能となり，歩行は軽介助となった．その後，娘と夫の付き添いのもと一時外泊を行ったが，外泊中に腰痛が出現し，起居動作や移乗，歩行が困難になった．腰痛は右L3-4高位で脊柱を中心に傍脊柱筋群周辺に及び，動作時痛（NRS 7/10）や同部位の圧痛を認めた．さらに，腰痛のため右下肢の伸展筋をはじめとして全身的な緊張が亢進した．X線像上では陳旧性の椎体骨折や姿勢異常がみられた他は異常なく，急性腰痛と診断された．座位では体幹の右前方への傾きが強まったため軽介助となり，起居動作や移乗が中等度介助となった．また車椅子座位でも同様の不安定性がみられ，摂食動作の困難感や嚥下の際のむせ込みや流涎を認めた（motor-FIM 30点）．そのため方針や目標，プログラムの見直しを行った．不安定な座位保持での長時間の離床はさらに姿勢を崩し，動作の制限を招くだけでなく，腰痛の増悪や褥瘡のリスクにも成り得る．そのため車椅子のシーティングを行い，良肢位保持を促すとともに座位保持が長時間に及ぶ場合は休憩を挟むように介護士へ依頼した．運動療法は，腰痛の軽減を目的に座位にて後方より背部の接地面を多くしながら介助し，疼痛の出現しない範囲で腰部リラクセーションや体幹伸展運動を実施した．その後，腰痛の様子をみながら，起立や立位保持練習を行った．歩行練習は腰痛がみられていた期間は自粛し，腰痛の軽減後（3週程度）に再開した．

Ⅴ．理学療法再評価（3か月）　※著明な変化のみ記載

- 疼痛：右腰部に体幹伸展時に軽度（NRS 3/10）
- ROM-t（°）：股関節伸展 −15/−10
- 基本動作：起居動作修正自立，起立・立位修正自立，移乗上肢支持下にて見守り
- 歩行：四輪型歩行器歩行軽度〜中等度介助

体幹前傾，股関節・膝関節軽度屈曲位をとり，歩行器支持に依存的に姿勢を保つ．時折，歩行器と身体との距離が遠ざかるため立ち止まって修正を要す．振り出しについては，左右への荷重を誘導介助することなく可能．しかし後方への不安定性を認め，後方からの介助を要する．

- ADL：motor-FIM 39/91点（移乗：ベッド・便器 4）

Ⅵ．考察

リハ開始当初は，麻痺が軽度であり，入所前は伝い歩き可能であったという情報から歩行能力の向上を目標とした．プログラムは，立位の安定が図れることでADL上のトイレ動作や移乗の介助量軽減も可能であると考え，比較的介助量の大きい立位動作（移乗・歩行）を中心に行った．リハ開始1か月までは順調な経過をたどっていたが，腰痛の出現により基本動作・ADLともに増悪した．本事例は円背や側弯を呈しており，体幹筋力の低下も認められた．脊柱の変形や体幹の筋力低下は腰痛の原因となり，またリハにより身体活動性が高まったこと，日中の車椅子座位姿勢が長時間に及んでいたことにより腰痛が生じた可能性がある．この点については，主訴やHopeに気をとられ，介護老人保健施設で定められたリハ時間の中で歩行練習を中心に行い，体幹機能や姿勢への配慮ならびに予測的視点が欠けていたと反省している．腰痛の出現により急遽プラン変更を行い，3か月ではリハ開始当初の目標に達することができなかった．しかし週2回の介入であっても，ポイントを定めて介入をしたことで，維持期での脳卒中対象者でも生活機能の一部を改善することができた．今後は腰痛の再発予防を考慮し，体幹機能への直接的なアプローチを交えながら，動作練習を進め，ADL介助量の軽減に努めていきたい．

中枢神経疾患

特別養護老人ホーム入所者における摂食のリスクマネジメントと多職種連携を検討した事例

伊勢崎嘉則

I. はじめに

特別養護老人ホーム(以下：特養)では，入所者100人に対し機能訓練指導員の配置基準は1人である．そのため，OT・STがいない環境でPTが摂食・嚥下に関わる機会も多い．今回，脳梗塞発症により摂食に関するリスクが増大した事例に対するリスクマネジメント・多職種連携を踏まえた一例を報告する．

II. 基本情報・生活歴

- 80代女性，右手利き
- 身長146 cm，体重62 kg，BMI 29.1
- 診断名：脳梗塞　左片麻痺
- 既往歴：脂質異常症
- 発症前ADL：座位保持自立．起立・移乗動作　見守り～軽介助．普通型車椅子にて食事・摂食動作自立．食事に関して積極的であり，勢いよく食べてしまうためむせること多々あり．発声はやや声量が低めであるが発話明瞭．
- 現病歴：脳梗塞発症にて1か月入院．病院で理学療法を2週間実施し，当施設へ退院となった．
- 主訴：むせると苦しい．
- Hope：美味しいものが食べたい．

III. 理学療法評価(第32病日)

1) 全体像

意識レベルは明瞭であり，声掛けに対する受け答えは良好であった．

2) 情報収集

- 運動麻痺：BRS　左上肢/手指/下肢 V/V/Ⅳ
- 感覚障害：表在・深部感覚とも軽度鈍麻
- 関節可動域検査：関節可動域制限はなし
- 筋力：MMT(右)上肢3，体幹屈曲2
- 基本動作能力：TCT 0点/100点
- 座位保持能力：要介助．端座位時，体幹の筋緊張低く，骨盤後傾し，自力での保持は困難．普通型車椅子での座位は左側への崩れが著明．
- 発声機能：サ行・ラ行・カ行の発声が行いにくい．声量が低く，わずかに聞き取れる程度．
- 口腔機能：口唇を閉じての口を膨らませる動作および嚥下動作は可能．
- 改訂水飲みテスト　Modified Water Swallow Test (以下 MWST) 表1 [1]：
  普通型車椅子座位時：2点
  ベッド上30°ギャッチアップ時：4点
- 認知機能：MMSE 22/30点
- ADL：BI 0点

3) 統合と解釈

本事例は脳梗塞再発により，体幹保持機能が低下し，全般的にADLが低下した事例である．運動麻痺は強くはないが，体幹周囲筋の緊張が低く，普通型車椅子での座位保持が困難となっていた．

摂食・嚥下機能としては，普通型車椅子座位時は嚥下後の呼吸変化が生じていたが，ベッド上30°ギャッチアップ下での嚥下および嚥下後の呼吸状態は良好であった．

当施設では姿勢調整が行いやすいティルト・リクライニング車椅子(以下，ティルト車椅子) 図1 を多く使用している．

今回脳梗塞発症により，体幹の支持性が低くなったものの，嚥下に関する機能は比較的維持されていることから，ティルト車椅子など環境調整を行うことができれば，主訴でもある食事動作の自立も可能であると推測された．PTとしては，摂食・嚥下に関する身体機能向上を目指していくとともに，Nsとのリスク管理，介護士との協働の下，段階的に摂食・食事レベルを上げていき，目標達成を図っていった．

4) 目標設定と介入計画

- ティルト車椅子での座位保持安定(2週)
  → 端座位保持練習，ティルト車椅子での筋緊張調整，シーティング
- ティルト車椅子座位にて介護士による食事介助が安全に可能(4週)
  → ティルト車椅子での30°と60°座位時における摂食時のリスク管理，介護士への指導
- ティルト車椅子での食事摂取自立(6～8週)
  → ティルト車椅子での60°座位時における摂食時のリスク管理，食事動作自立の環境調整

IV. 介入経過

Nsと相談の結果，退院後2週目までは誤嚥のリスクをできる限り少なくするため，ベッド上での介助による食事摂取とした(食事形態は最も嚥下がしやすいペースト形態)．その間に端座位保持練習，ティルト車椅子でのシーティング，頸部周囲の筋緊張状態について評価・調整を行った．2週目において，ティルト車椅子使用下で体幹が安定していれば，ベッド上と同様に嚥下および嚥下後の呼吸も問題ないことを確認した(この

表1 改訂水飲みテストの方法と判定基準

冷水3 mLを口腔前庭に注ぎ嚥下をするように指示する．もし可能ならば追加して2回追加嚥下をしてもらい，最も悪い嚥下活動を評価する．以下の判定基準に従って，評価基準が4点以上なら最大2試行（合計3試行）を繰り返して，最も悪い場合を評点として記載する．評点が4点以上なら問題がないと判定する．

評点	
1点	嚥下なし，むせる and/or 呼吸切迫
2点	嚥下あり，呼吸切迫（silent aspirationの疑いあり）
3点	嚥下あり，呼吸良好，むせる and/or 湿性嗄声
4点	嚥下あり，呼吸良好，むせない
5点	4点に加え，追加嚥下運動が30秒以内に2回以上可能

〔才藤栄一，他：平成11年度厚生省科学研究費補助金（長寿科学総合研究事業）「摂食・嚥下障害の治療・対応に関する総合的研究」総括研究報告書．pp1-18, 1999 より〕

評価結果をNsとも共有しつつ，離床につなげた）．

そのため，3週目からの昼のみティルト車椅子で離床して，45°程度傾斜させた状態での介護士による食事を開始した．その食事の際にも，嚥下後の頸部聴診・呼吸音の聴診を併用し，安全に嚥下できているかを確認した．嚥下時には時折むせるものの，その後の呼吸音は安定していた．1週間程度で介護士への食事介助時注意点の十分な浸透もでき，4週目には3食ともティルト車椅子を使用し，離床して食事が行えるようになった（介護士介助下）．

その間の理学療法実施時，ティルト車椅子60°傾斜下においてゼリーを用いての自力摂取を行っていたが，その際にも嚥下時のむせはなく，嚥下後の呼吸音も安定していた．そのため，4週目後半よりリスク管理下のもと，自力摂取も実施していった．

事例自身の食べる意欲が高かったため，5週目よりほぼ自力摂取が主となり，その後安定してティルト車椅子使用下において食事自立となった．

V. 理学療法再評価（8週）

- 運動麻痺：左上肢/手指/下肢 V/V/V
- 基本動作能力：TCT 12点/100点（非麻痺側への寝返りが12点）
- 座位保持能力：要介助．体幹周囲筋低緊張の改善はあったが，自力での端座位保持は不可．
- 発声機能：カ行の発声が行いにくい．声量が低いが，声ははっきり聴きとれる程度．
- MWST：（ティルト車椅子60°時）5点
- 食事動作：自立．ティルト車椅子60°傾斜姿勢にて自力摂取可．
- ADL：BI 10点（食事自立）

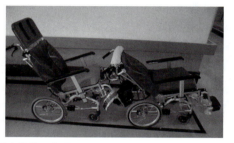

図1 当施設で使用しているティルト・リクライニング車椅子

背中部分が倒れるリクライニング機能と車椅子全体が傾くティルト機能の両方が使える．

VI. 考察

本事例は脳梗塞発症により体幹支持機能が低下したが，嚥下機能は比較的維持されていた．そこで，ティルト車椅子の使用，Nsや介護士との協働，リスクマネジメントを行いながら段階的な介入を行い，食事動作自立に至った事例である．

「生活の場」である特養では，残存する機能をいかに評価し，できる動作を安全に行っていけるかが重要である．

今回の事例においては脳梗塞発症による体幹支持性の低下を，ティルト車椅子の使用や姿勢の調整により補った．加えて，食事の際の嚥下・呼吸音の変化を評価しながら，適切に摂食・嚥下できているかを段階的に評価することにより，自力摂取まで安全に到達することができた．

また，本事例はティルト車椅子を使用して食事動作自立に至ったが，ティルト車椅子を使用しても誤嚥リスクが高い場合もある．その場合には，その評価結果をNsに伝え，より安全性に配慮し，ベッド上での摂食・嚥下を促すことも必要である．

これらを実施していくためには，呼吸機能，頸部や全身の筋緊張を評価でき，かつ医療的にもNsとも協議できる能力が必要となり，ここにPTの存在意義はあると考えられる．

加えて特養では，PT，OT，STやNsといった医療専門職ではない介護士でも安全に行えるという前提に立ったリスク管理・環境調整も必須となる．身体機能・ADLの改善だけではなく，様々な部署の状態把握・協力体制も考慮しつつ，利用者の主訴やHopeへつなげていく必要性を実感できた一例であった．

[文献]

1) 才藤栄一，他：平成11年度厚生省科学研究費補助金（長寿科学総合研究事業）「摂食・嚥下障害の治療・対応に関する総合的研究」総括研究報告書．pp1-18, 1999

中枢神経疾患

麻痺の回復を望む生活期片麻痺患者へ障害受容を促すとともに生きがいである畑作業の再獲得を目指した事例

金子達哉　濱田尚行

Ⅰ. はじめに

今回，機能回復を希望に訪問リハビリテーション(以下リハ)の依頼があった事例を担当した．今回，障害受容を促すとともに，生きがいである畑作業の再獲得を目指した事例を経験したので報告する．

Ⅱ. 基本情報・生活歴

- 60代女性，右手利き，身長155 cm，体重54 kg
- 診断名：右視床出血，障害名：左片麻痺
- 既往歴：高血圧
- 病前生活：ADL，IADL自立．持家の2階建て一軒家に夫・息子と同居．家事全般を本人が行っていた．趣味は夫と行う畑作業．
- 現病歴：夜間，左上下肢の麻痺が出現し，救急搬送．頭部CTで右視床出血を認めた．
- 主訴：畑作業は麻痺があるからできない．
- Hope：もう少し足が動くようになりたい．
- Need：障害受容と畑作業の再獲得
- 発症からの経過：第4病日から急性期病院にて理学療法・作業療法・言語聴覚療法を開始．第43病日から第214病日に回復期リハ病院に入院．自宅退院後，第227病日から訪問リハを開始．

Ⅲ. 理学療法評価(発症後7か月半)

1) 情報収集

- コミュニケーション能力：指示理解・表出とも良好．
- バイタルサイン：安静時：血圧110/60 mmHg，脈拍60回/分
- ROM-t (°)：制限なし
- 運動麻痺：BRS　左上肢/手指/下肢 Ⅴ/Ⅴ/Ⅳ
- 感覚障害：表在感覚，深部感覚ともに軽度鈍麻
- 筋力：MMT 右下肢5，体幹屈曲4
  筋緊張検査：筋緊張低下−左腸腰筋，大殿筋，中殿筋，ハムストリングス，腹筋群
- 筋緊張亢進−下腿三頭筋，後脛骨筋，背筋群
- 認知機能：HDS-R 26/30点
- 高次脳機能障害：軽度注意障害(分配性低下)のみ
- 基本動作能力：すべて自立
- 動作観察(歩行)：装具なしでは初期接地時，軽度左足関節が内反・底屈し，荷重応答期以降の左立脚相は反張膝を呈している．T字杖とプラスチック型ゲイトソリューション(以下GS)装着での屋内歩行は自立レベル．歩行距離は50 m．屋外歩行は高次脳機能障害の影響により見守りレベル．
- 歩行評価：3動作揃え型
  50 m歩行後の脈拍：110拍/分以上
  10 m歩行テスト：22秒28歩(最大歩行速度)
  　　歩行率(歩/秒) 1.3
- ADL：FIM 118/126点(杖または手すり使用でADL自立)．

2) 統合と解釈

- 歩行は本来，自動化された無意識の運動であるが，脳血管障害を呈した場合，下肢の振り出しなど随意運動が中心の歩行を呈することが多い．このような歩行は，歩行耐久性や活動性の低下を惹起しやすい．
- 初回評価結果から，運動麻痺は軽度なものの，股関節を中心とした筋緊張と筋出力の低下，軽度感覚障害を認め，これらの要因により歩行率や歩行耐久性が低下していた．
- 二木の報告[1,2]に基づき予後予測をした結果，発症後7か月半である本事例では劇的な機能回復は望めないと考えた．そこで，歩行率の改善による活動範囲の拡大，畑作業の再開を見据えて介入することとした．

3) 目標設定と介入計画

- 歩行率と歩行耐久性の改善(2か月)
  →麻痺側下肢の異常筋緊張と筋出力の改善を図るためのPNFを利用した下肢促通練習・感覚練習．中枢パターン発生器(CPG)およびストレッチショートニングサイクルを意識した歩行練習．
- 障害受容を促すとともに畑作業の再獲得(2か月)
  →理学療法と並行して病に目をむけてもらえるような話題提供．
  T字杖軽介助下での不整地歩行練習．

Ⅳ. 介入経過

初回介入時，屋外歩行が見守りである以外，ADLは杖または手すりを使用してすべて自立していた．しかし，非効率的な歩行であり易疲労性であった．Hopeである機能回復の可能性は低いと判断したが，事例との関係構築に応じて段階的に受容を促す必要があり，当初は運動麻痺に対する治療も加味し，週2回の頻度で理学療法を継続した．

介入から1か月，麻痺自体の改善は認めていないが，開始当初よりリズミカルに歩けるようになり，150 mほどは疲労なく歩けるようになった．また，障害受容に関しては信頼関係の構築とともに著名人の話題を提

供していき「あの方は脳梗塞を患って数年が経過していますが，現在足の状態はどうなのですかね」など，他者の経過から間接的にご自身の機能回復を考えてもらうよう働きかけた．その後，事例に対し，「2週間前や退院直後と比較して足の動きはどうですか」など，自身の機能的変化を考えてもらうような質問をした．

V．理学療法再評価（介入後2か月）

- 運動麻痺：BRS　左上肢／手指／下肢 Ⅴ／Ⅴ／Ⅳ
- 感覚障害：表在感覚，深部感覚ともに軽度鈍麻
- 筋緊張検査：筋緊張低下−初回介入時より軽度改善
　　　　　　　筋緊張亢進−初回時と著変なし
- 歩行評価：杖なし，GS使用で歩行自立（2動作前型），連続歩行距離は300 m可能となった．300 mほど歩くと脈拍は100回／分以上となるが，初回評価時と同様の50 m歩行では脈拍は70回／分であった．10 m歩行テスト：12秒20歩（最大歩行速度），歩行率（歩／秒）1.7
- 畑作業：畑への移動はT字杖とGS使用，夫またはPTの軽介助で可能．作業はビール瓶が入っているケースを逆さまにし，座りながら行うことで可能．

Ⅵ．考察

　今回，機能回復が難しい事例に対し，障害受容を促すとともに病前の生きがいであった畑作業の再獲得を目指した．

　障害受容には，①ショック期，②否認期，③混乱期，④解決への努力期，⑤受容期の段階がある（図1）．本事例の場合，障害を前向きに捉えられる状況には至っておらず，麻痺の回復に固執していた．著名人を例にした話題では，「あんなに活躍した方でもいまだに足が不自由よね」といった発言があり，他者の後遺障害に対しては理解できていると判断した．一方，本事例の身体に目をむける話題を提供すると「退院直後より少しは歩けるようになりました」とのことであった．その2週間後に再び同じ話題を提供するが「2週間前より少し足が動くようになったような気がします」と自身においては障害を受容しきれていない状況であった．そこで，事実を受け止めたくない気持ちを察したうえで主治医とともに現状を伝え，自身の病に向き合ってもらう選択をした．加えて，当初は「畑作業は麻痺があるからできない」とのことであったが，運動療法や作業方法の工夫により麻痺があってもやれることがあることを体感してもらい，以降のリハ時には必ず畑へ出向くことを実践した．加えて，効率的な歩行をすることで長い距離を歩けることを理解してもらえるよう介入した．その結果，「確かに発症して間もないころは右肩上がりで良くなったけど，最近は少ししか良くなっていない．これが後遺症ということなのかな」といった発言に変化していった．また，歩行に関しては「以前は畑まで来ると疲れていたが，楽になってきた」と発言するようになった．

　障害受容には段階に応じた対応が求められ，相手を敬い，相手の立場に立ち物事を考えていく姿勢が必要である．また，生活期では麻痺にとらわれすぎず，どうしたらその人が少しでも生活を送りやすくなるかを考えることも大切である．今回の事例は，効率的な歩行が可能となったことで畑へ出向く際の疲労感も軽減し，畑作業を再び行おうとするようになった．PTは歩行に着目することが多いが，趣味・生きがいなどへの働きかけは，事例の可能性を拡大させるために重要であると考えられる．「もう良くならないからこれはできない」ではなく，「工夫」することでやればできる可能性があることを提供していく必要性を再認識した．現在（発症約2年が経過），屋外歩行は自立し，畑作業は継続しているという．発病前と同様とはいかないが，できることを行い，収穫した物で料理もしていると述べていた．

ショック期	事実を知ってショックを受け，なすすべもなく呆然とする
否認期	「そんなわけない！」などと強く否定し，認めたくないという気持ちになる
混乱期	否認できない事実と受け止め，怒りや悲しみで心が満たされ，強く落ち込む
努力期	感情的になっても何も変わらないと知り，前向きな解決に向かって努力しようとする
受容期	価値観が変わり，障害をもって生きる自分自身を前向きに捉えるようになる

図1　障害受容のプロセス

[文献]
1) 二木　立：脳卒中患者の障害の構造の研究．総合リハ 11：465-476, 1983
2) 二木　立：脳卒中リハビリテーション患者の早期自立度予測．リハ医学 19：201-223, 1982

中枢神経疾患

発症後6か月が経過した右片麻痺障害者のゴルフ復帰にむけた理学療法士としての関わり

蓮田有莉

I. はじめに

今回，発症後6か月が経過した右片麻痺障害者のゴルフ復帰にむけ，PTとして携わった事例を報告する．発症前のスイングではなく，身体に負担の少ないスイングフォームを参考にしつつ，問題点を抽出しアプローチを行った．ゴルフ復帰が障害受容とADLの向上につながったことも含め報告する．

II. 基本情報・生活歴

- 30代男性，右手利き
- 身長175 cm，体重58 kg，BMI 18.9
- 診断名：脳梗塞（右椎骨動脈遠位部解離）
- 病前生活：焼き鳥屋を自営．趣味は野球やゴルフ（ベストスコア82，ドライバーの飛距離270ヤード）．
- 現病歴：野球の試合中に脳梗塞を発症，急性期病院1か月間，回復期病院4か月間のリハビリテーション後に右下肢オルトップ®装着下で自宅退院した．
- 主訴：思いどおりのゴルフができない
- 画像所見：右小脳と橋底部左側寄り，右後頭葉および右視床に梗塞，右椎骨動脈遠位部解離（V3～V4）

III. 理学療法評価（発症後6か月）

1) 全体像

右片麻痺は残存していたが，左手を器用に使用し，焼き鳥屋に復帰した．ゴルフ復帰への思いが強かったが，現在のゴルフスイングに差を感じ，練習場へ行くことに対して消極的であった．

2) 情報収集

- 運動麻痺：BRS 右上肢/手指/下肢 V/V/V
- 筋緊張検査：右上腕二頭筋と下腿三頭筋 亢進
- 筋力：MMT（右/左）：腹筋・背筋群 5/5，肩・肘関節周囲筋 4/5，手関節周囲筋 3/5，股・膝関節周囲筋 4/5，腓骨筋・下腿三頭筋・足趾屈伸筋 3/5
- 握力（右/左）：14/42.9 kg
- ピンチ力（右/左）：第一指 45/59 kg，第二指 32/58 kg，第三指 46/58 kg，第四指 12/40 kg，第五指 10.5/26.5 kg
- バランス能力：BBS 52点

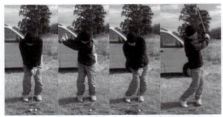

アドレス　トップ　ダウンスイング　フィニッシュ

図1 初回介入時点

- 片脚立位時間（右/左）：13/120秒
- 四肢周径（右/左）：上腕 28/27 cm，前腕 25/24 cm，下腿 36/35 cm，大腿（膝窩上縁15 cm）44/45 cm
- ゴルフ：ドライバーの飛距離は100ヤード

身体に負担の少ないスイングには，スムーズかつ適切な重心移動が重要とされる．まず，アドレス時に左母趾へ体重が移動し，トップ時にかけて右後足部に移動し，ダウンスイング移行時に右母趾へ体重が移動する．その後は，インパクト時にかけて左後足部に体重が移動する．

事例は，常に左下肢重心となり，トップ時も恐怖心があり，右下肢に体重を移動させると右股関節が内旋・内転し，十分な重心移動が行えていなかった．また，ダウンスイング時には右足クローヌスの出現もあり右母趾への体重移動が行えなかった（図1）．

3) 統合と解釈

発症前はドライバーの飛距離が270ヤードだったが，発症後は100ヤードであった．その要因として，第一に，トップ時には体幹の右回旋に伴い右股関節は内外旋中間位を保持する必要があるが，事例は右股関節が内旋しており，右大殿筋・中殿筋・大腿四頭筋・股関節内転筋群・股関節内旋筋群・大腿筋膜張筋の筋力低下に起因すると考えた．また，右足関節周囲筋もMMT 3レベルと低下していたため，末梢部の筋力低下による影響も示唆された．第二の要因として，右下腿三頭筋の筋力低下と足クローヌスによって，ダウンスイング時の右足関節底屈に伴う右後足部から右母趾への体重移動，いわゆる蹴る動作が困難になっていると考えられた．さらに，右下肢はもとより，左下肢においても競技で求められるバランス感覚は不十分であり，またスイング速度の遅延や自身のイメージと実際の動作との乖離があった．

以上から，右下肢の筋力強化，両側のバランス能力強化，ビデオ撮影による視覚的フィードバックを用いた実践練習を中心に介入することとした．

4) 目標設定と介入計画

- ドライバーの飛距離 150ヤード（介入後7か月）

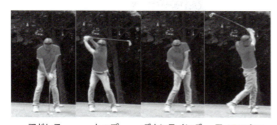

| アドレス | トップ | ダウンスイング | フィニッシュ |

図2 介入後10か月時点

- 筋力やバランス強化練習
- ドライバーの飛距離180ヤード,障害者ゴルフ選手権出場(介入後10か月)
- 筋力やバランス強化練習
- 練習場やラウンドでの実践練習

IV. 介入経過

 介入後6か月間は,自宅内で行える筋力・バランス強化練習を中心に行い,介入後7か月目で練習場での練習を開始した.2か月に1回はラウンドし,実践練習を行った.トップ時の右股関節内旋位に関しては,右下肢の股関節周囲筋と足関節周囲筋の両方の筋力低下を考えアプローチ方法を考えた.しかし,右足関節周囲筋を中心としたトレーニングは右足クローヌスが出現していたため,まずは右股関節周囲筋力の向上を目的としたトレーニングを中心に行った.徐々に右股関節中間位を保持した状態での右下肢への体重移動が可能となったが,右後足部から右母趾への体重移動は依然として困難であった.そこで,事例が最も意識しやすい右の股関節に焦点を当てることとした.右股関節の内旋を意識することで右後足部から右母趾への体重移動が可能となった.また,事例は右手指屈筋力の低下がありクラブを把持し続けることが難しかった.そのため,実践練習のなかで試行錯誤を重ね,左第2指と右第5指を交差させ,右第4指PIP関節を屈曲し左第1指を右手掌に押しつけるという方法を見つけた.

 ゴルフのラウンドは午前と午後で各2時間半行った.ゴルフ場は芝生や坂道など不整な場所が多いため,下肢の疲労感が著しく,歩行時に右立脚中期で反張膝やスイングフォームの崩れを認めた.実践練習を重ねたことやクラブを杖代わりにするなどの工夫により徐々に下肢疲労感は減少し,プレーへの悪影響も最小限となった.

 介入後8か月目で障害者ゴルフ協会が主催する夏合宿に参加した.障害者仲間のプレーやティーチングプロからの指導でゴルフに対する気持ちが変化し,現状の身体でどうプレーするかを貪欲に考えるようになった.介入後10か月目に障害者ゴルフ日本選手権に出場し,片麻痺障害の部で全国8位という結果を収めた(スコア101).発症後のベストスコアであったが,事例は悔しい思いを抱き,障害者ゴルフ選手権で優勝したいという強い意志が生まれた.

V. 理学療法再評価(介入後10か月時点)

 右片麻痺や筋緊張の著変はないが右上下肢筋力と右片脚立位保持時間,握力,四肢周径も改善を認めた.スイング中の重心移動に関しても右下肢に体重が移動でき,右後足部から右母趾にかけての体重移動も右足クローヌスが出現することなくスムーズに行え,ドライバーの飛距離は180ヤードに伸びた(図2).

VI. 考察

 障害者ゴルフ選手権出場にむけ,PTとして10か月間事例に携わった.右片麻痺の改善には重きを置かず,ゴルフスイングに必要な機能・能力に着目してアプローチし,また,ゴルフスイングに重要な体幹筋や左下肢筋力・バランス能力のさらなる強化を図った.結果として,右上下肢筋力やバランス能力は向上し,発症前よりも効率的なスイングが可能となり,初期評価時と比較して飛距離の延長につながった.この要因として筋力・バランス強化練習によるベースアップを図ったこと,実践練習のなかでビデオ撮影をし,確認・修正を行ったことが考えられる.そして,最も影響があったと思われることは練習を重ね努力が自信となり練習場での練習が行えるようになったこと,夏合宿の経験から発症前の自分と比較するのではなく,今の身体でどうプレーするか,勝負をしたいという気持ちの変化があったことが考えられる.健常者では立てなかった舞台でも障害者になったからこそ立てる舞台があることが楽しくて仕方ないと事例は言う.「病気の上に立つ」現在は,健常者や障害者とラウンドに行き,ゴルフを心から楽しんでいる.

 今回,本人の生きがいや趣味を理学療法のなかに取り入れることは障害受容において重要であることを学んだ.しかし,右片麻痺を改善させたほうがよいのか,発症前のスイングを目標とするのか,プロゴルファーのスイングを目標とするのか,現状の身体機能を活かすスイングを目標とするのかいまだに答えは出ない.動作分析を正確かつ頻回に行い,まずは効率のよいスイングを目標としてアプローチし,次に現状の身体機能を理解したうえでのスイングを試行錯誤することが右片麻痺障害者のゴルフ復帰には重要であると考える.

> 中枢神経疾患

一人暮らしを続けるために必要な日常生活能力を多職種連携によって高めた事例

森　隼人

Ⅰ．はじめに

回復期病院から自宅復帰直後の左片麻痺例を担当した．介護保険における訪問リハビリテーション（以下リハ）では介入できる頻度は少ない．そこでサービス担当者会議を通じ多職種と目標を共有し，連携したことで一人暮らしの継続が可能となった一例を報告する．

Ⅱ．基本情報・生活歴

- 48歳，男性
- 身長160cm，体重52kg
- 診断名：脳梗塞後遺症による左片麻痺
- 介護度：要介護3
- 身体障害者手帳：2級（障害年金受給）
- キーパーソン：他県在住の弟
- 現病歴：自宅で就寝中に発症．知り合いに意識なく倒れているところを発見され救急搬送．回復期リハを経て退院となった．
- 利用中の介護保険サービス：訪問介護（週2回），デイサービス（週2回）

Ⅲ．理学療法評価（発症後6か月）

1）全体像
表情は明るく，コミュニケーション良好．体力の維持と転倒予防に対してリハへの期待が大きい．

2）情報収集
- 関節可動域検査：可動域制限は見られない．
- 運動麻痺：BRS 左上肢/手指/下肢 Ⅳ/Ⅲ/Ⅲ
- 筋緊張検査：活動時過緊張，左足関節に軽度の内反尖足
- 感覚機能：障害なし．
- 姿勢反射：立ち直り反応，保護伸展反応とも出現．
- バランス：片脚立位時間（左0秒，右30秒以上），立位時に軽度の左反張膝を認める．
- 高次脳機能：軽度注意障害（気が散りやすい，2つのことを同時に行うことが苦手）
- ADL：BI 95点（入浴で減点）
- 移動：居室内は伝い歩き．プラスチック型短下肢装具（AFO）は玄関に置いたままで未装着のことが多い．屋外はAFOと多点杖を使用する．
- 家屋評価：分譲マンション（築30年）の5階．1階エントランスに3段の階段あり（両側に手すりあり）．居室内は玄関に8cm，トイレ5cm，浴室15cmの段差あり．バリアフリー化や手すりの設置などの住宅改修は未実施．
- Hope：一人暮らしを続けたい．もっと歩けるようになりたい．外に出たい．お風呂に入りたい．

3）統合と解釈
ADLは入浴以外自立しており，一人暮らしは可能と判断できた．ただし，在宅では入院時と比べリハの機会，量がともに減り，普段の活動量も下がることからADLが低下するリスクが高いと予測された．依存度が高い事例ではこの傾向が顕著であることから，「一人暮らしを続けたい」というモチベーションを維持させ，セルフトレーニングによる運動量を確保することが必要と考えた．移動時にAFOを装着せず，内反尖足の増強，分廻し歩行などの異常歩行の原因となる可能性が高いと予測し，介入時やセルフトレーニングの際にAFO装着を指示した．

4）目標設定と介入計画

ⅰ）目標（初回）：開始〜2か月
- 家屋内移動能力の向上（2か月）
  → AFO装着指導，セルフトレーニング指導，居室の整理整頓（掃除）
- 安全な入浴動作の獲得（1か月）
  →浴室まで動線の確認，福祉用具や手すり設置工事の検討，浴室の環境設定，入浴動作の指導

ⅱ）目標（2回目）：2〜4か月
- 安全に調理を行うことができる（2か月）
  →補助具の選定，調理動作の習得，電気調理器への変更
- 買い物ができるようになる（1か月）
  →生協の宅配の利用

ⅲ）目標（3回目）：4〜8か月
- スーパーと自宅の往復ができるようになる（3か月）
  →連続歩行距離の延長，安全な道順の選定
- 商品を買うことができるようになる（1か月）
  →商品の選別，支払い動作練習

Ⅳ．介入経過

1）開始〜2か月
週1回40分のプランで退院翌日から訪問を開始した．段差解消と手すりの設置は，金銭的理由から希望されなかったため手すり代わりに部屋の家具の高さや形状を考慮して配置した．床には衣類や荷物が散乱し，歩行時に転倒するリスクが高かった．整理整頓を促したが，改善しなかったためケアマネジャーに報告し，サービス担当者会議で対応策を検討した．その結果，

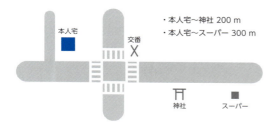

図1 自宅の周辺図

・本人宅〜神社 200 m
・本人宅〜スーパー 300 m

表1 サービス担当者会議での発言のポイント
①一般の人にわかる言葉で話す（専門用語の使用に注意する）
②状態について機能評価よりも能力評価を重点的に話す
③予後について，機能ではなく能力で話す（〜できるようになる）
④協力を求める際は相手の負担になりすぎないように注意する

定期的な環境整備を目的に掃除，洗濯物畳みを訪問介護に依頼することになった．床が整理され移動しやすくなったことで自らもヘルパーと一緒に環境整備をするようになり，訪問介護による掃除は3か月で終了となった．AFOを装着して掃除を行うと荷重ができてバランスが安定して動きやすいということから装着の頻度，時間が増加した．そこでAFOの置き場を玄関からベッド脇に変えることを提案したところ，起床から就寝までの装着が定着した．

入浴は週に2回デイサービスで行っていたが，夏場は汗をかくので自宅でのシャワーを希望された．シャワー浴では浴槽を跨ぐ必要がなく，洗い場に滑り止めマットとシャワーチェアを設置することで安全に行えると判断した．脱衣は立ったまま洗面所で行っていたが，丸椅子を置き，座位で行うように変更した．

2）2〜4か月

シャワー浴を獲得したことで行動意欲が高まり，調理と買い物がしたいという希望が挙がった．ケアマネジャーに連絡し，サービス担当者会議で検討することになった．会議では弟から火災が心配であるとの意見が出たためガス台を電気調理器へ変更した．調理はデイサービスでOTが右片手で行う調理の練習を行い，自宅ではヘルパーまたはPTが動作確認をした．自炊の経験が豊富であったことから献立の決定，食材の選定，道具の選択，味付けまで問題なく行え，OTから片手用調理道具の提供もあり調理が可能になった．

ヘルパーに依頼していた買い物は生協の宅配を利用することになったが，商品が家族むけのため，1人分には量が多すぎて使い勝手が悪く，近所のスーパーに行って買い物がしたいとの希望が挙がった．

3）4〜8か月

調理が自立したことで，近所のスーパーに買い物へ行くという目標が新たに設定された．訪問介護は調理から買い物の付き添いに変更された．周辺調査を行うとスーパーまでは約300 mであった（図1）．交差点の横断には青信号の時間いっぱい（約90秒）を要した．安全に横断するために交差点到着時に青信号でもいったんやり過ごし，次の青信号で横断を開始するように

指示，練習を行った．当初はスーパーまで連続して往復できなかったため神社のベンチで休憩を取るように対応した．以上のポイントは訪問介護事業者に情報提供し，練習状況なども適時情報交換を行った．買い物では両腕が使えるようにショルダータイプの鞄を推薦し，購入後は商品の重さにより重心位置が変わりバランスを崩しやすくなるので注意を促した．支払いは，小銭を取り出す動作が難しかったため，お札で支払う方法で対応した．店員と顔見知りになると，小銭入れから必要な金額を取ってもらう方法が定着した．

V．理学療法再評価（介入後8か月）

1）2か月時点

BRS Ⅳ/Ⅲ/Ⅳ，片脚立位（左）20秒，BI 100点となった．起床中全時間帯でAFOを装着し，安全に伝い歩きが可能になった．掃除，洗濯は自立した．買い物，調理は訪問介護を利用した．

2）4か月時点

身体機能面は変化なし．調理は自助具利用で自立した．買い物は生協の宅配を利用し自立した．

3）8か月時点

身体機能面は変化なし．外出（買い物）するようになり歩行耐久性が向上した．連続歩行時間は1時間以上，連続歩行距離は1 km程度可能であった．

Ⅵ．考察

本事例は身体機能面では大きな変化はみられなかったが，活動意欲の高まりによりADLで種々の向上が見られ，支援なしで一人暮らしが可能になった．在宅生活では入院時と比べリハを高頻度で提供することはできないので，介入時には環境調整，動作時のアドバイスなど間接的アプローチを重点的に行う必要性を感じた．動作の獲得や運動量の維持には日々の練習が必要であるため多職種の協力をサービス担当者会議で求めた．そこで目標や生活動作の注意点，介入時に確認して欲しいことなどの情報を共有し，実施できたことが生活能力の向上につながったと考えられた（表1）．

介入開始時は外出しての買い物が自立するとは思いもしなかった．しかし実際に地域に出てみると街の人々と自然につながり，少しの手助けを受けることで不可能と思われたことが可能になった．この事例から能力向上における社会参加の重要性を認識した．

中枢神経疾患

脳腫瘍に伴い，右片麻痺と高次脳機能障害を呈した長期的な在宅支援の実施例

松田雅弘

Ⅰ．はじめに

本報告は脳腫瘍による脳浮腫で右片麻痺，高次脳機能障害を呈し，自宅退院し最期まで生活を支援した記録である．

Ⅱ．基本情報・生活歴

- 40歳代後半，男性，右手利き
- 診断名：水頭症，神経膠腫
- 現病歴：X年末，右半身のしびれと視機能障害が出現，MRIで左視床・側頭葉を中心に脳幹へ及ぶ異常信号がみられ，症状の経過が極めて速くhigh grade gliomaと診断された．
- 経過：X＋1年1月の術後，脳浮腫による右片麻痺が出現し，リハビリテーション（以下リハ）開始．2月に放射線療法と化学療法を開始したが，3月に腫瘍増大・水頭症によりリハ中止．穿頭術後脳室ドレナージを施行し，劇的に症状改善．リハ再開後，自宅退院し4月より訪問看護・訪問リハを開始．その後，2週間に1回外来診察，薬物療法継続．
- 既往歴：若年性多発性硬化症，髄膜炎，胃潰瘍，脂肪肝，本態性高血圧，急性膵炎
- 退院時ADL：基本的なADLは要介助，寝返り・起き上がり自立，立ち上がりは柵を利用して自立，移乗は見守りレベル，T字杖歩行は軽介助～見守りで屋内短距離可能．
- 環境：マンション6階（エレベーターはあるが，1階に6段程度の階段および手すりあり）
- 社会資源：要介護4．介護ベッド・車椅子は導入済み．母と同居するが日中独居の時間あり．
- Hope：歩きたい，ADLを拡大したい
- 家族Hope：希望をもたせたい，末期ということは伝えたくない（脳腫瘍は伝えてある）

Ⅲ．理学療法評価（発症後5か月：X＋1年4月）

1）全体像
- リハに対する意欲が高い．理論的な性格で，リハに対しても説明を十分納得したうえで実施した．

2）情報収集
- 運動麻痺：BRS 右上肢/手指/下肢 Ⅲ/Ⅲ/Ⅳ
- 関節可動域検査：右肩関節屈曲，外転で疼痛による制限，右足関節背屈に筋緊張による制限がある
- 筋緊張検査：低下－右上下肢，体幹
  亢進－両脊柱起立筋，両広背筋，右大腿筋膜張筋，右ハムストリングス，右下腿三頭筋
- 筋力：MMT　非麻痺側上下肢5，体幹3
- 疼痛：右上下肢に異常な疼痛，右肩関節に安静時NRS 5～7．亜脱臼2横指
- 感覚機能：表在・深部感覚とも重度鈍麻
- 脳神経検査：視神経（同名半盲），動眼・滑車・外転神経（複視，眼振）に障害あり
- 高次脳機能検査：右半側身体失認，注意障害，短期記憶の低下
- 姿勢反射：体幹の立ち直り反応が弱く，遅れて出現する．保護伸展反応は全方向で減弱．
- ADL：FIM 97点（移動・整容・入浴で介助）

3）統合と解釈

右片麻痺・右半側身体失認・注意障害により，右上下肢の置き忘れなど基本動作能力に影響を及ぼし，さらに視野障害による疲労が活動意欲の弊害になった．リハに対する意欲は高いが，疼痛によってADLの介助を求めるなど依存的な傾向がみられた．屋外は車椅子移動だが，マンションを出るために階段昇降が必須で，歩行能力を向上させる必要性があった．歩行でも右下肢位置感覚障害，右同名半盲，さらに，十分な注意が周辺環境に向かず転倒の危険性が高かった．

4）目標設定と介入計画（初期）

- 階段昇降動作を家族の軽介助で安全に実施（～2週）
  →右への注意喚起，階段昇降練習，家族への介助指導
- 疼痛軽減と随意性向上，日常の右上下肢の参加（～1年）
  →右肩関節脱臼改善（1横指），随意性向上と右上下肢の身体意識の改善
- 歩行能力の向上による屋外移動に対する意欲向上（～3か月）
  →歩行時の右が見えない恐怖感の改善（身体図式の改変），歩行練習による歩行距離の拡大

Ⅳ．病状の経過

X＋1年5月～X＋2年5月は，神経症状の変化なく経過した（①病状安定期）．X＋2年5～11月は，高次脳機能障害や身体機能が徐々に低下し，肺炎（4週）と化学療法（1週）で入院する期間もあった（②病状進行期）．その後，X＋2年11月～翌年1月は，急速に病勢が強まり，緩和的対応が中心となった（③ターミナル期）．

Ⅴ．リハ経過 表1

1）病状安定期（X＋1年5月～X＋2年5月）

Nsに対して入浴動作の注意点を伝え，母と近隣に住

む兄弟にはトイレ動作，階段昇降動作を指導した．右側身体意識が高まったことで立位バランスが改善し，屋外歩行は近位見守りで50m可能になった．

2) 病状進行期（X＋2年5～11月）

肺炎退院後に短期記憶，指示理解，立位保持時間の低下とともにリハ意欲が徐々に低下し，トイレ動作や起き上がり動作は自力で困難となった．離床時間の確保や歩行練習に加え，家族指導，ポータブルトイレや訪問入浴を導入して生活環境も調整した．

3) ターミナル期（X＋2年11月～翌年1月）

座位姿勢保持が困難となり，ヘッドレスト付きの車椅子をレンタル，発語がほとんどなくなり，水分の摂取量や栄養状態も低下した．喀痰も困難になり，吸引器の導入，家族の食形態を考慮した食事指導，基本動作の介助方法やマッサージ方法の指導を実施した．

VI. 理学療法再評価と目標の変遷

1) 病状安定期

右上下肢のBRSに変更はないが，過剰な筋緊張の軽減と分離運動がみられ，本人もその変化を自覚できた．適切な右側への注意喚起により，無意識に右側への注意が可能となった影響で歩行時の右足部クリアランスの改善，右立脚時の安定性が向上して，階段昇降で介助量が軽減し屋外に行く機会が増えた．しかし，右上下肢の疼痛がNRS 3～7と変動するが，徐々に疼痛への主訴が強まり活動性の低下につながる主要因だったため，疼痛改善も主たる目標の1つとした．

2) 病状進行期

運動麻痺はBRSがすべてⅡとなり，非麻痺側の筋力が5→4と低下，少しの動作で息切れが著明となった．手すりを利用した立位は不安定になり，生活における介助量が増大した．廃用の予防のために全体的な活動性の向上を目標とし，リハ頻度の確保，離床時間を積極的に増やした．

3) ターミナル期

運動麻痺の進行により全身の筋緊張の低下，立ち直り反応の低下により座位保持が困難となり，息切れや喀痰困難などの呼吸機能も低下した．離床時間の確保，呼吸リハによる呼吸機能の維持，家族との生活時間や関わりを増やすことを目標として取り組んだ．

VII. 考察

原発は脳腫瘍だが長期間にわたり右片麻痺と高次脳機能障害を呈し，家族を中心とした取り組みにより，在宅でターミナル期まで支援した事例である．術後に回復したが水頭症により機能低下してから日数が浅いことから，麻痺側への積極的な運動介入と右側への注意喚

表1 本事例の経過とサービスの導入

経過		状態	サービス
X＋1年	5月	大学病院退院．ADL要介助もトイレ動作自立，t字杖歩行近位見守りレベル 独居となる時間のトイレ動作は自立	訪問介護2回/週，リハ1回/週
	10月	右肩の疼痛悪化，屋外歩行30m程度可能	訪問介護2回/週，リハ2回/週，整形クリニック1回/週
X＋2年	5月	屋外歩行50m程度可能 機能レベルは向上したが，疼痛により生活意欲低下	訪問介護2回/週，リハ2回/週，整形クリニック1回/月，通所リハ2回/月
	7月	4週間の肺炎による入院後に一時退院するが，化学療法で1週間入院．頭痛の頻度も上がり，視野も狭くなり，起きて物を見るのが「辛い」という言葉も聞かれ，臥床時間が増大した．トイレ動作に見守り・介助が必要となる	訪問介護2回/週，リハ2回/週，整形クリニック1回/月 ヘルパー：日中
	9月	移乗・トイレ動作の介助量増加 ADLの介助量が増え，離床時間の低下 ポータブルトイレの導入	訪問介護2回/週，リハ2回/週 ヘルパー：日中 訪問入浴 1回/週
	11月	3週間の肺炎による入院 ADL全介助，排痰困難，経口摂取量の低下 吸引器，ヘッドレスト付き車椅子の導入	訪問介護3回/週，リハ2回/週 ヘルパー：日中 訪問入浴 1回/週

起によって歩行機能の改善が見込めると考え，歩行能力向上を主目標とした．在宅リハにおいてリハ時間以外の介入が重要であり，生活での歩行機会，介助量を調整したADLの実施にむけて，Nsや家族にも協力を得ながら取り組んだことで，初期には機能改善がみられ屋外歩行へとつながったと考えられる．右肩関節の亜脱臼や，中枢性の疼痛が最期まで残存したことによる活動性の低下が廃用性の機能低下につながり，併せて運動麻痺の進行とともに基本的動作能力が低下したと考えられる．事例に関わる全員で離床時間を増やし，日常の生活でも介助量を調整して積極的にリハへ関与したため，機能低下を緩徐に抑えることができた．

ターミナル期では呼吸・摂食を含めた生命維持，立ち直り反応の減弱による姿勢保持が困難となった．座位保持を促して家族と食事練習や日常活動への介助指導をすることで，事例の機能向上だけではなく不安な家族の安心感の向上につながった．在宅では身体状態に応じた取り組みを家族，関係者で適宜情報交換し，適切なサービスの導入，福祉用具などの環境調整を実施することが，機能へのアプローチと合わせて生活を支援するために必要だと考えられる．

運動器疾患

自覚的脚長差を呈した人工股関節全置換術術後患者に対する理学療法の経験

茂木宏昌

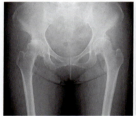 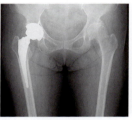

図1 術前X線像　　図2 術後X線像

I．はじめに

今回，人工股関節全置換術術後に自覚的脚長差を認め，跛行を呈していた事例を担当した．誤学習による習慣性跛行の定着に留意し，段階的な歩行練習の導入に配慮を行い，理学療法を進めた一例について報告する．

II．基本情報・生活歴

- 70代，女性
- 身長148 cm，体重45 kg，BMI 20.5
- 診断名：両側変形性股関節症
- X線所見（図1）：関節裂隙の狭小化，関節面の骨硬化像，骨棘あり
- 現病歴：3年前より右股関節痛が出現．2か月前より疼痛が増強，歩行困難感が出現．手術目的で当院へ入院となり，術後1日目より理学療法が処方された．
- 病前生活：疼痛が強いながらも我慢して動いていたため，比較的活動量は保たれていた．連続歩行時間は杖なしで30分程度，それ以上は杖を使用し，買い物や外出をしていた．靴下の着脱，爪切り，浴槽のまたぎ動作は行えず要介助．
- Hope：杖を使わないで綺麗に歩けるようになりたい
- 既往症：高血圧症，脂質異常症
- 手術所見：右人工股関節全置換術 THA；ALS Approach（前方アプローチ，筋非切離）（図2）

III．理学療法評価（術後2日目）

1) 主訴

「右足が長い感じがする」「痛みがあり，足が動かしにくい」

2) 視診・触診：

右大腿部全体に軽度の熱感・腫脹あり．

3) 疼痛

夜間痛なし，体動時に右大腿前面 NRS 4，右下肢振り出し時に大腿前面 NRS 4〜5，右下肢荷重時に大腿内側部 NRS 2〜3

4) 関節可動域検査（右/左，単位［°］）

股関節屈曲 85/100，伸展 0 p/10，外転 20 p/25，内転 0/10，外旋 30/35，内旋 10/15

5) MMT（右/左）

腸腰筋 2/5，大殿筋 2/4，中殿筋 2/4，大腿四頭筋 4/5，前脛骨筋 5/5

6) 整形外科的テスト

Thomas Test，Ober Test ともに右側陽性

7) 肢長（右/左，単位［cm］）

SMD 71.5/71.5，TMD 67.0/67.0

8) 姿勢・動作分析

立位：手支持ありで自立レベル．上肢を過剰に使用，荷重量は左下肢へ偏位．右膝関節軽度屈曲位，骨盤右回旋位．

歩行（平行棒内）：右下肢立脚時には上肢を過剰に使用しており，立脚時間の短縮が著明．特に，右立脚中期から後期が短縮，骨盤右回旋での代償動作，墜落性跛行あり．右下肢立脚時に股関節外転位で接地，Duchenne現象あり．立位・歩行ともに自覚的脚長差（右＞左）の訴えあり．

9) ADL

BI 70点（減点：入浴，歩行，階段，更衣．その他，自立）

10) 統合と解釈

術直後の炎症期であり，可動域制限や筋力低下などの股関節機能の障害が認められたが，比較的疼痛が少なく，術前の動作能力および活動量を考慮すると，早期に歩行は再獲得できると予測した．本事例は，術前の活動性が比較的高く，退院後も買い物や外出が必要となるため，歩行の再獲得に加えて質的向上が最終目標となり，その要素となる機能を改善することが重要と考えた．

手術により構造的脚長差の是正はされたが，自覚的脚長差を認めた．この自覚的脚長差は，手術による脚延長に伴う股関節周囲筋の伸張，外転筋の筋力低下，股関節の内転可動域制限が引き起こしていると考えた．また，歩行時は自覚的脚長差，股関節伸展・内転可動域制限，股関節周囲筋の筋力低下による支持性低下のため墜落性跛行がみられていると推測した．歩容は術後の機能障害による影響だけでなく，術前の歩容の影響も受けていると考えた．

疼痛に配慮しながら，ROMの拡大や股関節周囲筋の筋力増強を中心に実施することとした．術後のアラ

イメント変化に伴うボディイメージの変化に配慮し，股関節の分離運動や骨盤・股関節中間位での運動学習を進めていく．荷重位では骨盤水平位での立位・歩行を学習させ，代償動作や不良パターンを学習させないよう指示・誘導を行うこととした．

11) 目標設定と介入計画
- 歩行器歩行の獲得（1週）
  → ROM練習（股関節伸展・内転），筋力強化練習（股関節外転筋），荷重練習（骨盤水平位を意識して）
- T字杖歩行の獲得（2週）
  → 代償動作に留意したT字杖歩行練習，荷重練習
- 屋外歩行の獲得（3週）
  → 屋外歩行練習，応用歩行練習

本事例は跛行への認識が乏しく，跛行による2次的障害に留意する必要があり，視覚フィードバックとして鏡を用い，誤学習を進めないようにした．

Ⅳ．介入経過

術後2日目よりリハビリテーション室で平行棒から歩行練習を開始した．術後3日目には疼痛が自制内で経過していたため，歩行器での歩行練習に移行した．動作時には上肢を過剰に用いており，右下肢立脚時に股関節外転位での接地となり荷重が不十分であったため，鏡を使用した視覚的フィードバックを用いて姿勢を意識しながら歩行練習を実施した．術後5日目には端座位にて股関節屈曲・外転・外旋もしくは長座位にてつま先に手が届くようになった．術後7日目には歩行器での移動が安定，自覚的脚長差がほぼ消失したため，院内の移動を車椅子から歩行器での歩行へと変更した．術後8日目にはT字杖歩行練習を開始したが，右立脚後期で大腿前面，術創部周囲に自制内で疼痛があり，骨盤右回旋での代償動作を認めた．術後14日目までは歩行距離の延長に伴い，代償動作を認めたため，あえて歩行距離を延ばさず短距離を反復して練習した．術後16日目には病院内T字杖歩行が自立し，自覚的脚長差は完全に消失した．入浴動作および床上動作が可能となった．術後21日目に自宅退院となった．

Ⅴ．理学療法再評価（退院時：術後20日目）

1) 主訴
「歩いていても疲れにくくなった」
2) 疼痛
運動時および荷重時の疼痛なし
3) 関節可動域検査（右/左，単位[°]）
股関節屈曲100/105，伸展10/15，外転30/30，内転10/15，外旋40/50，内旋20/30
4) MMT（右/左）
腸腰筋4/5，大殿筋4/5，中殿筋5/5，内転筋群5/5，外旋筋群4/5，内旋筋群5/5，大腿四頭筋5/5，ハムストリングス5/5，前脛骨筋5/5
5) 整形外科的テスト
Thomas Test 陰性，Ober Test 右側陽性
6) 肢長（右/左，単位[cm]）
SMD 71.5/71.5，TMD 67.0/67.0
7) 動作分析
T字杖歩行：右立脚期のDuchenne現象軽度残存．歩行距離の延長（1 km程度）に伴い，徐々に体幹回旋運動が減少．墜落性跛行消失．
10 m歩行（T字杖）：16歩 8.2秒
片脚立位保持時間：右34.8秒，左81.0秒
8) ADL
BI 100点
階段昇降：手すり使用1足1段，杖使用2足1段
9) JOAスコア
右84点：疼痛40，可動域16，歩行10，ADL 18
左84点：疼痛40，可動域16
10) 日本整形外科学会股関節疾患評価質問票
VAS：0 mm，痛み：28/28，動作：23/28，メンタル：28/28，合計：79/84

Ⅵ．考察

本事例は股関節を中心に機能改善を図るとともに，自覚的脚長差および跛行に留意した段階的な歩行練習が重要であった．骨盤の水平位を意識した立位・歩行練習が有効であり，自覚的脚長差の要因を特定して介入することで，跛行や代償動作の改善に役立ったと考えた．術後の経過に応じて，視覚的フィードバックによる運動学習を進めるとともに，杖歩行への移行を見据えて，上肢での支持量を徐々に減らしながら術側下肢への荷重を学習させた．その結果，不良肢位での誤学習を最小限に留め，良肢位での歩行の獲得ができたと考える．

一方，杖なしでの歩行を希望されていたが，退院時には屋外移動時には杖を使用するよう奨励した．人工股関節の2次固定には時間を要し，筋力低下や跛行が残存している状態での杖なし歩行を行うことで，人工関節のゆるみなどの2次的な障害が生じやすい．本事例は非術側股関節にも変形性関節症があり，関節への負荷も考慮するべきであり今後は術側股関節の2次的障害の予防のみならず，非術側股関節に対しても配慮した運動指導および生活指導が重要である．

運動器疾患

大腿骨転子部骨折術後，姿勢に注目し介入した結果，早期歩行自立が可能となった事例

征矢直之

Ⅰ．はじめに

大腿骨転子部骨折に対する手術後，歩行時にトレンデレンブルグ徴候を伴う強い不安定性を呈した事例を担当した．姿勢・動作の評価から骨盤アライメント不良が動作の不安定性につながっていると捉え介入した結果，早期に歩行自立できたため報告する．

Ⅱ．基本情報・生活歴

- 70歳代，女性
- 身長 153 cm，体重 80 kg，BMI 34.2
- 職業：専業主婦，家族構成：夫と2人暮らし
- 主訴：左足に力が入らなくて歩けない
- Hope：杖をついてでもいいから歩けるようになりたい．買い物に行けるようになりたい．
- Need：T字杖での屋外歩行獲得
- 診断名：左大腿骨転子部骨折（Evans分類 Type 1, Group 3）
- 手術：ORIF（γ-nail），主な侵襲組織：中殿筋，大腿筋膜張筋．医師の指示，術後翌日から全荷重許可
- 既往歴：糖尿病，高血圧，骨粗鬆症
- 病前生活：日常生活自立．自転車を使用．
- 現病歴：自転車にまたがろうとして転倒し，救急搬送され入院．手術後，翌日より理学療法開始．

Ⅲ．理学療法評価（術後3〜4日目）

1) 全体像：リハビリテーションに対し意欲が強く協力的．
2) 疼痛（NSR）
- 安静時痛なし
- 運動時痛：左股関節外転時，股内転筋群に伸張痛 3/10・左股関節伸展時，腸腰筋に伸張痛 3/10・歩行時，左大腿筋膜張筋に鈍痛 5/10
3) 立位姿勢アライメント：腰椎前弯増強，腰椎左側屈位，骨盤前傾・左挙上位，左股関節屈曲・内転位，右膝関節内反位，両膝関節屈曲位 図1
4) ROMテスト（右/左）：股関節外転 45°/30°p，伸展 5°/−10°p，膝関節伸展 −25°/−20°
5) 筋緊張評価：亢進；左股関節内転筋群，左外腹斜筋，左腰方形筋，腰背部筋群
6) 整形外科的テスト：Thomas Test 左側陽性（膝窩と床の距離：約4横指）

7) MMT（右/左）：中殿筋 3/2，大殿筋 3/2，腹筋群 2
8) 座位バランス（自動運動）
　左への重心移動時：腰椎部での立ち直りはなく，胸腰椎部の左側屈がみられる．
9) 立位バランス（自動運動）
　左への重心移動時：トレンデレンブルグ徴候と腰椎左側屈位のまま骨盤の過度な後方・左側方偏位あり（相対的に上半身重心の右側方偏位，左股関節屈曲・内転位を呈す）．左側片脚立位保持不可．

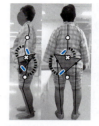

図1 立位アライメント

10) 歩行：平行棒内両手支持，2動作揃え型．見守りレベル
- 左IC：踵接地はなく，左膝屈曲位で足底接地．
- 左LR：骨盤後方・左側方偏位，左トレンデレンブルグ徴候（＋）．左大腿筋膜張筋に疼痛あり．
- 左MSt：さらに骨盤後方・左側方偏位，左トレンデレンブルグ徴候が増強．
- 左TSt〜PSw：左股関節伸展せず，屈曲位のまま膝屈曲し踵離地（forefoot rocker消失）．
- 左ISw〜TSw：体幹伸展しながら左股関節屈曲，膝関節伸展し左下肢を振り出し，膝屈曲位で足底接地のICを迎える．
11) ADL：BI 45/100（減点：移乗，トイレ，入浴，階段，排尿・排便コントロール）
12) 統合と解釈

立位姿勢から，骨盤前傾・左挙上位かつ左股関節屈曲・内転位であり，左股関節屈筋・内転筋群の過緊張を助長し，その相反抑制により左股関節外転・伸展筋が機能しにくい状態であると考えた．実際にROMテストで筋の過緊張による伸展・外転可動域制限，MMTで左中殿筋・大殿筋の筋力低下を認めた．また，左中殿筋は手術侵襲されていることも筋力低下の要因に挙げられる．腰椎は伸展，左側屈位となっており，腰背部筋，左腹斜筋群の短縮，腰椎屈曲，右側屈の可動性低下がみられた．

立位バランス評価では，左側方重心移動時に，骨盤の過度な後方・左側方偏位がみられ腰椎左側屈位，左股関節屈曲・内転位がさらに増大する肢位となっていた．これは歩行中の立脚中期のアライメントと同じであり，左中殿筋・大殿筋の機能不全を示唆している．そのため代償的に大腿筋膜張筋に過負荷がかかり疼痛が生じていると推論した．

つまり，立位アライメント不良と手術侵襲の双方の影響により引き起こされた中殿筋・大殿筋の機能低下が，歩行時の側方不安定性と疼痛，股関節伸展不全に

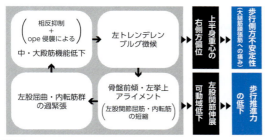

図2 骨盤アライメント不良による悪循環

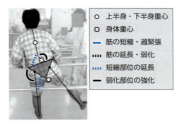

図3 骨盤アライメント修正トレーニング

よる推進力低下の原因であると考えた（図2）．
13）目標設定と介入計画
- STG：病棟でのT字杖歩行自立（2週）
- LTG：買い物の自立（4週）

Hopeである買い物の自立にむけて，早期の歩行獲得が必須であり，下記プログラムを実施することにした．①左股関節屈筋・内転筋群の筋緊張の抑制，②腰背部・左側腹部筋群の伸張性改善，③右への立ち直り反応の促通，④左股関節伸展・外転の可動域・筋力改善（大殿筋強化は背筋群での代償を抑制した腹筋群との同時収縮，中殿筋強化は左骨盤挙上による代償を抑制した両股関節同時外転運動から開始），⑤歩行練習

Ⅳ．介入経過

1) 平行棒内両手支持歩行練習導入期（術後3〜7日）：歩行時の左トレンデレンブルグ徴候と大腿筋膜張筋の疼痛が改善．平行棒内歩行が前型で自立．
2) 歩行器歩行，T字杖歩行練習導入期（術後8〜17日）：立位での左中殿筋と右腰方形筋，外腹斜筋（右骨盤を挙上する筋）との同時収縮運動と，骨盤左挙上位の是正を狙った立位バランス練習を追加（図3）．その結果，左股関節内外転中間位での荷重が可能となり歩行が安定．術後13日目に病棟内T字杖歩行を導入できた．
3) 退院準備期（術後18〜24日）：階段昇降，応用動作練習，屋外歩行練習を実施．自宅退院となった．

Ⅴ．理学療法再評価（術後24日目）

1) 疼痛
- 運動時痛：左股関節外転時の股内転筋群伸張痛，股関節伸展時の腸腰筋伸張痛とも1/10に軽減．
- 歩行時痛：なし
2) 立位姿勢アライメント：骨盤軽度前傾・左軽度挙上位（腸骨稜左右差1横指）
3) ROMテスト：左股関節外転：40°，伸展：−5°
4) 筋緊張評価
  亢進が軽減した筋：左股関節内転筋群，腰背部筋群

5) 整形外科的テスト：Thomas Test 左側陽性（膝窩と床との距離：約1横指）
6) MMT（右/左）：中殿筋 4/4，大殿筋 3/3
7) 座位バランス（自動運動）
  左への重心移動時：腰椎部での右への立ち直り反応あり．
8) 立位バランス（自動運動）
  左への重心移動時：トレンデレンブルグ徴候消失．腰部体幹の立ち直り反応あり．左側片脚立位保持可（骨盤右挙上位）
9) 歩行：T字杖歩行，2動作前型自立レベル
  左LRでのトレンデレンブルグ徴候は消失．左MSt〜PSwでの骨盤後方・左側方偏位が減少．股関節伸展とankle rocker〜forefoot rockerによる蹴り出しあり．
10) ADL：BI 100/100

Ⅵ．考察

姿勢，動作の評価から筋の過緊張・短縮部位と，延長・弱化部位とを予測しながら評価・治療を進めた．その結果，図2に示した骨盤アライメント不良による悪循環が生じていることが明らかになった．そこで，Needである歩行の自立へむけて，短縮部位の延長，弱化部位の強化により立位アライメントを修正し，股関節屈曲・内転位での荷重パターンを是正できたことが早期歩行獲得につながったと考える．

動作の不安定性の原因を捉えていくなかで，病態により生じる機能低下の影響と，姿勢や動作パターンが患部に及ぼす影響を予測し評価を進める方法は有効であると考える．特に手術後急性期は，患者の全身状態が安定しているとはいえない．また疼痛や術創部保護の観点からも，評価にかける時間が限られており，患者がとれる肢位も限られている．そのため，臨床的には運動療法と評価を同時進行する場合が多い．今回のような姿勢や動作から個別の筋の状態を推測していく方法は効率的であり，さらに患者への負担も少ないため有用であると考える．

運動器疾患

階段降段動作困難感に対して動作パターンを考慮しながら介入した人工膝関節全置換術後の女性事例

古谷英孝

Ⅰ．はじめに

左変形性膝関節症により左TKAを施行し，術後2か月経過した時点で階段降段動作に困難感と疼痛を訴えていた事例を担当した．降段動作に必要な筋力に加えて，動作パターン不良に着目し，理学療法を施行した結果，良好な改善が得られたので報告する．

Ⅱ．基本情報・生活歴

- 60歳代前半，女性
- 身長155 cm，体重60 kg，BMI 25
- 職業：清掃業（パート）．ビルの清掃を担当しており，階段をよく使用する．
- 診断名：左変形性膝関節症
- X線画像所見（図1）：インプラント設置位置良好
- インプラント：後十字靱帯温存型TKA
- 現病歴：10年前より疼痛が出現，左変形性膝関節症と診断され，TKAを施行した．術後経過は良好，当院の3週間入院プロトコールから外れることなく退院の運びとなった．退院後，家庭の事情により外来理学療法を行うことができず，自宅でのセルフエクササイズがメインであったが，術後2か月の時点で，外来理学療法が開始された．
- 既往歴：左膝半月板損傷（20歳）

Ⅲ．理学療法評価（外来理学療法開始時）

1）主訴・Hope

「階段を降りるときに膝に力が入りづらく，スムーズに降りることができない．手すりが必要」「降りるときに膝の内側が痛い」「仕事復帰するうえで階段を手すりなしで，スムーズに降りられるようになりたい」

2）疼痛検査（NRS）

- 安静時痛 0/10，歩行時痛 0/10，階段昇段動作時痛 0/10，階段降段動作時痛 5/10（部位：膝内側），圧痛 5/10（部位：内側側副靱帯）

3）関節可動域検査（右/左）

- 膝関節：伸展 0°/0°，屈曲 140°/125°
- 股関節・足関節：著明な可動域制限なし

4）筋力検査

- Extension Lag Test（右/左）：（−）/（＋）
- 内側広筋の収縮：右と比較し，左は収縮時の筋硬度低下と膝蓋骨上方移動量の低下を認める．

5）整形外科的テスト（右/左）

- Thomas Test：（−）/（＋）
- Ober Test：（−）/（＋）

6）運動検査（代償動作の観察）

左下肢では下記の代償動作が観察された．

- SLRテスト（背臥位）：股関節内転・内旋運動で代償
- 股関節外転（側臥位）：股関節内旋・屈曲運動で代償
- 股関節屈曲（座位）：骨盤後傾運動で代償

7）機能的脚長差（臍果長）：左右差なし

8）動作分析

- 歩容：左トレンデレンブルグ歩行
- 階段昇段：1足1段手すりなしで可能
- 階段降段：1足1段手すり使用．骨盤後傾位による後方重心，股関節内転・内旋位，膝関節外反位での動作パターンを呈する（図2）．

9）片脚スクワットテスト

降段動作と同様の動作パターン．疼痛も同部位に出現．骨盤前傾を意識させ，PTが徒手的に左股関節内転・内旋運動を制御すると膝内側部痛が軽減．

10）統合と解釈

本事例は，階段降段動作に必要な膝関節屈曲可動域が保たれているが，術側を支持脚とした降段動作中に「膝に力が入りづらく，スムーズに降りることができない」「膝の内側が痛い」という訴えであった．

また，2か月後に仕事復帰を希望していた．仕事上では，手すりなしで荷物を持ちながら階段昇降動作を行うため，復帰には，その動作獲得が必要不可欠であった．

昇段動作は問題ないこと，著明な下肢の可動域制限がないことから，下肢筋力および動作パターンが原因であると仮説を立てた．仮説を検証するために，筋力検査と動作分析を行った結果，筋力検査では，Extension Lag Test陽性，内側広筋の収縮不足が確認できた．降段動作分析では，左立脚相において，骨盤後傾位による後方重心，股関節内転・内旋位，膝関節外反位となる動作パターンを呈していた．運動検査や，片脚スクワットテストにおいても降段動作と同様の動作パターンが観察された．

降段時痛は，部位と圧痛所見から内側側副靱帯に疼痛が生じていると考えた．片脚スクワットテストの結果と合わせると，膝痛は股関節の内転・内旋動作が膝関節を外反させ，内側側副靱帯にストレスを与えることで発生していると推察した．

以上より，大腿四頭筋の筋力低下，骨盤・股関節コントロール不良（特に骨盤前傾運動の不足），股関節外転・外旋筋の収縮不全が問題点であると考えた．

降段動作および疼痛改善にむけたプログラムとし

表1 段階的エクササイズ

	Stage I	Stage II	Stage III
目的	・大腿四頭筋の筋力強化 ・骨盤・股関節動作パターンの修正	・両側CKCでの骨盤・股関節コントロール ・膝関節外反を抑制した動作パターンの獲得	・片脚CKCでの骨盤・股関節コントロール ・降段動作に必要な大腿四頭筋,下腿三頭筋の遠心性収縮の獲得
方法	・骨盤前傾動作(座位) ・leg extensionエクササイズ ・股関節外転外旋を意識したSLR ・股関節外転運動	・立ち上がり練習 ・スクワット *骨盤の前傾,股関節外転・外旋を意識させ,膝関節外反を制御	・術側を支持脚としたleg reachエクササイズ

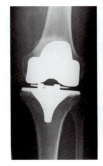

図1 X線像

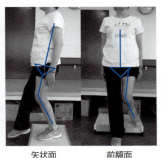

矢状面　　前額面

図2 降段動作

て,疼痛部位にストレスを加えず,疼痛を悪化させないために,段階的エクササイズを選択した(表1).

11) 目標設定と介入計画

STG(1か月):降段動作時の困難感および疼痛の軽減

LTG(2か月):仕事復帰,階段降段動作の獲得

IV. 介入経過

頻度は週1〜2回とし,ホームエクササイズは,運動を習慣化するために,日課表を作成し使用した.介入1週後,OKCでの代償動作が改善されたため,Stage IIへ移行した.Stage IIでは,立ち上がりやスクワット時に,膝関節が外反しないよう鏡を用い,視覚的フィードバックを利用したトレーニングを実施した.介入から3週間後,両側CKCでの膝関節外反が改善したため,Stage IIIへと移行した.

また,動作エクササイズとして,台を用いた降段動作エクササイズや実際の階段でのエクササイズを行った.

膝の熱感,疼痛の増悪,腫脹をチェックし,処方した運動が高負荷になっていないかを毎回確認した.

V. 理学療法再評価(1か月)

1) 疼痛検査(NRS)
- 階段降段動作時痛 1/10(部位:膝内側),圧痛 1/10 (部位:内側側副靱帯)

2) 筋力検査
- Extension Lag Test(右/左)(−)/(−)
- 内側広筋の収縮:収縮時筋硬度,膝蓋骨上方移動量に左右差なし

3) 動作分析
- 歩容:左トレンデレンブルグ歩行改善
- 階段降段動作:1足1段手すりなしで可能.骨盤前傾位となり後方重心が改善.股関節内転・内旋位,膝関節外反位が改善
- 階段降段動作時には,自覚的に左下肢に力が入るようになり,大腿四頭筋と下腿三頭筋の遠心性の収縮を使いスムーズな降段が行えるようになった

4) 片脚スクワットテスト:膝関節外反位改善

しかし,3kgの荷物を持ちながらの片脚スクワットでは,膝関節外反位となる

VI. 考察

TKA術後患者の階段昇降は,他のADLと比較して顕著に低下を示す動作[1]で,特に降段動作は,術後2年経過しても困難感を有する患者が少なくない[2].降段動作は,歩行時の約4倍もの膝伸展モーメントが必要である[3].TKA術後患者は,術前と比較し大腿四頭筋の筋力は改善するが,同年代の健常者の筋力には到達しないことが報告されている[2].

本事例も,降段動作で困難感と疼痛を訴えていた.今回,降段動作に必要な大腿四頭筋の筋力低下改善に加え,降段動作パターンに着目して理学療法介入を行うことで良好な結果が得られたと考える.また,日課表を用いてトレーニングを習慣化したこと,疼痛を増強させないために段階的エクササイズ法を用いたことも良好な結果が得られた要因であると考える.

結果,本事例は,Hopeであった仕事復帰が可能となった.今後も疼痛再発の有無を評価しながら,セルフケア指導も含め,理学療法プログラムを再考していく予定である.

[文献]

1) Finch E, et al : Functional ability perceived by individuals following total knee arthroplasty compared to age-matched individuals without knee disability. J Orthop Sports Phys Ther 27 : 255-263, 1998
2) 大島理恵,他:人工膝関節置換術後の疼痛および身体機能の回復過程.理学療法東京 4:20-27, 2016
3) Saari T, et al : Total knee replacement influences both knee and hip joint kinematics during stair climbing. Int Orthop 28 : 82-86, 2004

運動器疾患

半腱様筋腱を用いたACL再建術後事例
―腱採取部に着目した術後3か月までのリハビリテーション

来住野麻美　窪田智史

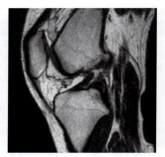

図1 術前MRI

I. はじめに

膝前十字靱帯(anterior cruciate ligament；ACL)再建術後のリハビリテーションは移植腱や骨孔の保護を考慮したうえで，術後からスポーツ復帰まで時期に応じた対応が必要となる．特に術後3か月まではその後に続くアスレティックリハビリテーションをスムーズに進めるため，筋機能不全やマルアライメントが最小限となるよう努めなければならない．

今回，半腱様筋(semitendinosus；ST)腱を用いたACL再建術後に腱採取部に着目してリハビリテーションを行った事例の経過を報告する．

II. 基本情報・医学的情報

- 高校3年生，女子
- 身長157 cm，体重53 kg，BMI 21.5
- 診断名：左ACL損傷
- 現病歴：サッカーの試合中ボールを奪いにいって左足(軸足)が滑りバランスを崩し転倒して受傷．他院でACL損傷と診断をされたが経過観察．受傷から3か月後の練習中に膝崩れが生じたため当センター受診し，手術を施行．
- MRI所見(図1)：ACL大腿骨側での断裂
- 手術：自家腱(ST)を使用したACL再建術(single bundle)

III. 理学療法評価(術後約10日)

1) 総合的情報
　・スポーツ：サッカー
　・Need：高校卒業後のスポーツ継続
　(社会人サッカーチームへ入団予定)
2) 炎症症状：関節内腫脹(＋)，熱感(＋)，安静時痛(＋)
3) 関節可動域：左膝関節屈曲85°，伸展−5°
4) 脛骨可動性(左下肢)：内側の後方可動性低下
5) 静的下肢アライメント(非荷重位)：左股関節軽度外旋位，下腿外旋位，足部内反位
6) tightness：左大腿二頭筋，腸脛靱帯
7) 筋収縮不全：左内側広筋，左ST
8) 歩行：左立脚中期〜後期の膝関節伸展減少，足部外側荷重，遊脚相の膝関節屈曲減少

9) 統合と解釈

術後早期は手術による侵襲で関節内や創部に炎症反応が強く出る．本事例も腫脹により内側広筋の機能不全を呈していた．加えてST腱の採取により下腿内旋運動が不十分となり，下腿の過外旋が起きていると考えた．下腿の過外旋は伸展制限の原因ともなる．膝軽度屈曲位，下腿外旋位での歩行は大腿二頭筋や腸脛靱帯の過緊張を誘発し，下腿外旋位をさらに助長していると考えた(図2)．

10) 目標設定と介入計画
- 可及的早期：炎症改善，左膝完全伸展位の獲得
- 術後1か月：内側広筋収縮改善，下腿マルアライメント改善，正常歩行獲得
- 術後3か月：屈曲可動域135°，スポーツ基本動作の獲得，走動作の許可

なお，運動処方と屈曲可動域拡大には移植腱，骨孔への配慮が不可欠である．再建グラフトの破断強度についての実験ではSTでは少なくとも術後9週以前の破断強度が低下している[1]とされ，骨孔内での再建グラフトと骨の結合は，強固になるのが術後12週程度である．また，採取したSTの再生は術後2〜4週で始まり，2〜3か月後をピークに腱が肥厚し，術後1年でほぼ同じ形態になる[2]とされている．本事例の運動処方についても上記，さらにそのほか科学的根拠[3]をふまえ作成された当センターのプロトコル(表1)に沿って行うこととした．

IV. 介入経過

1) 術後〜1か月(週2〜3回)

術後5日目より全荷重歩行可能となり10日目より外来理学療法を開始した．腫脹に対してはアイシング，超音波などの物理療法を行った．大腿二頭筋，腸脛靱帯の過緊張に対しては高電圧電流などの物理療法と合わせて徒手的アプローチを施行した．内側広筋の収縮不全に対しては，EMS(神経筋電気刺激法)により筋収縮を誘導しつつ，大腿四頭筋セッティングを行った．

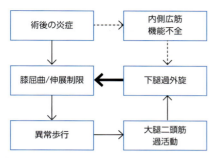

図2 統合と解釈のまとめ
図中の矢印は，破線（--→），実線（→），太線（→）の順に影響の大きさを示す．

表1 リハビリテーションプロトコル（術後3か月まで）

術後	リハビリテーションメニュー
術直後〜	伸展位の獲得 大腿四頭筋セッティング 炎症管理
4, 5日〜	全荷重歩行
4週〜	CKCエクササイズ／エアロバイク
6週〜	ブリッジ
12週〜	ジョギング／レッグカール

2）術後1〜2か月（週1回）

関節内の腫脹は軽減したがST採取部の熱感は残存していた．伸展可動域の制限は残存しており，膝後内側組織の滑走不全がみられた．内側広筋の収縮不全は改善傾向があるものの不十分であった．

膝伸展制限は，ST上の皮膚やSTと腓腹筋，縫工筋といった膝後内側組織の滑走不全により脛骨内側の後方移動制限が生じたためと考え，物理療法と徒手療法を行った．STの機能改善については，負担の少ない下腿の自動内旋運動とブリッジ運動から開始した．また荷重位でのエクササイズ（両脚スクワットやスプリットスクワット）も開始し，実施の際には前額面上では膝の内外反や足部内外転を伴わない，矢状面上では骨盤前傾と股関節の十分な屈曲に注意して行うよう指導した．

3）術後2〜3か月（外来にて週1回）

ST採取部の炎症は消失し，膝後内側の滑走も改善し，膝関節完全伸展位を獲得した．内側広筋やSTの機能不全は残存しており，歩行や動作後に下腿外旋が増強する傾向を認めた．

下腿内旋力を高めるため低負荷でレッグカールを行い，荷重練習の際にはSTの筋収縮を十分意識して行うよう指導した．動作練習は片脚でのスクワットやカーフレイズ，Knee Bent Walk，前方ホップを行った．それらの動作が安定していることと筋力測定の結果とを確認したのち，術後11週で10分程度のジョギングを開始し，疼痛や炎症の増悪がないことを確認した．

すべてのメニューは自宅でも行えるよう十分に指導と説明を行った．

V. 理学療法再評価（術後3か月）

左膝ROMは屈曲135°，伸展0°となり目標を達成した．等尺性筋力測定の結果は健患比で伸展79.4％，屈曲58.2％で，走動作は疼痛なく20分程度可能となった．内側広筋とSTの機能不全，動作後のtightnessや下腿外旋位が軽度残存していたが今後のセルフリハビリテーションで改善が可能なレベルであった．

VI. 考察

本事例はST腱を用いたACL再建術であり膝後内側に着目してリハビリテーションを行った．腱採取による侵襲で滑走不全を呈し，それらが脛骨内旋の可動性を低下させ下肢のマルアライメントや膝伸展制限の原因となっていた．そこで初期は炎症改善と過活動となった筋へのアプローチを行い，術部の炎症が軽減した時点から物理療法や徒手にて滑走不全への対応を行った．また，同時に低負荷からSTの運動を開始したことでそれらが改善できたと考える．しかし，まだ機能不全の残存や歩行後に軽度のマルアライメントが認められるため，STの再生を妨げないよう負荷量を調整しながらトレーニングを続けていく必要がある．

多くの場合，術後に歩行可能となると外来での理学療法へと移行する．その際に重要なことは，禁忌事項の徹底と詳細な評価，そして各運動の意味を理解してもらい自宅でも運動を継続してもらうことである．本事例にも十分説明と指導を行い，協力を得られたと考えている．

本事例は今後もスポーツを本格的に行う予定である．当センターでは約6か月から段階的にスポーツ活動を許可している．復帰については客観的機能評価，動作の習熟程度などを踏まえ医師と十分に議論のうえ決定していく予定である．

[文献]

1) Walton M : Absorbable and metal interference screws : comparison of graft security during healing. Arthroscopy 15 : 818-826, 1999
2) Papandrea P : Regeneration of the semitendinosus tendon harvested for anterior cruciate ligament reconstruction. Evaluation using ultrasonography. Am J Sports Med 28 : 556-561, 2000
3) 鈴川仁人，他：膝前十字靱帯損傷の機能解剖的病態把握と理学療法．理学療法 29：161-174，2012

運動器疾患

ジョギング時の疼痛を呈したアキレス腱縫合術後患者に対する治療経験―フットサル復帰にむけて

見供　翔

I．はじめに

　フットサルの試合中にアキレス腱断裂を受傷し、縫合術を施行した事例の術後理学療法を担当した．術後経過のなかで、疼痛の増悪によりジョギングが困難であった．この症状に対して筋力低下と患部の滑走性・伸張性低下と不良動作パターン不良に着目した介入を行った結果、疼痛が軽減し、動作能力が改善したため以下に報告する．

II．基本情報

- 30代後半、男性
- 身長172 cm、体重60 kg、BMI 20.3
- 職業：会社員
- 診断名：左アキレス腱断裂
- 運動歴：フットサル（頻度：1回/週）
- 現病歴：本事例はアキレス腱断裂特有の運動開始直後（フットサル開始直後）に受傷し、当院にてアキレス腱縫合術（Kessler法）を施行した．術後2週間のギプス固定、術後2か月間背屈制限付き歩行装具を装着した後、術後3か月よりジョギングが許可された．
- 既往歴：なし

III．理学療法評価（術後3か月）

1) 主訴・Hope

　「ジョギング時にアキレス腱が痛い、力が出しにくい」「フットサルに復帰したい」

2) 疼痛（NRS）
- 安静時痛なし
- 足関節背屈時（他動）：アキレス腱内側に2/10．
- カーフレイズ：アキレス腱内側に2〜3/10．
- 軽いジョギング：アキレス腱内側に6〜7/10．走行距離増加で疼痛増悪．踵接地を意識すると疼痛軽減．

3) 整形外科的テスト：トンプソンテスト陰性

4) 視診・触診
- 距骨下関節アライメント（腹臥位）：左側のみ回外位
- 圧痛：左アキレス腱下端内側部と深層部、左後脛骨筋と長母趾屈筋の筋腹にあり．
- 左アキレス腱の肥厚、創部と左アキレス腱周囲の滑走性・伸張性低下あり（左右差から判断）．
- 左後足部回内可動性低下あり

5) 下腿周径（右/左）
- 最大周径：37.0 cm/34.3 cm
- 最小周径：20.4 cm/21.2 cm

6) ROM-t（右/左）

　足関節背屈（膝関節伸展位）20°/20°、足関節背屈（膝関節屈曲位）25°/25°、足関節底屈45°/45°、足関節外反15°/10°、足関節内反35°/35°

7) MMT（右/左）

　足関節底屈（膝関節伸展位）5/3、足関節底屈（膝関節屈曲位）5/3、足関節背屈5/4、足関節外反5/4、足関節内反5/4

8) 姿勢・動作
- 左足関節自動運動：底屈時；踵骨回外傾向、背屈時；足部外転回内傾向
- 左片脚立位姿勢（図1）：足部外転位、後足部回内位、骨盤前傾位、反対側骨盤挙上位、体幹左側屈位．
- 両脚カーフレイズ（図2）：踵骨挙上量は左低位．

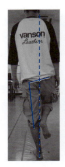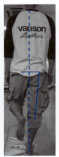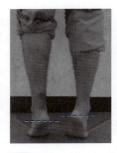

図1 片脚立位姿勢

図2 両脚カーフレイズ

- 左片脚カーフレイズ：足部外転位での過剰な足趾屈曲と踵骨回外を伴う足関節底屈運動を認める．底屈時に右側骨盤挙上および体幹左側屈運動を認める．
- ジョギング：前額面では、前足部接地から荷重応答期に足部外転と後足部回内を呈し、蹴り出しは後足部回外を伴う足関節底屈と左体幹側屈と右側骨盤挙上を認める．矢状面では、前足部接地から荷重応答期にかけて下腿前傾量が少なく、体幹前傾量の増加と股関節伸展運動の不足を認める．

9) 統合と解釈

　本事例は、足関節可動域については順調に回復し、経過は良好であった．しかし、足関節周囲筋の筋力低下は残存し、ジョギングは疼痛のため困難であった．

　身体機能評価において、下腿三頭筋の筋萎縮および筋力低下に加えてアキレス腱とその周囲の軟部組織の伸張性低下を認めた．アキレス腱、長母趾屈筋、踵骨

上縁から構成される Kager's fat pad は長期固定や炎症により萎縮，線維化が生じ[1]，この脂肪体の癒着および線維化は足関節底屈時のアキレス腱や後踵骨滑液包との滑走障害を引き起こす[2]と報告されている．本事例においても，アキレス腱周囲の滑走障害が長期固定による筋萎縮に加えて，筋出力の低下を招いていることが考えられる．ジョギング時の疼痛の発生原因は，前足部接地から荷重応答期で生じる後足部回内運動の際に，滑走障害を有するアキレス腱内側部の瘢痕組織の伸張ストレスによるものと推察した．また，疼痛によって筋出力の低下がさらに惹起されている可能性がある．この疼痛と滑走障害と伸張性低下が疼痛回避やジョギング時の不良動作パターンと円滑な筋機能回復の遅延を引き起こしていると推察した．

以上より，筋機能改善を目的にアキレス腱周囲の軟部組織の滑走性・伸張性改善を図り，筋力向上および不良動作パターンの修正を目的とした介入を行った．

10）目標設定
- 短期目標（2週後：術後3.5か月後）：疼痛軽減，足関節底屈筋力向上，ジョギング可能．
- 中期目標（1か月後：術後4か月後）：50～60%の強度での走行が可能．
- 長期目標（3か月後：術後6か月）：フットサル復帰．

Ⅳ．介入経過

介入当初は，アキレス腱内側部の瘢痕組織の滑走性，伸張性の改善を目的に徒手的な介入を選択した．下腿三頭筋の筋力トレーニングは荷重下での足関節底屈運動から開始し，長母趾屈筋や後脛骨筋の代償を抑制させるように上昇局面で踵骨回外を，下降局面では踵骨回内を抑制して行った．筋力回復に従い，動作パターンを修正しながら，足関節底屈と股関節伸展を複合したホップエクササイズやその場でのジョギング，最終的にはジャンプや連続ホップエクササイズとプライオメトリックな要素を取り入れたトレーニングを行った．漸増的なトレーニングプランは，疼痛増悪や再断裂に注意し，筋出力の改善を確認したうえで決定した．

Ⅴ．理学療法再評価（術後5か月）

1）疼痛：圧痛・他動運動時痛・ジョギング時の疼痛なし，80～100%の走行時は2～3/10．
2）視診・触診
　左後足部回内可動性改善．

3）下腿周径（右/左）
- 最大周径：37.2 cm/36.0 cm
- 最小周径：20.5 cm/20.7 cm

4）ROM-t：左右差なし．
5）MMT（右/左）
　足関節底屈（膝関節伸展位）5/4，足関節底屈（膝関節屈曲位）5/4，足関節背屈 5/5，足関節外反 5/5，足関節内反 5/5

6）動作
- 左片脚カーフレイズ：足部外転・踵骨回内位は改善．体幹下肢の不良動作パターンも改善．
- ジョギング：左前足部接地から荷重応答期の後足部回内は抑制し，母指球を主とした蹴り出し．蹴り出し時の下肢体幹の不良動作パターンも改善．
- 走行：70～80%まで走行可能．80～100%の走行強度では骨盤帯・下肢の不良動作パターンが出現．

Ⅵ．考察

本事例は長期固定による下腿三頭筋の筋萎縮と筋力低下に加えて，手術の侵襲や固定によるアキレス腱とその周囲の軟部組織の滑走障害がさらなる筋出力低下と動作時の疼痛および不良動作パターンを引き起こしていた．そのため，理学療法にて筋力改善と患部の滑走性と伸張性の改善，不良動作パターンを修正した結果，ジョギング・走行が疼痛なく可能になった．

今後は Hope である「フットサル復帰」へ進めていく．しかし，現状でのフットサル復帰はアキレス腱へのストレスの増大，さらにはアキレス腱再断裂が危惧される．そのため，炎症所見や筋力変化などの患部の症状に注意を払いながら，キック動作やカッティングや切り返しおよびバック動作などのステップ動作，ジャンプ動作といった競技特異的な動作の再獲得を図り，段階的な競技復帰を進めていく必要があると考える．

[文献]
1）渡辺晶規，他：関節拘縮における関節構成体の病理組織学的変化—ラット膝関節長期固定モデルを用いた検討．理学療法科学22：65-75，2007
2）熊井　司，他：腱・靱帯付着部障害の病態と治療法の選択．整・災外48：527-538，2005

運動器疾患

剣道復帰を目指した腱板広範囲断裂術後事例

早坂　仰

Ⅰ．はじめに

左肩腱板広範囲断裂に対して関節鏡視下腱板修復術（arthroscopic rotator cuff repair；ARCR）を施行した事例を担当した．自動挙上可動域回復に難渋したが，術後8か月で剣道復帰を果たしたため報告する．

Ⅱ．基本情報・生活歴

- 70代男性，右手利き
- 大学剣道師範，剣道範士八段
- 身長167 cm，体重72 kg，BMI 25.8
- 診断名：左肩腱板断裂，上腕二頭筋腱断裂．
- X線所見：肩峰骨頭間距離の狭小化
- MRI所見：Goutallierの分類
  （肩甲下筋1：棘上筋2：棘下筋2：小円筋1）
  肩甲下筋上1/3断裂，棘上筋・棘下筋完全断裂
- 現病歴：X年4月，剣道で面を打った際に左肩痛出現．他院にて左肩腱板断裂の診断．その後も剣道を続けていたが，X+1年7月より運動時痛，夜間痛が増悪．X+1年8月，当院紹介受診し左肩腱板広範囲断裂と上腕二頭筋腱断裂の診断．剣道を続けるため手術を決意．
- 手術：X+1年9月，ARCR＋上腕二頭筋腱固定術．
- Hope：術後8か月に開かれる剣道の大会への出場

Ⅲ．理学療法評価

1）術後3週
- 主訴：痛みは自制内だが力が入りづらい
- 疼痛：安静時痛（−），夜間時痛（−）
- 立位アライメント：左肩甲骨前傾，下制，下方回旋，外転位
- 肩関節可動域検査（右/左）：下垂位自動外旋60°/20°
  他動挙上165°/140°，他動外旋170°/135°
- 肘関節可動域検査：制限なし
- MMT（左）：肩甲骨挙上4，肩甲骨内転と下方回旋4

2）術後3か月
- 主訴：挙上動作ができない，竹刀を持って振り上げる動作ができない
- 疼痛：挙上動作時肩前方（NRS 3/10）
- 立位アライメント：左肩甲骨前傾，下方回旋位
- 肩関節可動域検査（右/左）：下垂位自動外旋60°/40°
  自動挙上165°/100°，他動挙上170°/150°
  自動外転165°/85°，他動外転170°/150°
- 整形外科的テスト
  Belly Press Test（＋），棘下筋テスト（＋）
  Full Can Test（＋），Empty Can Test（＋）
- MMT（左）：肩甲骨挙上5，肩甲骨内転と下方回旋5
  肩甲骨外転と上方回旋4，肩甲骨下制と内転4

3）術後6か月
- 主訴：挙上動作や竹刀を振り上げる動作は問題ない，竹刀を振り下ろす動作が痛い
- 疼痛：竹刀を振り下ろす動作時肩前方（NRS 3/10）
- 肩関節可動域検査（右/左）：下垂位自動外旋60°/50°
  自動挙上165°/160°，他動挙上170°/165°
  自動外転165°/160°，他動外転170°/165°
- 整形外科的テスト
  Belly Press Test（＋），Bear Hug Test（＋）
  棘下筋テスト（−），小円筋テスト（＋）
  Full Can Test（＋），Empty Can Test（−）
- MMT（左）：肩甲骨外転と上方回旋5，肩甲骨下制と内転4
- Combined Abduction Test；CAT（−）
- Horizontal Flexion Test；HFT（＋）

4）統合と解釈

術後早期から他動可動域は比較的良好な経過をたどったが，自動挙上可動域の回復に難渋した．その要因として術後早期の肩甲骨下制，下方回旋位の不良アライメントが挙げられる．それによって，挙上動作に必要な前鋸筋や僧帽筋によるforce coupleの破綻をきたしたと考える．術後3か月までは修復腱の癒合が十分ではないため，本事例のような広範囲断裂術後患者においては，再断裂のリスクを十分に注意する必要がある．そのため，腱板機能の働きを高めるためにも，肩甲胸郭関節に対しては早期からの積極的な介入が重要と考える．また，剣道の競技復帰には，竹刀を振る動作などより実践的な動作の獲得が必要となる．そのため，機能訓練期となる3か月以降は，これらの動作に必要な肩甲骨周囲筋機能改善や腱板機能の改善，さらには協調性の向上を目標に介入を進めることとした．

5）目標設定と介入計画
- 竹刀を振り上げる動作の獲得
  →肩関節自動屈曲可動域改善，肩甲骨周囲筋機能改善，協調性向上（～術後6か月）
- 竹刀を振り下ろす動作の獲得
  →肩甲骨周囲筋機能改善，挙上位腱板機能改善（～術後8か月）

手術	1週	3週	4~5週	12週	6か月	10か月

装具固定期	装具除去 移行期	機能訓練期 前期	機能訓練期 後期	
疼痛管理 ・装具装着 ・攣縮除去 ・良肢位指導	3~4週目安 に装具除去	日常生活復帰 トレーニング	積極的 抵抗運動 ・inner muscle ・outer muscle	オーバー ヘッド 動作開始
ROM エクササイズ	ROM エクササイズ	協調運動 強化	機能的 トレーニング	→
腱板 エクササイズ (無負荷： 等尺性運動)	腱板 エクササイズ (等尺性 →等張性)	腱板 エクササイズ (自動運動 →抵抗運動)	上肢荷重位 トレーニング	→
			スポーツ復帰 トレーニング	→
ADL指導				

Desk Work：1か月　軽作業：3か月　重労働：6か月　競技復帰：10か月

図1 当院術後プロトコール

Ⅳ．介入経過

1）術直後～術後3か月

当院の術後プロトコール(図1)をもとに術後3週間は疼痛管理を優先し，攣縮除去，良肢位指導を中心に行った．ROMエクササイズは愛護的な他動運動から開始し，腱板エクササイズは関節窩に対する上腕骨頭の求心位を確認したうえで等尺性運動から行った．その後，重力除去肢位での等張性収縮から抗重力肢位での等張性運動へ徐々に移行した．肩甲胸郭関節に対しては，主にOKCによる僧帽筋上部・前鋸筋の促通を行い，肩関節内転制限の要因にもなり得る肩甲骨下制，下方回旋位の不良アライメント改善を目指した．装具除去目安時期である術後4週では，肩関節内旋および内転可動域制限もなく，上肢下垂位保持も可能なため装具除去を行った．

2）術後3～6か月

他動挙上可動域は150°と改善傾向であったが，自動挙上が困難であった．これに対し，腱板エクササイズの負荷量を徐々に増やし，自動運動から抵抗運動へ移行した．それによって，腱板抵抗テストでは左右差が残存しているものの，下垂位自動外旋可動域，自動挙上可動域の改善がみられた．肩甲胸郭関節に対しては，これまでのOKCの運動に加えてCKCのエクササイズを行うことで肩甲骨周囲筋筋力強化を継続した．さらに，前鋸筋と体幹回旋の連動や，僧帽筋下部線維の収縮と胸椎伸展の連動など，協調運動を行った．その結果，竹刀を振り上げる動作(図2)が可能となった．しかし，竹刀を振り下ろす動作では肩関節前方に疼痛が生じ，強く振ることは困難であった．

3）術後6～8か月

竹刀を大きく振り上げてから振り下ろす際の切り返し動作で肩前方に違和感が残存していた．そのため，実際の竹刀を振る動作に近い挙上位での腱板エクササイズを，徒手抵抗や輪ゴムを用いて行った(図3)．さらに振り下ろす動作に類似した位置にて，上肢の多方向への突き出し運動を前鋸筋機能を意識して行った．以上の内容で，週に1回あるいは2回の頻度で理学療法を行い術後8か月で大会出場可能となった．

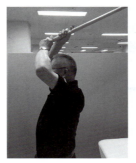

図2 竹刀を振り上げる動作

図3 挙上位腱板エクササイズ

Ⅴ．理学療法再評価(術後8か月)

大会には出場できたが，竹刀を振り下ろす際の肩関節前面の違和感は残存している．腱板抵抗テストにおいて下垂位での内外旋筋力は向上したが，挙上位での内外旋筋力の低下が残存していることが要因と考える．また，術後6か月時と同様にHFTが陽性であった．

- Bear Hug Test（＋），小円筋テスト（＋）
- HFT（＋）

Ⅵ．考察

今回の事例は，他動可動域は比較的良好な経過をたどったが，自動挙上可動域の回復に難渋した．特に剣道においては，振り上げる動作でより大きな挙上可動域が求められる．また，振り上げる動作から振り下ろす動作では，挙上から下制への速い切り返し動作が必要となる．そのため，肩甲上腕関節に依存した動き(いわゆる手打ち)になれば，より腱板に対して遠心性のストレスが強いられる．剣道においては，振り上げる動きでは肩甲骨の後傾や内転が重要となり，振り下ろす動作においては肩甲骨の外転と上方回旋が重要となる．これらの肩甲骨周囲筋への十分な介入が本事例にとって重要であったと考えられる．

6 事例報告の意義

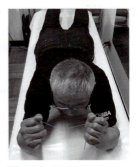

運動器疾患

特発性側弯症手術後の大学生に対する術後早期から復学までの段階的な理学療法介入

三森由香子

I．はじめに

　特発性側弯症に対し，脊柱矯正固定術を施行した女子大学生の理学療法を担当した．術後の離床から復学にむけたアプローチ，さらに退院後の自主トレーニングも含めた姿勢指導まで，身体状況に応じて経時的に介入し，順調な経過をたどったので報告する．

II．基本情報

- 20 歳，女性，大学生
- 身長 162 cm，体重 52 kg，BMI 19.8
- 診断名：特発性側弯症
- 現病歴：14 歳時，中学校の学校健診にて側弯を指摘された．その後，経過観察となっていたが，定期診察にて側弯の進行および疼痛を認めた．手術治療の適応と判断され，手術目的に入院となった．
- 手術：脊柱後方矯正固定術
- 入院前 ADL：日常生活で困難な動作はなく，大学での講義（90 分）も疼痛なく可能．趣味でジョギングなども行っていた．
- 主訴：腰の位置が左右対称ではないのが気になる．
- Hope：早く大学の授業に復帰したい．
- 他部門情報：
　主治医；術後の経過は順調．軽度貧血傾向のため，過負荷には注意．体幹の動きは疼痛の範囲内で施行可能だが，回旋運動は避けてほしい．
　Ns；病棟では疼痛のためほとんど動けていない．
- X 線画像（図1）：
　術前に比べて術後は脊柱の弯曲は著明に改善が得られている．しかし，鎖骨の高さの左右差，骨盤と頸部の正中からの変位は術後も残存あり．
- 生化学データ（異常値のみ抜粋）：Hb 9.2 g/dL
　CRP 9.4 mg/dL

III．理学療法評価（術後 4 日）

1) 全体像

　リハビリテーション室には車椅子で来室．長時間の座位は困難で苦痛様の表情あり．

2) 所見

- バイタルサイン：血圧；90～100/70 mmHg 台．リハビリテーション施行前後で著変なし．
　心拍数：72 bpm（安静時）→ 118 bpm（歩行後）
　SpO_2：97% 以上
- 疼痛：安静時痛（NRS）；創部周囲（5/10），右肩甲骨周囲（6/10，伸張痛）
- ROM テスト：体幹屈曲 10°．その他体幹は疼痛のため施行せず．肩関節屈曲右 120°，左 140°
- 下肢筋力：両側とも MMT 4 レベル，左右差なし
- 姿勢アライメント（図1）：右肩峰 2 cm 下がり，骨盤に対して頸部は 1.5 cm 左に変位．
　姿勢の変位に対する自覚はなし．
- 歩行：歩行器での歩行可能．50 m 程度で息切れあり，軽度ふらつきあり．
- ADL：起き上がりは，ベッドをギャッチアップし，上肢で支持すれば可能．起立は，上肢で支持することで動作の遂行は可能だが，体幹の前屈が困難で上肢に依存した動作であった．トイレ動作は，排泄後の清拭に介助を要した．

3) 統合と解釈

　術後 4 日目の初期評価では，疼痛と息切れや心拍数の増加による活動量の低下が一番の問題であった．右肩甲骨部の疼痛は，手術により周囲の筋が伸張されたための痛みと考えられ，ストレッチなどの介入を行う必要があった．一方，創部痛は手術侵襲によるもので，直接的な介入ではなく，投薬により疼痛がコントロールされている時間に理学療法を行うよう配慮することとした．また，動作時の息切れや心拍数の増加は手術中および術後の出血などによる貧血が原因と考え，時間経過による改善が見込めると判断した．そのため，疼痛や貧血症状が改善し，十分な活動量が得られるまでの間は，廃用症候群予防のため臥位や座位での体幹・下肢の筋力トレーニングの継続で対応することとした．

　理学療法が重要となるのは，体幹や肩の ROM 制限や姿勢アライメントに対する介入である．疼痛の軽減を図りながらの ROM エクササイズや姿勢のフィードバック・バランス練習などは ADL をスムーズに遂行するためにも重要となる．術後の姿勢の変位は，手術によって 3 次元的な変形を矯正した結果生じたものと考えられる．よって，初期では姿勢の変位に対する自覚も低く，まずは新たなアライメントへの適応を促す必要がある．鏡を使った姿勢のフィードバックのほか体幹のストレッチや筋力トレーニングなどの介入が必要と考えた．

　また，ADL 獲得において，安全に動作が遂行できるような方法を指導する必要があると考え，寝返りや起き上がりなどの動作指導を行うこととした．

4) 目標設定と治療介入計画

- STG（2 週）：日常生活の自立，姿勢アライメントの改善

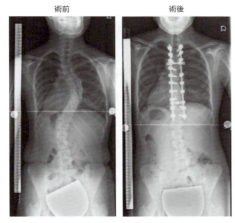

図1 術前および術後のX線画像

- LTG（6週）：大学への復学，良好な姿勢の維持
  ・継続的に必要なトレーニングの指導：体幹の筋力や可動域改善のためのトレーニング，姿勢の自己チェック方法（肩や腰の骨指標の指導）

Ⅳ．介入経過（図2）

周術期の経過は良好であり，術後3日目より病棟にて離床が可能であった．翌日には30分の車椅子座位が可能となり，リハビリテーション室での理学療法介入を開始した．介入当初は50m程度の歩行器歩行で息切れがあり，病棟での生活においても活動制限の要因となっていた．そのため貧血症状が改善するまでは，頻回に休息を入れ，身体的な負担を考慮しながら歩行練習を継続した．貧血症状の改善とともに，術後8日目にはふらつきもなく歩行が自立したため，徐々に歩行距離を延長した．

疼痛も経時的に改善を認めたため，離床や歩行中心のプログラムから体幹機能や新たな身体環境となったアライメントへの適応に対する介入に移行した．体幹のストレッチや筋力トレーニング，立位姿勢の練習や片脚立位のバランス練習などを施行し，術後12日目にはADLに支障がない程度に改善を認めた．自宅生活が可能な耐久性と安全な基本動作の獲得，自宅での継続的なトレーニングについても指導し，術後14日目に自宅退院となった．

退院後も，活動量を維持すること，姿勢に対する自主トレーニングを継続すること，動作や姿勢に気をつけることを指導し，2週に1回の外来フォローを行った．

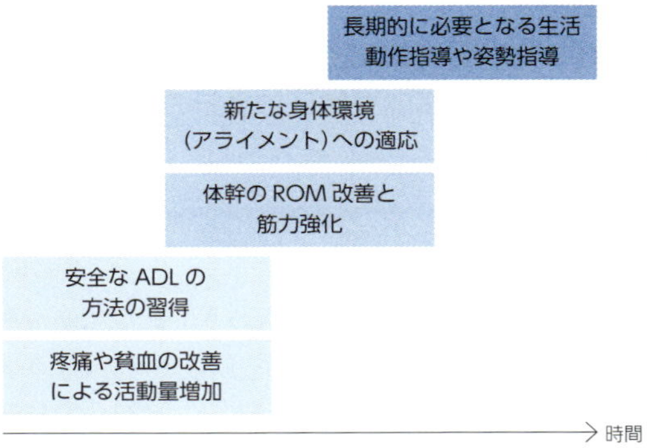

図2 時間経過ごとの介入ポイント

長期的に必要となる生活動作指導や姿勢指導
新たな身体環境（アライメント）への適応
体幹のROM改善と筋力強化
安全なADLの方法の習得
疼痛や貧血の改善による活動量増加
→時間

Ⅴ．理学療法再評価（術後6週）

1）所見
- バイタルサイン：血圧；100/70 mmHg台，心拍数；60～70 bpm，活動時の著変なし．
- 疼痛：安静時痛（NRS）；創部周囲なし，右肩甲骨周囲（1/10，伸張痛）
- ROMテスト：体幹屈曲25°，伸展15°，側屈左右とも30°
- 姿勢アライメント：右肩峰1 cm下がり，骨盤に対して頸部は0.5 cm左に変位
- ADL：自立．大学にて90分の講義受講が可能．

2）統合と解釈

当初の目標であった復学が可能となり，生活上大きな問題はなくなった．しかし，体幹のROM制限と姿勢アライメントの改善への余地はあると考えられた．

Ⅵ．考察

本事例は，特発性側弯症に対し，脊柱後方矯正固定術が施行され，術後は大きな合併症などなく順調に経過した事例である．

手術後急性期の介入では，身体状況は日々変化し，理学療法の問題点も経時的に変化した．そのため，時期ごとに段階的なプログラムを立案することで問題点を整理し，身体状況に応じた介入を行った．疼痛や貧血など直接的な介入が困難な症状などもあり，理学療法介入が重要となる問題点を見極めながら，全身状態に配慮してプログラムを遂行することがポイントになった．

その結果，短期間でADLを獲得し自宅退院となり，手術後6週が経過した再評価時には，大学への復学も可能となった．しかし，体幹のROMの制限や姿勢の変位は残存しており，将来的に2次的な障害を引き起こさないことを目的に，姿勢指導や生活指導の継続が必要と考える．

運動器疾患

発症早期より離床が開始され，自宅復帰した高齢脊椎圧迫骨折の事例

青木賢宏

Ⅰ．はじめに

脊椎圧迫骨折は高齢者の骨折のうち最も頻度が高く，重度の骨粗鬆症であれば咳やくしゃみなどでも生じ，なかには明らかな外因がないものも多い[1]といわれている．一般的な脊椎圧迫骨折の治療ではまずベッド上安静となり，骨折部になるべく負荷をかけないように進められる．一方，高齢者では廃用症候群予防のために可能な限り早期離床をすべき[1]と述べられている．今回医師の指示の下で発症早期より離床し，自宅復帰を目指す事例を担当したので報告する．

Ⅱ．基本情報・生活歴

- 80歳代，男性
- 身長 164.0 cm，体重 60.5 kg，BMI 22.5
- 診断名：第12胸椎圧迫骨折
- 現病歴：買い物に行き 5 kgの米を持った際に腰痛が出現した．自宅に帰ると徐々に体動が困難となり，第12胸椎圧迫骨折と診断され入院となった．
- 合併症：高血圧，閉塞性動脈硬化症，骨粗鬆症
- 既往歴：2か月前に胸腰椎圧迫骨折（Th10，L1）
- X線所見：第10，12胸椎と第1腰椎の椎体変形あり．前方が圧潰している（図1）．
- 服薬：降圧薬，消炎鎮痛薬，消化器官用薬
- 病前の生活：屋外T字杖歩行を含むADL自立，自宅では絵を描いて過ごすことが多かった．外出は長男と出かけることが多かった．
- キーパーソン：長男
- 主訴：腰が痛くて動けない
- Hope：歩けるようになりたい
- Need：屋外T字杖歩行自立，ADL自立
- 他部門情報

  医師：疼痛に対しては服薬でコントロールしていく．骨折後ではあるが自宅退院にむけ精神機能面の低下予防として，コルセットを着用し離床していく．離床に伴う再骨折や疼痛増強のリスクは本人と家族に説明し同意を得ている．

  Ns：腰痛のためADLの低下がみられていて，全般的に介助を要している．

  作業療法士：改訂長谷川式簡易知能評価スケール（HDS-R）23点，記銘力低下がみられるが生活上は支障がない．コミュニケーションは理解・表出ともに日常会話程度は可能である．
- リスク：再骨折による疼痛や神経症状の増悪（筋力低下，感覚障害など）

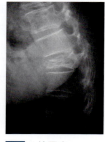

図1 X線写真

Ⅲ．理学療法評価

1）疼痛

安静時痛なし．腰背部に圧痛と動作時痛，左大殿筋の伸張時痛あり．

2）触診

両側脊柱起立筋（特に胸腰椎移行部）に筋硬結あり．

3）腱反射

左膝蓋腱反射，左アキレス腱反射減弱

4）関節可動域

左股関節伸展 −5°，左足関節背屈（膝伸展位）5°

5）筋力

MMT 四肢・体幹 2−〜3＋（左前脛骨筋2，両大殿筋・中殿筋・右前脛骨筋3），下肢は右より左が弱い．

6）感覚

表在感覚は左下腿が軽度鈍麻，深部感覚は異常なし．

7）基本動作

- 寝返り：自立レベル．両側ともに可能．上肢でベッド柵を引っ張って行う．
- 起き上がり：一部介助レベル．側臥位から身体を少しでも起こすと腰背部に疼痛があり介助を要する．
- 座位保持：見守りレベル．上肢で手すりを把持しないと保持ができない．脊柱は後弯し，骨盤は後傾位．
- 立ち上がり：一部介助レベル．離殿の際に体幹を深く前傾させると腰背部痛が強くなるため，あまり前傾させずに介助で立位となる．
- 立位保持：見守りレベル．手すりを把持するが左右に動揺がみられ安定性は低い．

8）歩行

見守りレベル．コルセットを着用し平行棒内を両前腕支持で2往復可能．歩行周期全体にわたって体幹は前傾し歩幅は小さい．左立脚中期では左股関節が軽度屈曲し，左殿部が少し引けた状態になる．また左膝折れが時折みられる．左遊脚相初期〜中期の振り出しでは前足部の足底が床に擦ることが時折みられる．

9）ADL

FIM 78点，更衣（下衣）全介助，移乗動作重度介助，車椅子移動見守り

10）統合と解釈

本事例は既往に骨粗鬆症を有し，日常生活での動作

中に脊椎圧迫骨折を発症した事例である．また約2か月前にも複数部位の脊椎圧迫骨折を発症しており，再骨折のリスクが高いことは認識しておく必要がある．

動作時の腰背部痛は骨折部自体のものと，脊柱起立筋の防御性収縮の結果，筋疲労が起き2次的に疼痛が発生したものの両方が起きていたと推察される．腱反射の減弱や筋力低下，感覚障害は今回の骨折による神経症状が原因と考えられる．

寝返りでの上肢の引っ張り動作や，立ち上がりでの体幹前傾が少ないことは腰背部痛を回避するための代償であると思われる．歩行中の膝折れや足底を擦ることは筋力低下や感覚障害の影響と考えられる．

可能な限り離床していくという主治医の治療方針に合わせて，理学療法および病棟での生活では腰部に過度な負担をかけないような状態での練習や動作の介助をすることが必要と考えた．

11）目標設定と介入計画
- STG（1か月）：疼痛軽減，筋力強化，病棟内サークル型歩行車歩行自立
  →物理療法，関節可動域運動，筋力強化運動，歩行練習
- LTG（3か月）：自宅退院，屋外T字杖歩行自立
  →筋力強化運動，基本動作練習，歩行練習（階段昇降などの応用歩行練習含む）

IV. 介入経過

1）初診〜入院1か月後

介入当初は疼痛軽減を図るために物理療法を行い，神経症状によって筋力低下が起きている筋を中心に筋力強化運動を実施した．動作は起居動作は避け，歩行練習のみ実施した．歩行練習ではコルセットを着用し，平行棒内で両前腕支持でなるべく腰背部に過度な負荷がかからないよう配慮した（図2）．筋力強化が図られ歩行に慣れた様子がみられた段階で，平行棒からサークル型歩行車に変更した．

2）入院1か月後〜退院時

疼痛は軽減し筋力強化が図られたため，起居動作練習を開始した．T字杖歩行練習を屋内・屋外ともに実施し，階段昇降練習など応用歩行練習も併せて行った．病棟では移動をサークル型歩行車歩

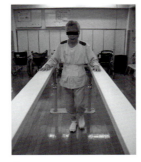

図2 平行棒での歩行練習
コルセットを着用し，両前腕支持で行っている．

行，T字杖歩行と段階的に変更した．入院期間中を通じてHDS-Rの低下はなく，疼痛増悪や急激な身体機能の低下もみられなかった．

V. 理学療法再評価

1）1か月時点

腰背部の疼痛は軽減し，筋力強化が図られ立脚中期での膝折れや遊脚相での足底を擦ることはほとんどみられなくなった．ADLでは手すりを使用し下衣の更衣が可能となりトイレ動作が自立した．

2）退院時

腰背部の筋硬結は改善し，疼痛の訴えはなくなった．屋内短距離（自宅内移動）は杖なし歩行，屋外はT字杖歩行が自立レベルで可能となった．ADLは入浴での浴槽のまたぎ動作が不安定で見守りを要したため，退院に際しては入浴時には同居の長男が付き添うこととなった．FIM 114点．

VI. 考察

本事例では入院時より医師から早期離床の指示が出ていたため，骨折部の腰背部が過負荷とならないように理学療法を実施することが重要であった．

そこでまずコルセットを病棟での離床や理学療法での歩行練習では必ず着用することとした．それにより脊柱の屈伸や側屈・回旋を制動し，腹圧をかけやすくすることで骨折部の負荷を軽減できた．練習では介入初期に体幹の動きを多く必要とする起き上がりや立ち上がり練習は避け，歩行練習を中心に実施した．その際も前腕支持として骨折部の負担軽減となるよう配慮して実施した．歩行を行うことは全身運動でわかりやすい動作であること，精神機能面の低下予防，モチベーションが保たれることなどが期待できる．起き上がりや立ち上がり動作などで疼痛が起きやすいため病棟では介助を多めに行ってもらうよう病棟スタッフに周知した．

早期離床の方針の下で骨折部に過負荷とならないよう進めた結果，廃用症候群や認知面の低下が起きなかったため自宅復帰が可能となった．本事例の治療経過を通じて，リスクを考慮したうえで症状に合わせて理学療法を行うことの重要性を再確認した．

[文献]

1) 福井圀彦（原著），前田眞治（著）：老人のリハビリテーション．第8版，pp256-257，医学書院，2016

運動器疾患

仮義足作成前の体幹・骨盤モビリティーの向上が早期義足歩行自立を可能にした下腿切断の事例

安彦鉄平

Ⅰ．はじめに

今回，糖尿病による下肢末梢動脈疾患を呈する下腿切断を施行した患者を担当した．仮義足作成前から義足装着後の歩容を考慮した運動療法を実施した．その結果，仮義足完成時から安定した義足歩行が可能であった事例について報告する．

Ⅱ．基本情報

- 60代前半，男性
- 身長 160 cm，53 kg，BMI 20.7
- 診断名：左下腿切断
- 既往歴：糖尿病，高血圧
- 現病歴：3年前より糖尿病の診断を受けるも投薬などの加療は行っていなかった．20XX年4月に左足部に壊疽が生じ，5月に左下腿切断を施行した．術後4日目から理学療法を開始し，術後20日目に仮義足の作成とリハビリテーション目的で回復期リハビリテーション病院に転院した．
- 病前生活：ADL，IADLは自立し，賃貸アパートにて独居生活，仕事は深夜にタクシーの洗車作業をしていた．食事は，コンビニと外食中心．

Ⅲ．理学療法評価（術後21日目）

1) 全体像

コミュニケーションは良好．下腿切断をしたことのショックは少なく，血糖値のコントロールに対する理解も乏しい．

2) 断端評価

全断端長：17 cm．周径（断端末4 cm）：32 cm
断端の状態：腫脹＋，術創部痛＋，異常知覚＋，創部は閉塞
幻肢痛：NRS 3/10，実寸大，特に足関節周囲の痛みとしびれ

3) 関節可動域テスト（右°/左°）

体幹側屈 25/35，回旋 20/30，股関節伸展 10/5，内転 5/10，膝関節屈曲 130/135，伸展 0/0

4) 筋力テスト：MMT（右/左）

体幹屈曲 5，屈曲・回旋 5/5，股関節屈曲 5/5，伸展 5/4，外転 5/4（左：徒手抵抗にて），内転 5/4，膝関節屈曲 5/3 p，膝関節伸展 5/4 p，Pain：術創部の痛み

5) 筋緊張（MAS）

背臥位：左腰方形筋 1＋，左脊柱起立筋 1，左腹斜筋群 1，左腸腰筋 1，左大腿筋膜張筋 1，右中殿筋 1

6) 感覚

左下腿軽度鈍麻 7/10（前頭部を基準），右下肢正常，両下肢の運動覚と位置覚正常

7) 姿勢評価

座位姿勢：重心の右偏位，骨盤右傾斜，左坐骨に比べ右坐骨で体重支持が多い．
立位姿勢（右片脚立位）：体幹左側屈，骨盤前傾・左回旋・右傾斜，右膝関節屈曲伸展中間位・軽度外反位，右足関節底背屈中間位・軽度回外位．

8) 立ち直り反応（自動運動・足底非接地の端座位）

左への重心移動時：頸部・体幹の立ち直りはなく，体幹を左側屈させて重心を移動させる．
右への重心移動時：頸部・体幹の立ち直りは正常．

9) その他

右足背動脈，膝窩動脈の拍動は触知可能．
片脚立位保持時間 30秒

10) 統合と解釈

本事例は，年齢が若く，健側の血管状態も維持され，下肢の筋力も比較的保たれていることから，歩行の自立，職場復帰が可能な事例である．

評価結果において，筋緊張検査では左腹斜筋群，左腰方形筋の筋緊張の亢進が認められた．これにより，座位での立ち直り反応において左重心移動時に体幹の左側屈が生じていると推察される．

立ち直り反応は，体幹筋・骨盤周囲筋の筋緊張検査として利用でき，さらに立位および歩行の立脚相における体幹・骨盤帯のアライメントと共通することが多い．このことから，左立脚相で体幹左側屈が生じることが推察される．

さらに，立脚相での体幹左側屈，左股関節外転位のアライメントは左股関節周囲筋の筋出力を低下させ，歩行時の動揺の増大や歩行の耐久性に大きく影響することが予想される．そこで早期義足歩行自立のためには，左立脚相での体幹の側屈の軽減が必要と考え，体幹・骨盤周囲筋の異常筋緊張とそれに起因した座位や立位での画一的な動作パターンの改善を目標とした．

11) 目標設定と介入計画

- 座位での左荷重時における体幹の立ち直りの改善（activity）
- 左腹斜筋群と左腰方形筋の遠心性収縮の獲得（function）
  → 骨盤の後方下制，左股関節の伸展・外転・内旋運動（PNF[1]）を用い，左荷重時に必要な体幹・骨盤

の動きを促通する）
不安定板上座位での左右への重心移動練習
- 膝立ち，立位での義足側への荷重（activity）
- 体幹筋群と股関節周囲筋の協調性の向上（function）
  → 四つ這い・膝立ちでの左下肢への荷重練習（協調性：体幹・骨盤の動きに股関節の動きを加える）
  キャストソケットによる立位での荷重練習

Ⅳ．介入経過（表1）

<u>入院1週目</u>：義肢装具士からシュリンカーを購入し，断端の成熟を促した．キャストソケットを作成し，左骨盤の後方下制[1,2]を促す荷重練習を行った．荷重練習後，すぐに幻肢痛は軽減し，やがて消失した．

<u>入院2週目</u>：断端の成熟は不十分であるものの創部は閉塞していたためチェックソケット（足継手は単軸）を作成し，義足歩行練習を開始した．平行棒内歩行では，骨盤左挙上位のまま踵接地を行い，すぐに体幹の左側屈が生じ，重心の下方移動は右立脚よりも早く大きかった．これは，腰方形筋の筋緊張が亢進しているため左遊脚期での骨盤の後傾および前方下制が阻害され，左骨盤挙上位のまま踵接地することで，荷重のインパクトが大きかったためと推察される．そこで，左遊脚終期から左初期接地における骨盤の前方下制の動きを拡大する運動療法を試験的治療として行い，即時効果を確認後，プログラムに追加した．さらに，左初期接地での左骨盤の過剰な挙上は，右立脚相での右中殿筋の過剰努力も原因の1つであった．そのため，右股関節内転位で荷重し，右中殿筋の遠心性収縮を促す膝立ちと立位のバランス練習を追加した．

- 運動療法の追加：すべて左骨盤の前方下制の運動
  1. 側臥位での左骨盤の前方下制（PNF）[1]
  2. 膝立ちあるいは義足装着下の立位での右下肢への荷重練習
  3. 義足装着下での義足側の降段動作

<u>入院5週目</u>：仮義足完成．下腿義足は，TSBソケットとタクシーの掃除の仕事を考慮し，安定性の高い単軸継手とした．仮義足作成直後，フリーハンド歩行は可能であったが，左立脚相での左側屈はわずかに残存していた．そこで，パイロンの長さを調整し，最終的には体幹の左側屈は認められず，左立脚相での重心の下方移動は右立脚相よりもわずかに大きい程度となった．また，立脚中期以降の股関節伸展も十分であり，左右の歩幅の違いもわずかであった．

Ⅴ．理学療法再評価（入院5週後）

- 筋緊張：背臥位；左腰方形筋1，その他は正常
- 立ち直り反応：端座位で左への重心移動時の頸部・体幹の右側屈が生じ，陽性
- 片脚立位保持時間：右下肢120秒可能（上限120秒）
- 10m歩行：7.6秒，フリーハンドで自立

Ⅵ．考察

本事例は，早期義足歩行自立を目標に，切断後の異常筋緊張とアライメントから異常歩行を予測し，義足作成期間で積極的に左荷重時の体幹・骨盤アライメントの抗重力伸展を促す運動療法[2]を実施した．また，チェックソケットでの歩容を確認し，運動療法を変更した結果，仮義足完成直後から体幹の側屈は認められず，安定かつ実用的な義足側の立脚相が得られ，フリーハンド歩行が可能となった．

下腿切断後の創部が回復するまでの期間は，仮義足が完成した後の義足歩行を円滑に進めるための大切な準備期間である[3]．切断後の患者は，疼痛や健側での立位練習やADLによって切断肢への荷重経験が乏しく，体幹・骨盤周囲筋に異常筋緊張が生じ，義足が完成しても荷重への準備ができていないことが多い．本事例は，初期評価時では荷重応答期以降に必要な骨盤の後方下制に着目し運動療法を行った．チェックソケットでの歩行を確認した結果，踵接地までの前方下制が見られなかったことが体幹側屈の大きな原因となっていた．これを踏まえ，骨盤帯の前方下制の動きの拡大と筋出力の増大を目的とした運動療法を加えた．次に，高めた体幹の筋活動を活かした膝立ちや立位での運動を実施した．その結果，体幹の側屈は消失し，早期から義足歩行自立となった．また，体幹・骨盤帯への運動療法以外にも，入院直後からのキャストソケットやチェックソケットを利用した荷重練習や健側の過剰努力への対応（身体感覚の再形成）も効果的であったと考えられる．

表1　運動療法の着目点の変化

入院1週目	キャストソケットによる立位練習 運動療法：立脚中期から立脚後期での左骨盤後方下制に注目
介入2週目	チェックソケットを用いた義足での立位・歩行練習 運動療法：遊脚終期から初期接地での左骨盤前方下制に注目
介入5週目	仮義足完成．すぐにフリーハンド歩行自立

[文献]
1) 乾　公美：骨盤のパターン．柳澤　健，他（編）：PNFマニュアル，改訂第3版，pp73-77，南江堂，2011
2) 村田　伸，他：疾患別日常生活活動学テキスト．pp113-122，学術研究出版，2016
3) 永冨史子：下肢切断の理学療法の基本とポイント．理学療法学40：38-43，2013

運動器疾患

左大腿転移性骨肉腫術後患者に対し，構造的要因と心理的要因に着目した一例

加古誠人

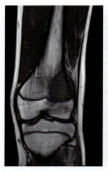
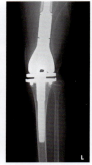

図1 術前MRI画像　　図2 術後X線画像

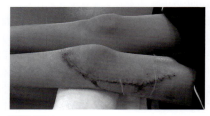

図3 創部

I．はじめに

骨肉腫に対する外科治療は，以前は，そのほとんどが骨切断・離断術であったが，近年では90%以上の事例において患側下肢温存術が選択され，切断術後と生命予後の差がないとされている[1]．一方で，下肢温存術は，感染や深部静脈血栓症など術後合併症発生率が高く，広範囲の術侵襲に伴う疼痛が生じるため，リハビリテーション（以下リハ）の期間が長くなるといわれており，術後リハが非常に重要である．今回，左大腿骨転移性骨肉腫に対し，広範切除術および腫瘍用人工関節置換術（TKA）を施行した一例を報告する．

II．基本情報・生活歴

- 10代，男性
- 身長173 cm，体重42.4 kg，BMI 14.1
- 診断名：左大腿骨転移性骨肉腫
- 画像診断（図1）：左大腿骨遠位骨幹部に44 mm×32 mm×41 mmの腫瘤が認められた．
- 既往歴：左上腕骨骨肉腫（広範切除術，術前術後化学療法実施），右肺転移切除（術前化学療法実施）
- 現病歴：1か月前より左膝関節痛を自覚し，整形外科受診し，切開生検により，上記診断．手術前までは病的骨折を予防するため，松葉杖を使用して免荷歩行で生活されていた．
- 手術情報：広範切除術，腫瘍用TKA（図2），有茎腓腹筋内側頭皮弁形成術．関節面より近位13 cmで大腿骨を骨切りし，腸脛靱帯，外側広筋，中間広筋を切除．有茎皮弁は，腓腹筋内側を使用し，膝関節外側面で縫合（図3）．

III．理学療法評価（術後8日）

1) 主訴
「左足が痛くて，動かせない」「自分の足とは思えない」
2) 情報収集
- 疼痛：術創部（大腿外側，下腿後面）に強い疼痛（NRS 7～8/10）を認める．
- 関節可動域：安静固定中のため，評価未実施．
- 筋力：左大腿四頭筋は筋収縮が得られず，MMT 0～1レベル．下腿三頭筋は，外側頭に筋収縮が得られMMT 2レベル．
- 歩行：平行棒内見守りレベルで，左下肢荷重困難．

3) 統合と解釈

左大腿部骨肉腫に対して広範切除，腓腹筋皮弁を施行し，下肢の支持機能が著しく低下している状態である．特に大腿四頭筋は，広筋群を切除しているため筋収縮が得られず，下肢の支持機構として機能できない状態であると考えた．一方，腓腹筋は，内側頭を皮弁に用いているが，外側頭の筋収縮は十分得られており，歩行に必要とされる筋力は有していると考えた．関節可動域は安静固定中であり，評価未実施であるが，術式を考慮すると膝ROM制限が予想され，安静固定解除後より関節可動域練習の必要性があると考えた．

また，術後自己の左下肢がどのようになっているかわからず，左下肢に対するneglect症状が認められた．若年での大侵襲手術であり，心理的要因を考慮した介入が必要であると考えた．

4) 目標設定と介入計画
- STG（4週）：松葉杖歩行獲得，可動域拡大
  → 残存機能への介入，ハムストリングス優位での荷重練習にて患側下肢機能向上を図る．
  → 愛護的な関節の自動介助運動により，ROMの拡大および患肢のneglect症状の改善を図る．
- LTG（4～6か月）：装具着用して独歩獲得
  → 近医外来リハにて長期フォロー

IV．介入経過

術後翌日より理学療法を開始した．術後8日目に荷重が許可され，荷重練習を開始し，ハムストリングス

優位の下肢伸展運動を実施した．開始当初は荷重時痛が強く，接地程度であったが，鎮痛薬の内服時間をリハ時間に合わせ，疼痛が増悪しない範囲で荷重量を漸増した．術後9日より平行棒内歩行練習，術後14日目より松葉杖歩行練習を開始．術後20日目に松葉杖歩行自立となった．

関節可動域練習は，術後14日目より開始し，制限因子は膝関節前面の創部痛であった．医師からの皮弁の生着状況に関する情報をもとに，腓腹筋皮弁の離開に注意し愛護的に実施した．Neglect症状に対しては，自動介助運動を中心とし，事例自身に主体的に運動を行うよう指導し，実施した．

術後27日目に自宅退院となり，近医にて外来フォローとなった．

V．理学療法再評価（術後4週）

1）主訴

「まだ動かしづらいけど，少しずつ慣れてきました．歩く自信が少しずつ湧いてきました」

2）情報収集

- 疼痛：術創部の疼痛（NRS 3/10）が残存した．Pain Catastrophizing Scale（以下，PCS）は，反すう8/20，無力感4/20，拡大視3/12（術前：反すう2/20，無力感0/0，拡大視0/12）と，術前に比べ高値であった．
- 関節可動域：左膝関節屈曲65°，伸展－15°，左足関節背屈5°，底屈25°
- 筋力：左大腿四頭筋はわずかに筋収縮がある程度でMMT1レベル．左足関節底屈筋力はMMT2レベル．
- 歩行：長下肢装具を着用し，両松葉杖歩行自立レベル．歩行時に患側下肢へ荷重し，toe-offが可能になった．10m歩行速度は，0.93 m/sec．

VI．考察

今回，外科的手術により大腿広筋群の機能が消失し，下肢の支持機構が著しく低下した状態であった．荷重練習として，Blaimontら[1]の報告に基づき，ハムストリングス優位の下肢伸展運動を実施した．その結果，退院時においても，大腿前面筋はMMT1レベルと機能不全であるが，残存しているハムストリングスが下肢伸展機構の代償機能を学習したことにより，早期に下肢の支持性が獲得できたと思われる．また，下腿三頭筋は残存している外側頭による底屈筋力の改善を図った結果，松葉杖歩行においてtoe-offが可能になっ

たと思われる．

左膝ROM制限は，皮弁の生着の状況を医師と共有しながら関節可動域練習を実施したことで，安全に可動域拡大を図れたと考える．

本事例は，術直後「自分の足とは思えない」と訴えており，Galarら[2]が報告した自肢の存在と運動感覚の認知能力が低下したneglect-like symptoms（以下，NLS）の症状が認められた．Hirakawaら[3]は，膝OA患者に対するTKA後において，NLS症状と術後PCSが術後の痛みに関連すると報告している．本事例においても術後neglect症状を有し，術後PCSのスコアが術前より上昇していることから，術後の痛みが遷延することが予想されたが，術後早期より自動介助運動を中心とした介入を行ったことで疼痛の増悪が認められなかったと考えた．

さらに，外科手術や化学療法などの既往により，BMI 14.1と痩せ型であり，術前から全身的な筋力低下があったため，歩行距離の拡大には難渋した．したがって入院中のリハのみでは不十分であると判断し，歩行練習と体力強化を目的に外来リハを近医で継続し，さらなる改善を図ることとした．

なお，本事例は術後6か月時点で，左膝関節硬性装具着用下で独歩獲得し，長距離歩行も可能となり学校生活にも復帰した．痛みは消失し，NLSの症状を認めず，「歩けるようになり，自分で足を動かせるようになったので，手術してよかった」といった自己の下肢に対する肯定的なコメントが認められた．

若年者の患肢温存術後の事例に対し，構造的に不可逆な要因に対しては，活動レベル（歩行）における代償機能に注目した介入方法が有効であった．また心理的要因に対しても，早期から配慮して介入することにより術後の疼痛管理および障害受容に効果的であった．

[文献]

1) Blaimont P, et al : The function of hamstring ; A pathogenic hypothesis of femoropatellar osteoarthritis. In : Surgery and Arthroscopy of the Knee, pp56-58, Springer-Verlag, Berlin, 1986
2) Galar BS, et al : Neglect-like symptoms om complex regional pain syndrome may be responsible for the motor disturbance in reflex sympathetic dystrophy. J Pain Symptom Manage 13 : 213-217, 1999
3) Hirakawa Y, et al : The relationship among psychological factors, neglect-like symptoms and postoperative pain after total knee arthroplasty. Pain Res Manag 19 : 251-256, 2014

運動器疾患

変形性膝関節症患者（保存療法）の外側スラストに伴う歩行時痛に対して，徒手療法を中心とする介入が有効であった事例

小川大輔

I．はじめに

今回，右膝関節の外側スラストに伴う歩行時痛を呈する変形性膝関節症（以下，膝OA）患者を担当し，徒手療法を中心とする介入により，早期に良好な結果を得たため報告する．

II．基本情報・生活歴

- 50歳代後半，女性
- 身長155 cm，体重60 kg，BMI 25.0
- 職業：食料品店の販売員（主にレジ業務）
- 主訴：「歩行時に右膝の外側が痛い」
- Hope：「階段を痛みなく下りたい」
- 診断名：右変形性膝関節症
- 現病歴：約1か月前に明確な受傷機転はなく右膝痛を発症した．疼痛が徐々に増悪したため当院を受診し，外来での理学療法が処方された．
- X線所見：右膝内側裂隙の狭小と骨棘形成あり．右膝蓋骨の外側偏位あり．右FTA 182°Kellgren-Lawrence分類グレードII．
- 既往歴：左肩関節周囲炎（約5年前）
- 住居：エレベータなしの集合住宅の4階

III．理学療法評価

1) 視診と触診
   ① 炎症と浮腫：いずれもなし
   ② 筋緊張：右側の大腿筋膜張筋（以下，TFL）・腸脛靱帯（以下，ITB）・外側広筋・膝窩筋の過緊張あり．右内側広筋の萎縮あり．
2) 疼痛検査（NRS）
   ① 安静時痛と夜間時痛：いずれもなし
   ② 圧痛：右Gerdy結節上部，4/10
   ③ 動作時痛：歩行時（右膝外側部，5/10）
       降段時（右膝外側部，7/10）
   ④ 運動時痛：右膝屈曲時（右大腿遠位前外側部，2/10），右膝伸展時（右膝窩部，3/10）
3) 形態測定
   ① 下肢長：棘果長と転子果長で0.5 cmの左右差あり（右側＜左側）
   ② 周径：膝蓋骨上5 cmの大腿周径で2.0 cmの左右差あり（右側＜左側）
4) 関節可動域検査（ROM）
   ① 右膝屈曲：自動110° p，他動110° p
       最終域感：empty（疼痛）
   ② 右膝伸展：自動−10°，他動−5° p
       最終域感：soft（筋の伸張感）
       ＊p：疼痛あり，上記以外には制限なし
5) 関節の遊び検査（Kaltenbornの7段階スケール）
   ① 脛骨大腿関節の滑り：腹側2，外側2
   ② 膝蓋大腿関節の滑り：内側2
6) MMT
   ① 右膝関節伸展4，② 右股関節外転4
7) 整形外科的テスト
   ① Ober Test：右側陽性（疼痛あり）
   ② 半月板・側副靱帯・十字靱帯の各検査はいずれも陰性
8) 立位姿勢評価＊問題視する所見のみ記載
   ① 右寛骨前傾位，② 右股関節軽度屈曲位，③ 右膝関節軽度屈曲位
9) 動作観察＊問題視する所見のみ記載
   ① 歩行（独歩）
   - 右トレンデレンブルグ徴候陽性
   - 右単脚支持期で膝関節の外側スラストが生じ，右膝関節外側部に疼痛が出現
   - 右膝関節は常に軽度屈曲位
   ② 階段昇降
   - 降段時，右片脚支持相で，右膝関節の外側スラストと右膝関節外側部の疼痛が著明に出現．手すりを用いて2足1段．
10) 統合と解釈
    ① 疼痛の原因組織（何が痛いのか？）
       圧痛部位とOber Testの結果，動作分析時に生じていた疼痛の内容を踏まえると，本事例が訴える疼痛の原因組織はITBであり，伸張ストレスが加わることで誘発されていると考える．
    ② 疼痛発生の原因（何で痛いのか？）
    - 歩行時，右膝関節は常に軽度屈曲位であった．膝関節は軽度屈曲位が最大ゆるみの肢位であり，立脚期での安定のためには，膝関節周囲筋の十分な筋力を要する．本事例では，右膝関節伸展筋の筋力低下によって安定性を得ることができず，外側スラスト（内反）が生じ，ITBに強い伸張ストレスが付加されていると考える．
    - 右中殿筋の筋力低下によってトレンデレンブルグ徴候が生じ，さらに，右側のTFLとITBの代償的な過緊張が生じている．右立脚期で左骨盤が下制すると右股関節は内転位となるため，正常歩行よりもITBへの伸張ストレスが増大し，疼痛が

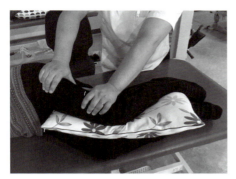

図1 ITBへの筋膜リリース

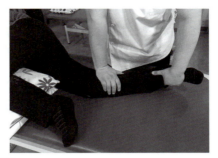

図2 脛骨大腿関節への関節モビライゼーション

助長されている可能性がある.
- 右膝関節の伸展制限は，最終域感がsoftだったことから，右膝窩筋の過緊張が原因と考える．さらに，膝蓋骨の外側部に付着するITBと外側広筋の過緊張によって，右膝蓋骨は外側に偏位し，その結果，右内側広筋の活動が抑制され，筋力低下が生じていると考える．
- 寛骨の前傾で臼蓋が背尾側に移動するため，立位での下肢は見かけ上長くなる．その点を踏まえると，本事例では右寛骨前傾位の代償で右膝関節は屈曲位となり，伸展制限が生じた可能性がある．

11) 目標設定と介入計画

① STG（2週後）
歩行時痛の軽減（NRS 2/10）を目標として，徒手的な介入を中心に実施する．

② LTG（2か月後）
歩行時痛と降段時痛の解消と，再発予防を目標として，筋力トレーニングとセルフストレッチングを追加して実施する．

Ⅳ．介入経過

介入は，週1回の頻度で合計6回実施した．

初回の介入では，TFL・ITB・膝窩筋・外側広筋の軟部組織モビライゼーションとITBへの筋膜リリース（図1），膝蓋大腿関節の関節モビライゼーションを行った後，中殿筋と内側広筋の促通運動を実施した．その結果，歩行時痛は2/10，降段時痛は3/10に軽減した．

2～6回目の介入では，初回の介入内容に加えて，骨盤調整（右寛骨を後傾方向へ）のための筋膜リリースと脛骨大腿関節の関節モビライゼーション（図2）を実施したうえで歩行練習を実施し，歩行中の中殿筋の収縮と右立脚中期のアライメントを学習させた．ホームエクササイズとして，中殿筋と大腿四頭筋の筋力トレーニング，患部に疼痛が生じない範囲でのTFLのセルフストレッチングを指導した．

6回目の介入の時点で主訴であった歩行時の疼痛はほぼ解消し，セルフエクササイズを習慣化できていたため，主治医に状況を報告し終了となった．

Ⅴ．理学療法再評価（初回介入から6週後）

1) 疼痛検査（NRS）
圧痛と動作時痛：いずれも0～1/10.

2) 関節可動域検査（ROM）
①右膝関節屈曲：自動120°，他動125°
②右膝関節伸展：自動0°，他動0°

3) MMT
①右膝関節伸展 5，②右股関節外転：5

4) Oberテスト：右側陰性

5) 立位姿勢評価
①寛骨の前後傾の左右差なし，②右股関節屈伸中間位，③右膝関節完全伸展位

6) 動作観察
①歩行時の右トレンデレンブルグ徴候陰性
②立脚中期にて右膝関節は完全伸展位
③歩行時と降段時での右膝関節の外側スラストは軽減もわずかに残存
④降段は手すりを用いずに1足1段で可能

Ⅵ．考察

診断名は膝OAであったが，疼痛の主因はITBの伸張時痛であり，骨の変形が直接的に関係する疼痛ではなかった．本事例に対する理学療法を通じて，診断名やX線所見だけにとらわれず，主訴をしっかり聞きあらゆる可能性を念頭に置いて丁寧に評価を行うことの重要性を再認識した．

今回は，徒手的なアプローチを中心に行った結果，早期に良好な結果が得られた．ただし，骨の変形が進行した場合には疼痛が再発する可能性もあるため，予防のためのセルフエクササイズの提供と，体重管理などの生活指導が特に重要と考える．

運動器疾患

姿勢アライメントが肩関節周囲炎に影響していた事例— Kaltenborn-Evjenth concept による評価を用いて

市川和奈

Ⅰ．はじめに

右肩関節周囲の疼痛および関節可動域制限により ADL に支障をきたしていた事例を担当した．Kaltenborn-Evjenth concept（以下 K-E concept）に基づいた評価[1]を行い，交通事故による頸椎捻挫が主原因となり肩関節周囲炎へ移行したと推論した．そして頸椎捻挫による姿勢アライメント不良に着目し，理学療法を行ったところ良好な結果が得られたため報告する．

Ⅱ．基本情報・生活歴

- 60 歳代女性，右手利き
- 身長 153 cm，体重 50 kg，BMI 21.5
- 職業：専業主婦
- 診断名：右肩関節周囲炎
- X 線所見：右大結節上方，肩峰間に石灰化あり
- 現病歴：特に思い当たる誘因はなく，徐々に疼痛が悪化し，右肩に関節可動域制限が出現．更衣動作に支障をきたすようになり当院受診．
- 既往歴：交通事故による頸椎捻挫（受診の約 1 年半前に約 10 日間入院）
- 主訴：T シャツなどかぶりものを着るときに右肩が痛い．
- Hope：右肩が痛みなく動くようにしたい．
- Need：疼痛軽減．右肩関節の可動域改善．

Ⅲ．理学療法評価

1）主観的検査
（1）局所症状
　①右肩関節から上腕後面にかけての疼痛：NRS 4/10
　②右肩関節から手背側にかけての疼痛：NRS 7/10
　③右肩甲骨上角から右頸部にかけての疼痛：NRS 5/10
（2）現象の始まり
　③→①→②の順番で出現．
（3）悪化要因
　①は安静時に常に感じる．②は右上肢の挙上，結帯動作で悪化．③は就寝中，右下側臥位で悪化．
（4）軽減要因
　①は悪化することはあっても軽減することはない．②は動かさないこと．③は背臥位で軽減．

2）客観的検査
（1）Security Test：陰性
（2）神経伸張テスト
　正中神経　右（＋）：頸部を左回旋すると悪化
（3）観察・視診
　前額面：右肩甲骨軽度外転，前傾，下方回旋位
　右肩関節内旋位
　矢状面：頭部前方偏位，胸椎後弯増加
（4）機能的運動テスト
右肩関節
- 関節可動域：屈曲 120°，外転 90°，1st 外旋 40°，2nd 外旋 40°，2nd 内旋 20°
- End feel：上記すべて Empty
- 屈曲および外転の際，肩甲骨の上方回旋が不足

頸部
- 関節可動域：屈曲 40°，伸展 40°，右側屈 30°，左側屈 45°
- End feel：伸展・側屈で Empty
- 動作全般において，上位頸椎，上位胸椎の動きが乏しく，下位頸椎の動きが過剰

（5）整形外科的テスト
　Full/Empty Can Test，Dropping Sign：右（＋）
（6）局在テスト
　右肩関節屈曲の疼痛境界域で頸部を右側屈すると疼痛出現，左側屈で疼痛軽減．また同一肢位で肩甲骨下角を他動的に下方回旋することで疼痛出現．
（7）他動運動テスト・Joint Play Test
　右肩関節：尾側滑り・背側滑り；more elastic
　頸椎：C4/5/6；過可動性，C7/T1；低可動性
　胸椎：上位胸椎；低可動性
（8）筋スパズム
　右僧帽筋，肩甲挙筋，烏口腕筋，大胸筋，小胸筋，後頭下筋群に硬さおよび中等度の疼痛．
（9）筋の長さテスト
　右肩甲挙筋，小胸筋，広背筋：軽度短縮
（10）統合と解釈
　問診を進めていくと交通事故による頸椎捻挫の既往が明らかになった．そのため，客観的検査は肩関節に加えて頸椎からの影響も考慮に入れ評価を行った．局在テストでは肩関節だけでなく頸部の動きでも疼痛が誘発された．観察・視診，筋スパズム，筋の長さテストから僧帽筋上部と肩甲挙筋の筋インバランスによる右肩甲骨アライメント不良が明らかになった．このアライメント不良には交通事故による頸椎捻挫の既往が大きく関与しているのではないかと考えた．具体的には頸椎捻挫により頸部の深部筋群が機能不全を起こし，表層の筋である肩甲挙筋へ過剰な負荷がかかり肩甲骨

アライメント変化を及ぼしたと考えた．また，前方頭位と胸椎後弯も肩甲骨アライメントに影響していると考えた．肩甲骨が下方回旋位で保持された場合，関節窩が下方を向くことで肩関節の位置は相対的に外転位となり，肩関節周囲の筋のインバランスにつながる．

したがってこれらの負の連鎖により現在の肩関節周囲の疼痛が出現していると仮説を立て，肩関節にアプローチする前に肩甲骨，頸胸椎のアライメントを修正することが重要であるとし治療プログラムを立案した．

3）治療プログラム
(1) 試験治療
- 右僧帽筋の横断マッサージ，機能的マッサージ
- 右肩甲挙筋の横断マッサージ，機能的マッサージ，ストレッチング

(2) 短期治療
- 試験治療の継続
- 右大胸筋，小胸筋の横断マッサージ，機能的マッサージ，ストレッチング
- C7/T1 関節モビライゼーション（伸展）

(3) 長期治療
- 頸部深層屈筋群の低負荷エクササイズ
- ADL 指導：頸部および僧帽筋上部線維の負担を軽減し，肩甲骨下方回旋を抑制するために座位でアームレストを使用．就寝時，頸部の下にタオルを入れ安定性を確保する．

4）目標設定
- STG（2週）
  安静時痛の軽減
  右肩甲骨のアライメント改善
- LTG（12週）
  動作時痛の改善
  右肩関節可動域の改善

IV．介入経過

試験治療後，①部分に生じていた安静時の疼痛が軽減した．頸部および右肩関節の関節可動域はすべての方向で改善していたが，最終域で疼痛が残存していた．この結果を踏まえ，統合と解釈で立てた仮説どおり，頸胸椎および肩甲骨アライメントの修正を行ったあと，肩関節へのアプローチを実施することとした．

2回目の介入後は，最終域で違和感が生じるものの肩関節屈曲可動域では左右差を認めなかった．

自宅でのエクササイズとして頸部の表層筋が代償的に過剰に収縮しないよう頸部深層屈筋群の低負荷エクササイズを開始した．3回目の理学療法の際，結帯動作時以外の疼痛は軽減しており，下着を着ける動作以外は日常生活で特に支障がないとのことであった．結帯動作には肩甲骨前傾，下方回旋，肩関節の伸展，内旋，外転可動域が必要とされているが，本事例ではこの時点で結帯動作に必要な肩甲骨の可動性に問題がなかったため，肩関節の可動域制限に問題があると考え，再評価を行い，肩関節へのアプローチを追加した．Joint Play Test にて右肩関節尾側滑りに制限を認めた．End feel が more elastic であったため，筋による制限と考え，大胸筋，小胸筋に加え，肩関節屈曲，内転筋で骨頭を上方に偏位させる烏口腕筋に対するアプローチ，骨頭を関節窩に引き付けながら下制させる機能をもつ棘下筋，小円筋のトレーニングを追加した．

V．理学療法再評価（12週）

- 局所症状：①②③すべての痛みが消失
- 関節可動域：右肩関節屈曲160°，外転160°，1^{st}外旋70°，2^{nd}外旋60°，2^{nd}内旋45°
- 観察・視診：胸椎後弯が減少し，頭部前方偏位がやや改善し，右肩甲骨アライメントも改善．
- Joint Play Test：右肩関節尾側滑り・背側滑り，ともに end feel は Firm に変化．

VI．考察

肩関節周囲炎は肩関節に疼痛と制限があるが関節炎としては説明のつかない病態を指している．50代を中心にした中高年者に明らかな外傷なく生じる疼痛と関節拘縮を主症状とする五十肩と同義で用いられることが多い[2]．本事例も当初は特に誘因なく右肩関節に疼痛と可動域制限が出現していたため五十肩であると考えていた．しかし問診の結果，交通事故による頸椎捻挫の既往があったため頸部からの影響も考慮しながら評価を行った．結果から，頸部と肩甲骨を連結する筋にインバランスが生じ，頸胸椎と肩甲骨のアライメントを変化させることで肩関節の疼痛，可動域制限に影響を及ぼしたという仮説を立てた．本事例では介入初期に筋のインバランスによる姿勢アライメント不良にアプローチすることで，早い段階で疼痛の軽減が図れ，肩関節自体の問題がより明確になった．このように K-E concept に基づく評価，仮説の立案，検証の作業を繰り返し行うことは安全に正しく評価・治療を行ううえで非常に有効であると考える．

[文献]
1) 鳥本　茂：整形徒手理学療法の評価と治療基礎．富　雅男，他（監修）：整形徒手理学療法 Kaltenborn-Evjenth Concept，pp81-91，医歯薬出版，2011
2) 勝本　弘：肩関節周囲炎．中村耕三（監修）：整形外科クルズス，改訂第4版，pp512-513，南江堂，2003

運動器疾患

ダンス中に頸部痛を発症し，環軸椎亜脱臼と診断された関節リウマチ患者に対する理学療法と日常生活指導の経験

松村将司

I．はじめに

今回，頸部痛を発症し精査によって環軸椎亜脱臼と診断された関節リウマチ（以下，RA）患者を担当し，掃除や料理などの日常生活に支障を呈している事例を担当した．RA の頸椎病変の発現頻度は低くなく，環軸椎亜脱臼を認めることは決して稀ではない．そこで，頸椎に対する理学療法と，症状を増悪させない日常生活動作指導を中心に介入したので報告する．

II．基本情報・生活歴

- 40 歳代女性，左手利き
- 身長 165 cm，体重 52 kg，BMI 19.1
- 職業：無職（元々は医療事務など）
- 家庭状況：夫と 2 人暮らし
- 診断名：環軸椎亜脱臼
- 既往歴：RA（現在は寛解状態）
- X 線所見（図1）：頸部前屈位での側面像で軸椎歯突起間距離が約 4 mm（3 mm 以上が環軸椎亜脱臼）．
- 趣味：ダンス
- 服薬：メトトレキサート，プレドニゾロン，フォリアミン®，エンブレル®皮下注
- 現病歴：約 10 年前に手のこわばりを感じ外来受診し，RA と診断された．以後，投薬による治療が行われており，寛解状態が維持できていた．今回，ダンス中に頸部痛を生じたため精査した結果，環軸椎亜脱臼と診断された．
- 主訴：「左に振り返ろうとすると首が痛い．下を向く（掃除機をかける，料理をする，ダンスで下を向く）と気持ち悪くなる」
- Hope：首の痛みを取りたい，気持ち悪さを軽減したい．
- Need：疼痛軽減，可動域改善，症状が増悪しない日常生活動作の獲得．

III．理学療法評価

1）全体像
痩せ型．症状に対する不安からか表情はやや暗く，悲観的な発言が多い．

2）疼痛（NRS で記載）
- 安静時痛なし

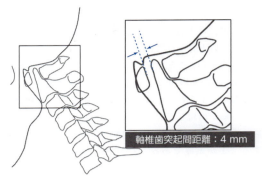

図1 X 線（頸椎側面像．前屈位）

- 頸部左側屈時（8/10），左回旋時（8/10）．両者とも左頸部および左後頭下に表情を歪めるほどの疼痛出現．
- 上肢への放散痛やしびれはなし．

3）頸部関節可動域検査
後屈 30°，左回旋 5°，右回旋 30°，左側屈 5°，右側屈 25°．前屈は気分不快感が出現するため測定せず．

4）触診
両後頭下筋群・胸鎖乳突筋，左僧帽筋上部線維，右肩甲挙筋・斜角筋群の緊張が高く圧痛あり．

5）関節の遊び検査
C 2/3，C 5/6 の左椎間関節に低可動性．
C 3/4，C 4/5 に過可動性．

6）アライメント
ストレートネック，胸椎後弯減少，腰椎前弯過剰．頸部軽度右側屈位．RA による著明な変形はなし．

7）整形外科的テスト
Sharp Purser Test：陽性

8）動作
振り向く動作では頸椎の回旋を避け，過度に体幹の回旋を利用している．また，靴の着脱などの下を向く動作では頸部の前屈を避けている．さらに，うなずき動作も避けている．

9）統合と解釈
頸部前屈時の気分不快感については，Sharp Purser Test（上位頸椎の安定性に関与する横靱帯の検査）が陽性であり，X 線所見からも環軸椎亜脱臼を認めるため，これが原因と考える．また，上位頸椎での前屈を無意識的に避けるために後頭下筋群の緊張が高くなっていると考える．さらに，頸部の可動域制限因子としては，左椎間関節の低可動性や左回旋・側屈を制限する頸部筋群の緊張が高いことが挙げられる．

現在，RA は寛解状態が維持できている．そのため，頸部の疼痛，可動域制限に対する徒手的な理学療法と，頸部前屈時の不快感に対する日常生活動作指導を中心

に介入することとした．

10）目標設定と介入計画
- 頸部の疼痛，可動域制限の改善（2 W）
  →軟部組織モビライゼーション，関節モビライゼーション（一般的に RA に対する関節モビライゼーションは禁忌となっているが，本事例は寛解状態であったため，医師に確認のもと，実施することとした）．
- 気分不快感が生じることの少ない日常生活動作の獲得（4 週）
  →上位頸椎での前屈を避ける動作指導，頸椎のスタビリティトレーニング．

Ⅳ．介入経過

初回介入時は疼痛が強く，動作はすべて頸椎を固定し動かさないように行っている状態であった．さらに，表情は暗く症状に対する不安も訴えた．そのため，現在の症状に対する評価結果を，患者に伝わるような簡易な言葉で不安を増強しないよう注意しながら丁寧に伝え，理学療法を実施する同意を得た．その後，まずは疼痛軽減と可動域の改善が必要と判断し，軟部組織モビライゼーション，関節モビライゼーションを中心に実施した．その結果，初回介入時に可動域は大幅に改善し，疼痛も NRS で 8/10 から 3/10 まで軽減した．

頸部前屈時の気分不快感については，上位頸椎での前屈動作を避けること，下を向く際は体幹の前屈，もしくは下位頸椎で前屈をするよう指導した．料理に関しては，キッチンに座面の高い椅子を置いて使用してもらうことで，立位よりも頸部の前屈が強くならないようにした．また，これらを遵守しても長時間，下を向いていると症状が出現する恐れがあるため，適宜休憩を入れるよう指導した．ダンスに関しては，頸部痛が強い間は中止とした．

以上の内容で，週1〜2回の頻度で継続的に理学療法を実施した．

Ⅴ．理学療法再評価（2 週）

1）疼痛（NRS で記載）
頸部左側屈時（2/10），左回旋時（1/10）．左頸部痛および左後頭下痛がわずかに残存．

2）頸部関節可動域検査
後屈 40°，左回旋 35°，右回旋 35°，左側屈 25°，右側屈 25°．可動域は改善し，左右差消失．

3）触診
初期評価時の緊張の高さはすべて軽減．後頭下筋群のみ他と比較すると緊張の高さと圧痛が残存．

4）日常生活動作
上位頸椎での前屈動作には注意できており，下を向く際は体幹や下位頸椎で行うことができている．

Ⅵ．考察

本事例は，約10年来のRAを有しており，ダンス時に頸部痛を発症したため精査したところ，環軸椎亜脱臼と診断された．RAに伴う頸椎病変の自然経過は，原則として環軸椎前方亜脱臼から発症すると報告されている[1]．本事例は，頸部痛を訴える以前より下を向く動作にて気分不快感を認めていたとのことであった．そのため，環軸椎亜脱臼を元々有しており，今回ダンスによって頸部痛を発症した経過である可能性が高い．なぜなら，環軸椎亜脱臼はRA罹病平均12.7年で発症するといわれており[1]，本事例も罹病から約10年が経過しているため，自然経過のなかで発症したと推測される．以下，環軸椎亜脱臼によるものと考えられる頸部前屈時の気分不快感に焦点を当て考察する．

頸部前屈時の気分不快感は，掃除機を使用する動作，料理をする動作，ダンスで下を向く動作で出現していた．これは環軸椎亜脱臼があるため，下を向くことで軸椎歯突起が構造的に頸髄を圧迫し症状が出現していると考える．そのため，特にC0/1/2といった上位頸椎の前屈は避ける必要があるので，先述したような動作を指導した．さらに，本事例が家事すべてを行うことで過度な負担がかからないように，夫にも家事に参加してもらい協力してもらうことを提案した．ダンスに関しては，疼痛軽減した後から再開し，症状の出現しない動作のみ（主に下半身の動き）とするよう指導した．これらの結果，休憩を入れながらであれば掃除や料理を症状が出現することなく可能となった．さらにダンスに関しても，無理のない範囲で実施することができるようになった．

本事例は改善とともに表情が明るくなり，悲観的な発言も少なくなった．今後は，頸椎のスタビリティトレーニングを継続することでさらなる安定性を獲得し，無理のない範囲でできることを増やしていくことが重要であると考える．

本事例のように，機能的に改善できることと，構造的問題により動作指導が中心になることが混在する患者は少なくない．正確な評価によって適切に理学療法を実施していく重要性を再認識する事例であった．

[文献]
1）藤原佳樹：RA頸椎病変の自然経過からみた治療戦略．脊椎脊髄 18：859-864, 2005

運動器疾患

骨アライメントから予後を予測しながら介入を進めた橈骨遠位端骨折後の高齢女性事例

瓦田恵三

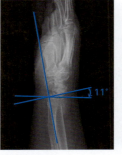
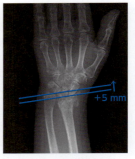

図1 X線画像（矢状面）　　図2 X線画像（前額面）

Ⅰ．はじめに

　高齢者の橈骨遠位端骨折では，転位があっても保存療法が選択されることが少なくない．その結果，変形治癒によって治療に難渋し，機能障害が残存する場合もある．今回はそのような事例に対して，骨アライメントから2次的な障害と機能的予後を予測しながら介入した一事例について報告する．

Ⅱ．基本情報・生活歴

- 70歳代，女性，右手利き
- 身長149 cm，体重53 kg，BMI 23.9
- 診断名：右橈骨遠位端骨折
- 現病歴：濡れた落ち葉に足を滑らせて転倒し受傷．現場付近の病院で整復，ギプス固定（本人の申告では軽度掌屈位）．5週間後，ギプス除去され，自宅から近い当院へリハビリテーション目的で来院．
- 受傷前の生活：夫と2人暮らし，家事のほとんどを担っていた．
- 主訴：右手が動かない，力が入らない．
- Need：家事動作の自立
- X線所見（理学療法開始時）：図1，2を参照．
（palmer tilt：－11°，ulnar variance：＋5 mm）

Ⅲ．理学療法評価

1）情報収集
- 主治医より：受傷機転や骨のアライメントからColles骨折（AO分類：A2）であろう．変形治癒により機能障害が残存する可能性がある．
- 視診：右手全体に軽度の浮腫＋
- 周径：（手背）右20 cm，左19 cm
　　　（手関節）右17 cm，左16 cm
- 疼痛：背屈で右手関節尺側部の伸張痛：NRS 3/10
　　　掌屈（手指屈曲位）で手背の伸張痛：NRS 2/10
- 尺側部痛の評価：Ulnar Grind Test＋（NRS 3/10）
- 神経学的検査：問題なし
- ROM検査（active/passive）：表1を参照
　その他に軽度の手指屈曲制限あり．
　肘・肩関節には制限なし．
- 副運動検査：右橈骨手根関節，手根中央関節，遠位

表1 ROM検査（active/passive）

		右	左
手関節	掌屈	5°/5°	70°/75°
	背屈	15°/20°	80°/85°
	橈屈	0°/0°	15°/15°
	尺屈	15°/15°	40°/40°
前腕	回内	－10°/－5°	70°/75°
	回外	60°/65°	90°/90°

橈尺関節（回内位）で制限．
- 握力：右1 kg，左14 kg
- 動作パターン：把持動作に手関節の背屈が伴わない．前腕回内時に肩関節が外転，内旋．
- 日本語版Quick DASH（機能障害/症状スコア）：57/100

2）統合と解釈
　palmer tiltは0〜10°，ulnar varianceは±0 mmが整復時の目標とされている[1]．palmer tiltの減少は掌屈の制限，plus variance（図2参照）は尺側部痛の原因となり，遠位橈尺関節にも不適合を起こすことが考えられ，本事例では掌屈や回内外ROMの制限の残存や尺側部痛が問題となる可能性がある．
　理学療法評価では，右手関節を中心としたROM制限と握力の低下が顕著であった．握力の低下は長期の固定による筋力低下や手指の屈曲制限の他，正常な把持動作パターンの消失とその動作パターンに必要な手関節背屈制限も影響しているものと考えられた．強い尺側部痛の訴えはなかったが，Ulnar Grind Testが陽性であったため，今後，可動域の拡大に伴って尺側部痛が生じる可能性がある．以上の問題が現在のADLの低下につながっており，さらに今後のADL，IADLの低下につながると考えて介入方法を検討した．
　ADL上，掌屈ROMは20°，回外は50°が最低限必要で，回内は著しい制限があっても肩関節外転で代償可能とされている[1]．加えて，画像所見と初期評価時のROMを考慮して目標を設定した．握力については，

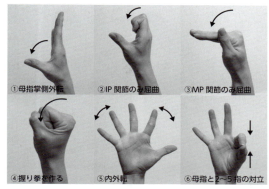

図3 6-pack エクササイズ
それぞれ10回3セットを1日に3回実施する.

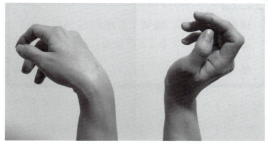

掌尺屈　　　　　橈背屈

図4 ダーツスロー運動
手根中央関節のみの動きを誘導することができる.

完全な回復には1〜10年かかると報告されており[2], 変形治癒があることも考慮すると, 標準的な理学療法期間内での完全な回復は困難であることが予測された.
3) 目標設定
　(〜12週)掌屈20°, 背屈80°, 橈屈15°, 尺屈30°, 回内50°, 回外80°, 握力7 kg以上, 家事動作の自立
4) 介入計画(2〜3回/週)
- 橈骨手根関節, 手根中央関節のモビライゼーション
- 手指屈筋・伸筋群のストレッチング
- セラパテ(Theraputty™)を用いた手指の巧緻動作・ピンチ動作の練習, 把持動作練習
- 物理療法(温冷交代浴, 超音波療法)
- ホームエクササイズ:セルフROMエクササイズ, 6-pack エクササイズ[3](図3), ダーツスロー運動[3](図4)など

Ⅳ. 介入経過

　理学療法開始から2週間は右手への荷重を禁止し, ROMエクササイズは自動運動を中心に実施した. 今後, 尺側部痛が問題になる可能性を考慮して, 橈屈ROMの改善をより重視し, 尺屈方向へのROMエクササイズは疼痛の出現に注意しながら慎重に実施した. また, 把持動作やピンチ動作の練習の際には手関節の背屈運動が伴うように, 正常な動作パターンの遂行を意識させた.

　約10週で右手関節掌屈ROMは45°, 回内は55°に達したが, その後は改善が認められなかった. これはpalmer tiltの減少, 尺骨の相対的延長による遠位橈尺関節の不適合などの影響と考えられ, これ以上の大幅な改善は困難であると思われた.

　右手関節背屈の最終可動域では手関節尺側部の伸張痛をわずかに訴えるものの, その他の運動やADL上での尺側部痛の悪化はなかった.

Ⅴ. 理学療法再評価(12週)

- 疼痛:右手への荷重(背屈位)で尺側部の伸張痛 NRS 1/10
- 尺側部痛の評価:Ulnar Grind Test＋(NRS 2/10)
- 周径:(右手背)19.5 cm, (右手関節)16.5 cm
- ROM(passive):右手関節掌屈45°, 背屈80°, 橈屈15°, 尺屈30°, 回内55°, 回外85°
- 握力:右8.5 kg, 左14 kg
- 日本語版Quick DASH(機能障害/症状スコア):9/100

Ⅵ. 考察

　今回, 変形治癒に伴う2次的な障害や予後を考慮しながら介入を進めた. plus varianceにより予測された尺側部痛については, 尺側へ圧迫を加えると再現されるものの, 初期より橈屈ROMの改善を重視した結果, ADL上で問題となることはほぼなかった. 掌屈と回内ROMには比較的大きな制限が残存することとなったが, 日本語版Quick DASHスコアは大きく改善し, Needである家事動作もほぼ可能となった.

　本事例のように, 高齢者の橈骨遠位端骨折の保存療法では, 変形治癒による2次的な障害の発症や機能障害の残存が少なくない. そのような場合に, 画像所見などを手掛かりとした介入方法の検討や現実的な目標設定によって, 漫然と理学療法を長期化させることを防ぎ, より良好な結果を得られるものと考える.

[文献]
1) 間瀬教史, 他:その他の骨折のリハビリテーション. 特集/老人骨折リハビリテーション実践マニュアル. MB Med Reha 3:53-59, 2001
2) 日本整形外科学会, 日本手外科学会(監修):橈骨遠位端骨折診療ガイドライン2012. 南江堂, 2012(http://minds.jcqhc.or.jp/n/med/4/med0125/G0000420/0001)
3) 整形外科リハビリテーション学会(編):関節機能解剖学に基づく 整形外科運動療法ナビゲーション 上肢・体幹. 第2版, pp194-201, メジカルビュー社, 2014

運動器疾患

頸椎症に対し，職場での座位姿勢に注目して介入することで改善に至った事例

畠　昌史

Ⅰ．はじめに

頸部を中心に強い痛みを呈し，仕事中の座位姿勢を長時間保持することが困難になった事例を担当した．主訴をもとに評価を進め，職場での不良座位姿勢が症状の原因と考えた．その姿勢の改善にむけて段階的に介入した結果，良好な経過を得たため報告する．

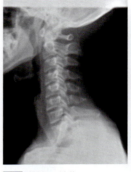

図1　単純X線像

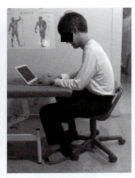

図2　座位姿勢

Ⅱ．基本情報・生活歴

- 50歳代，男性
- 身長180 cm，体重70 kg，BMI 21.6
- 職業：会社員．ほぼ一日中デスクワーク．
- 診断名：頸椎症
- X線所見（図1）：ストレートネック
- 現病歴：以前から肩こりを自覚．半年前から悪化し，範囲も肩周囲から頸部にまで拡大．さらに頭痛も出現し，仕事にも大きく影響が出るようになったため当院受診．上記診断され理学療法開始．なお，当院受診前に他院で脳の検査を実施し，異常所見はなかった．
- 既往歴：40歳；腰椎椎間板ヘルニア（関節鏡下手術）

Ⅲ．理学療法評価

1) 主訴：痛みが強く，仕事ができる状況にない．座っていると頭を支えていられない．
　Hope：早く少しでも楽になりたい．痛みをとりたい．
　Need：仕事中の座位姿勢保持時間の延長．
2) 疼痛　※部位・NRS・種類で記載
- 安静時痛（背臥位）：頸部後面・2/10・重苦しい痛み，頭痛・2/10・押されるような痛み
- 仕事中の痛み（椅子座位）：頸部後面・9/10・重苦しい痛み，頭痛・9/10・押されるような痛み，左右肩甲骨周囲・9/10・重苦しい痛み
- 運動時痛（頸部屈曲時）：頸部後面〜背部・7/10・つっぱるような痛み
- 圧痛：後頭下筋群，頭板状筋，頭半棘筋，斜角筋群，胸鎖乳突筋，肩甲挙筋，脊柱起立筋（すべて両側）
- SF-MPQ-2：117/220（持続的な痛み19/60，間欠的な痛み57/60，神経障害性の痛み12/60，感情表現29/40）
- 悪化要因と軽減要因：姿勢は臥位＜立位＜座位の順に悪化，朝＜昼＜夜の順に悪化，同一姿勢保持で悪化，仕事が休みの日は軽減

3) 姿勢アライメント（椅子座位：仕事中を再現）
　骨盤後傾位，胸腰椎屈曲位，下位頸椎屈曲・軽度左側屈・軽度左回旋位，上位頸椎伸展位．左右肩甲骨下制・軽度下方回旋位．頭部前方位姿勢（図2）．
4) 整形外科的テスト
　Jackson Compression Test 陰性，Spurling Test 陰性
5) 触診
　左右後頭下筋群・斜角筋群・胸鎖乳突筋・肩甲挙筋・脊柱起立筋の過緊張あり
6) 頸部自動ROMテスト（右/左）
　屈曲15°，伸展45°，回旋40°/40°，側屈30°/30°
7) 動作
　頭頸部運動全般において，上位頸椎の動きが小さく下位頸椎の動きが過剰．うなずき運動が制限．頸部の動きに伴う胸椎の動きは小さい．
8) 関節の遊び検査（頸椎）
　過可動性：C2/3・C5/6・C6/7，低可動性：C7/T1
9) 職場の環境ならびに仕事への影響：デスク，モニター，椅子とも低すぎて体型に合っていない．2〜3時間しか座位姿勢（パソコン作業）を維持できず，つらくなるたびに横になって休んでいる．常に痛みを意識している．
10) 統合と解釈
　主訴と現病歴，ならびに悪化-軽減要因を含む痛みの評価結果から，症状と仕事中の座位姿勢が深く関連していることが明らかであった．そこで実際に職場での座位姿勢を再現してもらうと，いわゆる頭部前方位の不良姿勢を認めた．この座位姿勢が，後頭下筋群の過緊張につながり，その付近を通る大後頭神経への圧迫や循環障害が生じ，頸部痛や頭痛を引き起こしてい

ると考えた．職場で使用していた椅子とデスクが低く，身長180 cmの本事例の体型に合っていなかった．モニターが低い位置にあり，このままこの環境に身体を合わせていると上述した不良座位姿勢が助長されると予想できる．

また，疼痛評価の結果から，仕事中のNRSが高値であるとともに，Short-Form McGill Pain Questionnaire-2（SF-MPQ-2）にて感情的表現の項目の反応性が高いという特徴がみられ，仕事に対する不安やストレスが強いことが推測された．

以上より，まずは，即効性があり仕事に直結するような介入方法がよいと考え，座位姿勢指導と職場の環境設定を選択した．

次に，うなずき運動で分節運動に異常が認められたことから，頭長筋や頸長筋といった頭頸部深層屈筋群の機能不全を考えた．さらに，下位頸椎の不安定性とX線画像から頸椎の生理的前弯の減少も認められたため，これらが原因で胸鎖乳突筋や斜角筋群などに過負荷がかかり疼痛が生じていると考えた．この問題点に対しては，頭頸部深層屈筋群のトレーニングと運動パターンの修正，ならびに座位姿勢改善のための全身的なアライメント調整が必要と考えた．疼痛の変化を観察しながら，徐々に導入していくこととした．

11）目標設定と介入計画
- STG（2週）：頸部痛と頭痛の軽減
  →職場の環境設定，座位姿勢指導，後頭下筋群のリラクセーション
- LTG（2か月）：仕事中の座位姿勢保持が可能
  →頭頸部深層屈筋群トレーニング，姿勢調整

Ⅳ．介入経過

座位姿勢の問題点を本人に説明し，職場の環境調整を提案した．具体的には，デスク・モニター・椅子の高さを高くすることを勧めた．タイピング時の上肢の重みを取り除くためにクッションを利用し前腕をそれに置くことも提案した．職場の都合もありデスクは変更できなかったが，その他はすぐに実施された．そしてデスクワーク中の姿勢に注意し，同一部位への負荷の蓄積を避けるため少なくとも1時間ごとに休憩を入れることを指導した．Impairmentレベルの介入としては，後頭下筋群をはじめとした過緊張状態の筋群のリラクセーションを中心に開始した．その結果，約2週間後には仕事中の痛みが少し改善し，本人も効果を実感し始めた．しかし，仕事を終えて帰宅する頃には症状が強く出現する状態であった．

その後の期間は，姿勢・動作パターンの改善を目指し，頭頸部深層屈筋群のトレーニング，胸椎可動性改善目的の関節モビライゼーションなどを追加した．頻度は週に2回，期間は約2か月間，理学療法を継続した．

Ⅴ．理学療法再評価（2か月）

1）疼痛：
- 安静時痛（背臥位）：頸部後面・0/10，頭痛・0/10
- 仕事中の痛み（椅子座位）：頸部後面・5/10・重苦しい痛み，頭痛・4/10・押されるような痛み，左右肩甲骨周囲・4/10・重苦しい痛み
- 運動時（頸部屈曲時）痛：頸部後面～背部・2/10・つっぱるような痛み
- SF-MPQ-2：45/220（持続的な痛み8/60，間欠的な痛み10/60，神経障害性の痛み7/60，感情表現20/40）

2）姿勢アライメント（椅子座位）：胸椎が伸展し，上位頸椎がわずかに屈曲位．頭部前方位がわずかに改善．

3）動作：うなずき運動時にやや分節的な動きがみられるようになった．

4）仕事への影響：デスクワーク中の頸部痛と頭痛が軽減したことにより，座位保持時間が延長し，途中で横になって休むことなく仕事がこなせるようになった．

Ⅵ．考察

今回，強い痛みを訴えていた事例に対し，主訴と理学療法評価に基づいて，優先順位をつけて段階的に介入したことで良好な結果が得られたと考える．

介入初期は，即時効果が出やすい環境設定と座位姿勢指導に徒手的な介入を組み合わせて対応した．本人にとっては効果を実感でき，セラピストにとっては仮説の検証にもなった．その後は効果の持続，定着を狙い，座位姿勢ならびに頭頸部の動作パターン改善のために，徒手療法や運動療法を実施した．その結果，仕事中に横になって休む必要がないレベルに至った．

しかしまだ痛みは残存している．本事例は腰椎椎間板ヘルニアの既往があり，今後はその影響も考慮した全身のアライメントの調整を続けていく計画である．また，SF-MPQ-2の感情表現項目の改善度が悪く，その点も考慮する必要があると考える．

腰痛を呈する妊婦への理学療法

布施陽子

I. はじめに

妊娠・出産によるマイナートラブル（腰痛や尿失禁）は病気ではないことから軽視されやすい．しかしながら，理学療法の介入にて改善するケースは多い．今回，腰痛を呈する妊婦に対して理学療法を介入した結果，良好な妊婦生活を送れた一例を提示する．

II. 基本情報・生活歴

- 30歳代女性，第2子妊娠中（26週），右手利き
- 身長152 cm，体重52 kg，BMI 22.5
- 第1子分娩様式：通常分娩，会陰切開／裂傷なし
- 診断名：腰痛
- 現病歴：妊娠20週頃より通勤時の電車内で約30分立位姿勢となると腰痛を呈する．上の子を抱っこした際に腰痛を呈する．仕事は主にデスクワーク．立位・歩行時は陰部への負荷（圧迫感）を生じている．妊娠20週より頸管長短縮傾向でウテメリン®内服中．
- 医学的情報：頸管長（経腟超音波評価）〈妊娠24週未満で30 mm以下であれば切迫早産の徴候あり〉
  26週：介入前37 mm，介入後：40 mm

III. 理学療法評価（妊娠26週，介入前）

1) 主訴：腰痛を治したい．上の子を抱っこしたい．
- Hope：2歳である上の子を日常生活（移動時，愛情表現※として）の中で，抱っこができるようになりたい．［※ぐずったとき，甘えてきたとき］
- Need：腰の痛みを（治し）取り除きたい．
2) 疼痛：部位：左右PSIS周囲（圧痛＋，左右差−）
   程度：VAS 5.8 cm/10 cm
3) 立位姿勢：後方重心，頭部前方位，乳房下垂，胸椎後弯，腰椎前弯，右寛骨アウトフレア，仙骨/尾骨うなずき傾向 図1：介入前
4) 触診：腰背筋膜・最長筋・腸肋筋−高緊張
5) インナーユニット評価
- 超音波診断装置による視覚的評価（呼吸時）：左右腹横筋ともに呼吸時の筋厚変化が乏しく，右腹横筋においては呼気時の変化がほぼない（図2：介入前）．
- ストレッチポールによるバランス評価：ストレッチポールは妊婦へのリスクを考慮し，バスタオルを丸めて作った独自のものを使用．市販のストレッチポールよりも，支持基底面の広いバスタオルストレッチポールにおいてもバランス不良を認める．
- 下肢伸展挙上（SLR）評価：左右下肢挙上時に骨盤の左回旋著明であり，腹横筋アシストにより，骨盤動揺軽減．

以上により，腹横筋機能不全（右＜左）と判断．

6) 疼痛再現性／再評価
- 上の子の抱っこを想定し10 kg重錘を50 cm台から持ち上げて疼痛の再現性評価を実施した．
- 妊婦ベルトにて右寛骨をインフレア側へ修正し，腹横筋アシストにより疼痛軽減を認めた．

7) 統合と解釈

妊娠中期以降は著しく腹部が増大するため，前腹部を覆っている腹横筋は機能破綻を呈しやすい．本事例においてもインナーユニット評価により腹横筋の機能低下を認め，疼痛再現性にて腹横筋機能促通により疼痛軽減を認めた．腹横筋機能低下により腹腔内圧のコントロール不良となり，子宮が前下方へ偏移することで介入前立位姿勢を認めたと考えられる．腰背筋膜や筋長の長い筋群の緊張を高めることで立位姿勢を維持していたことから，上後腸骨棘（PSIS）の圧痛を呈しており，約30分以上の立位姿勢継続によりPSIS周辺の疼痛が生じると考えた．また，本事例は右手利きであり，左上肢で子どもを抱え，左寛骨上に子どもの殿部がくるような姿勢となりやすいため左右での腹横筋機能に差が生じたと考えられる．

以上より，腹横筋機能の再構築を目的にプログラムを立案した．介入当初は背臥位にて視覚的かつ意識的に腹横筋を促通し，徐々に抗重力位とし，最終的に立位・歩行時に無意識化での腹横筋機能獲得を目標とした．また，実施内容については骨盤模型などを用いて必ず説明し，本事例が理解したうえで実施し，セルフコンディショニングができるよう指導した．

IV. 介入経過

1) 超音波診断装置での右腹横筋収縮練習：呼気時に腹横筋厚が厚くなるよう促した[1]．介入当初は呼気時に外腹斜筋厚の増加が著明であったため，呼気時に口唇を丸めて「う」と8秒間同じ音量で発声させること[2]で腹横筋厚のみの単独増加を認めた．
2) ストレッチポール（バスタオルにて作成）上にて約5分間，1)で獲得した呼吸法を実践しながら左上肢を呼気時に外転位とし，より右腹横筋への収縮効率を促した[3]．
3) 座位姿勢・立位姿勢においても1)の呼吸法を継続させ，随時セラピストは超音波画像にて確認した．姿勢変化後数回は妊婦ベルト装着（右寛骨インフレアへ誘導）の状態で行い，その後装着なしにて呼気

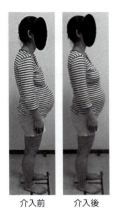

図1 立位姿勢（介入前後，妊娠26週）

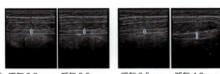

図2 超音波診断画像〔介入前後（26週）の吸気，呼気〕
矢印：腹横筋厚

時の腹横筋厚増加が意識的に行えるよう促し，練習中に痛みがないよう成功体験を繰り返した．

4) 抱っこ動作を再現し，呼気時に10kg重錘を持ち上げる練習を実施した．この際，痛みはなく実施可能となるも陰部への負荷（圧迫感）残存傾向．妊婦ベルト装着により軽減した．

5) セルフコンディショニングとして，2)および3)の内容を確認．妊娠26週以降は2），3)の内容を自主的にコンディショニングするよう指導．理学療法士による介入は1回のみで終了となった．

V. 理学療法再評価（妊娠26週，介入後）

- 疼痛：なし（程度：VAS 0 cm/10 cm）
- 姿勢（改善点）：上位頸椎屈曲位となり頭部位置後方移動，乳房（乳首）の挙上，腰椎前弯の減少，寛骨左右差なし（図1：介入後）
- 触診：圧痛なし
- インナーユニット評価：
  ・左右腹横筋ともに超音波診断装置による視覚的評価がない状態でも呼吸時の筋厚変化がみられ，呼気時の筋厚増加を認めた（図2：介入後）．
  ・ストレッチポール上にてバランスを崩すことなく背臥位姿勢をとれるようになり，左下肢挙上時（SLR評価）の左回旋は軽減した．

VI. 介入後の経過（妊娠34週）

妊娠34週目の健診時に症状を口頭で確認したところ，①呼吸法を意識することで通勤時の立位姿勢では問題がない，②腰が重い感じがするときはあるが，そのときは就寝前にストレッチポール（バスタオル）のコンディショニングを実施することで解消している，③抱っこ動作は，意識的に呼気時に抱き上げることで腰痛なく実施可能であるとのことで，経過は良好であった．それ以降の指導として，腹部増大に伴い妊婦ベルトは立位・歩行時には必ず着用し，抱っこは極力，座位などでの実施を心がけるよう助言した．なお，頸管長は38 mmであった．

VII. 考察

今回，腹横筋に焦点を当てた治療展開にて介入後だけでなく出産時まで腰痛をセルフコントロールすることができた．腹横筋収縮獲得のため用いた超音波診断装置は，深層筋である腹横筋の収縮を視覚的に確認することができたため，腹部増大により収縮感覚の欠しい妊婦には効果的であった．腹横筋は姿勢保持作用・腹腔内圧調整作用をもつ．姿勢保持作用として，過緊張を呈していた筋膜や筋群の負担が軽減され，ダイナミックな動作時には適切に腹横筋のフィードフォワード作用が働くことで腰痛改善へつながったと考えられる．

また腹腔内圧調整作用として，子宮を含めた臓器が適切な位置で保持できるようになったことで姿勢改善へつながり，頸管長へも影響しなかったと考える．妊婦へのリスク管理として頸管長を腹腔内圧調整のバロメーターとしているが，過去の経験からも腹横筋単独収縮による短縮は認められず[1]，早産リスクを高めるほど過度な腹圧をかけた介入ではないと思われる．

妊娠経過に伴う姿勢制御機能破綻から引き起こされる腰痛の予防的位置付けとして，理学療法介入は貢献できると考える．

[文献]

1) 布施陽子，他：腰痛を呈する妊婦へ理学療法としての腹横筋エクササイズ効果．日産婦誌68：961, 2016
2) 布施陽子，他：母音発声と腹横筋活動との関連性．PTジャーナル49：1055-1057, 2015
3) 布施陽子，他：安静背臥位とストレッチポール上背臥位における腹筋群筋厚の検討．理学療法科学27：77-80, 2012

運動器疾患

バレエダンサーの脛骨内果後方部痛に対する治療経験―足関節機能不全と片脚連続ジャンプ動作時の骨盤アライメントに着目した事例

廣幡健二

I. はじめに

ジャンプ動作にて右足部に痛みを呈し，ダンス活動に支障をきたしていた女性バレエダンサーを担当した．患部である足関節アライメントおよび距腿関節底背屈運動軸の修正と運動パターンの改善を主とした介入を行った結果，痛みの再発なくバレエ活動に復帰できた事例を以下に報告する．

II. 基本情報

- 20歳代，女性
- 身長 164 cm，体重 49.5 kg，BMI 18.4
- 職業：バレエダンサー．公演出演とレッスン講師．週当たり約20時間はダンス活動を実施している．
- 診断名：右長母趾屈筋腱炎．MRI 冠状断 T2 像にて長母趾屈筋(以下，FHL)腱に高信号あり
- 現病歴：2か月前からバレエダンス中に痛みを自覚．当院受診し，外来理学療法開始となった．
- 画像所見：MRI 冠状断 T2 像にて長母趾屈筋(以下，FHL)腱に高信号あり
- 既往歴：右足関節内反捻挫(3か月前受傷)

III. 理学療法評価

1) 主訴・Hope
「バレエダンス中の片脚連続ジャンプ(図1)のときに痛みが出る」「痛みなく踊れるようになりたい」現在のバレエ活動実施状況：達成したいレベルの70%程度

2) 疼痛(数字は NRS)
① 安静時痛：なし
② 圧痛：右内果後方に鋭痛(8/10)，右 FHL 筋腹に鈍痛(5/10)
③ 動作時痛：右足関節最大底屈位での右母趾屈曲運動時(右内果後方に鋭痛，7/10)，右股関節外旋位での片脚連続ジャンプ時(右内果後方に鋭痛，4〜7/10，繰り返しで悪化)，右股関節内外旋中間位での片脚連続ジャンプ時(右内果後方に鋭痛，2/10)
④ 悪化要因：バレエ活動量の増加により悪化

3) 視診・触診：腫脹，発赤なし
4) ROM-t：足・股関節に著明な左右差なし
5) 距骨の可動性検査(右/左)

① 距骨前方引き出し：2°/1°
② 遊び検査：後方；軽度制限あり/正常

6) 運動検査(右)
① 底屈：踵骨回外・距骨腹側移動が過剰，足趾屈曲を伴う．
② 背屈：足部外転・回内過剰，母趾・足趾伸筋群活動過大．自覚的に距骨前方が詰まる感覚あり．

7) MMT(右/左)：中殿筋 4/5，大殿筋 4/5，腸腰筋 4/5，長・短腓骨筋 4/5，FHL 4/5

8) 整形外科的テスト
① Ely Test：右側陽性，② Ober Test：右側陽性

9) 姿勢・動作観察
① 立位姿勢：sway back タイプ
② 片脚スクワット動作：左脚に比べて右脚では骨盤後傾・対側傾斜が生じる．前額面上の観察から膝外反と体幹右側方傾斜あり．動作時の触診にて，右側ハムストリングスの筋活動低下を認める．
③ 下肢外旋位(ターンアウト；以下，TO)での片脚ジャンプ動作(図1)
右脚ジャンプでは，着地後の遊脚側骨盤下制運動が顕著(図1右)であり，右膝外反および足部外転・回内運動が大きい．

10) 統合と解釈
圧痛部位と動作時痛，画像所見，そして医師の診断を踏まえると，内果後部痛の原因組織は FHL 腱であり，オーバーユースによる傷害であることが考えられた．
オーバーユースの原因動作は，主訴，動作時痛から TO での片脚連続ジャンプ動作であることは明らかである．動作観察では，右片脚ジャンプ着地後の下降局面およびそこからの上昇局面における遊脚側への骨盤傾斜が大きく，下肢では過度な膝外反および足部外転・回内運動が生じていた．したがって下降局面では足部外転・回内方向への外的モーメントが過度にかかり，それに抗するために FHL 腱に遠心性ストレスが加わっていると推測できる．また上昇局面ではその肢位から足関節底屈，足部内転・回外の強いモーメントを発揮する必要があり，やはり FHL に過負荷がかかっていると考え，症状を引き起こしていると推論した．その動的アライメントにつながっている要因としては，①足関節底背屈運動軸異常，②股関節筋機能低下により骨盤の制御が不十分であること，③習慣的な運動パターンを考えた．さらに本事例は3か月前に足関節内反捻挫を受傷しており，足関節外側の痛みや不安定性を回避するために足部外転・回内傾向が強化されたことも要因として挙げられる．

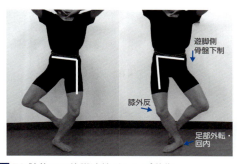

図1 TO肢位での片脚連続ジャンプ動作
右脚支持(写真右)では,着地から踏切動作にかけて過度な遊脚側骨盤下制と右膝外反,足部外転・回内アライメントを呈する.

11) 目標設定と介入計画
　STG(2週):炎症の消失,足関節機能の改善
　LTG(2か月):痛みのないTOでの片脚連続ジャンプ動作

Ⅳ. 介入経過

　主治医との相談のもと,初期介入から2週間は患部の炎症緩和のためダンス活動時のジャンプ動作は控えるように指導し,2週間以降に徐々に負荷量を漸増するトレーニングプランを提案した.安静期間と並行して週1回の理学療法介入を行った.距腿関節と距骨下関節のアライメント不良に対しては,特に背屈運動時の過度な足部外転・回内運動を是正するためモビリゼーションを中心としたアプローチを行った.

　動的アライメントの改善については,片脚立位時における骨盤アライメント修正から開始し,徐々にTO肢位へと展開した.2週目から荷重下での距骨下関節の回外不安定性を改善させるため,OKCでの選択的な腓骨筋トレーニングとCKCでの足部回外位バランストレーニングを導入した.また,接地時間をできるだけ短くした両側連続ジャンプ動作を痛みのない範囲で開始し,痛みに注意しながら運動レベルを漸増させ,股関節中間位での片脚ジャンプ,TOでの片脚ジャンプへと段階的に展開した.

Ⅴ. 理学療法再評価(2か月後)

1) 疼痛(数字はNRS)
　①安静時痛:なし
　②圧痛:右内果後方に鋭痛(4/10),右FHL筋腹に鈍痛(2/10)
　③動作時痛:右股関節外旋位での片脚連続ジャンプ時(右内果後方に鋭痛,0〜2/10,繰り返しで悪化),右股関節内外旋中間位での片脚連続ジャンプ時(0/10),右足関節最大底屈位での右母趾屈曲運動時(右内果後方に鋭痛,1/10)
2) 距骨の可動性検査(右/左)
　①距骨前方引き出し:2度/1度
　②遊び検査:後方;正常/正常
3) 運動検査(右):底屈・背屈とも初期評価時の異常パターンは減弱
4) MMT(右/左):長・短腓骨筋が5/5に改善.その他,中殿筋,大殿筋,腸腰筋,FHLは4/5のままではあるが初期評価時より改善あり
5) 整形外科的テスト
　① Ely Sign:右側陰性,② Ober Test:右側陰性
6) 姿勢・動作観察
　①片脚スクワット動作(右脚):骨盤後傾・遊脚側傾斜,膝外反と体幹右側方傾斜が消失し,骨盤帯,下肢関節ともにマルアライメントを認めず
　②TOでの片脚ジャンプ動作(右脚):着地後の遊脚側骨盤下制運動と右膝外反および足部外転・回内運動が制御可能

Ⅵ. 考察

　オーバーユース傷害を改善していく中で,機能改善にあわせた適切な活動レベルの漸増が重要となる.そのためにはオーバーユースの原因を正確に把握する必要がある.本事例は,職業がバレエダンサーであることから,可及的速やかな活動再開が求められた.そのため完全な安静期間を設けるのではなく,炎症緩和を阻害することなく,かつパフォーマンス低下を最小限に抑えることをポイントとして,理学療法プログラムとバレエダンス活動内容の双方の負荷量をコントロールしながら進めた.その結果,主訴であったTOでの片脚連続ジャンプ時における疼痛の再発もなく活動レベルを高めることができた.しかしながら,依然として右側の足部と股関節周囲筋機能低下,ジャンプ動作時の違和感は残存しており継続的な経過観察と介入が必要である.

[文献]
1) de Vries JS, et al : Clinical evaluation of a dynamic test for lateral ankle ligament laxity. Knee Surg Sports Traumatol Arthrosc 18: 628-633, 2010

運動器疾患

積極的保存療法により競技復帰を果たした投球肘障害の一例

桜井徹也

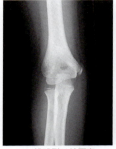 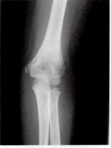

a：投球側X線写真　　b：非投球側X線写真

図1 X線所見

Ⅰ．はじめに

投球時に右肘痛を有し，他院にて投球肘障害により3か月間の安静・投球禁止との診断を受け，セカンドオピニオンで当院に受診した事例を担当した．股関節・肩甲骨周囲機能改善と投球フォーム改善に着目し良好な結果を得たのでここに報告する．

Ⅱ．基本情報・生活歴

- 11歳，男性
- 身長143 cm，体重35 kg
- スポーツ歴：野球（8歳〜現在），頻度週3回
- ポジション：キャッチャー（右投げ）
- 診断名：右投球肘障害（内側型）
- X線所見（図1a・b）：投球側内側上顆骨端線離開を認める．
- 現病歴：3週間前から投球後の右肘痛が出現し他院を受診．3か月投球禁止と診断されたが知人の紹介で当院に受診した．当院医師からは3〜4週間リハビリテーション（以下リハ）に専念し，その後疼痛自制内で段階的に復帰するようにと説明された．

Ⅲ．理学療法初期評価

- 主訴：肘を曲げたとき，投球時に右肘が痛い
- Hope：全力で投げられるようになりたい．練習，試合に復帰したい．
- Need：痛みのない投球動作の獲得
- 疼痛検査：
  ①圧痛；肘頭内側周囲，NRS 6/10
  ②運動時痛；右肘屈曲時に肘頭内側周囲，NRS 5/10
  ③動作時痛；投球動作時に肘頭内側周囲，NRS 9/10
- ROM-t（右/左）：
  ①肘関節：屈曲145°(p)/145°，伸展10°/15°
  ②肩関節：著明な制限なし
- 整形外科的テキスト：肘外反ストレステスト；右側陽性
- 立位姿勢アライメント：骨盤後傾位，胸椎後弯増大，投球側肩甲骨前傾位
- 肩関節機能テスト：
  ① Combined Abduction Test（以下CAT）＋/−
  ② Horizontal Flexion Test（以下HFT）＋/−
- 下肢・体幹柔軟性テスト（軸脚/ステップ脚）：
  ① Straight Leg Raising（以下SLR）55°/45°
  ②股関節内旋（以下，HIR）35°/30°
  ③ Heel Buttock Distance（以下HBD）0 cm/0 cm
- 投球フォームチェック：疼痛を認めたため実施せず．
- 統合と解釈：

X線所見では内側上顆骨端線離開を認めたが，疼痛部位は肘頭内側周囲に認め，フォロースルー期での肘伸展外反ストレスの繰り返しによる肘頭窩インピンジメントと考えた．

また肘外反ストレステストのみでなく，圧痛および屈曲時においても疼痛も認めており，炎症性疼痛と機械的ストレスによる疼痛（インピンジメント，上腕三頭筋による牽引）が混在している状態と考えられた．投球側肩甲帯・股関節に柔軟性低下を認め，さらに不良姿勢も認めていた．股関節柔軟性の低下が投球時の骨盤・体幹回旋運動の不足，肩甲骨柔軟性低下や不良姿勢が胸椎伸展や胸郭の拡張の不足を引き起こし，それらが結果的に投球時の肘頭内側へのストレスにつながっていると考えられた．

- 目標設定と介入計画：

STG（3週）

①右肘頭内側の疼痛消失
　→投球禁止による患部の安静

②投球側肩甲骨周囲柔軟性・ステップ脚股関節柔軟性の改善，および姿勢・アライメント改善
　→ストレッチ指導．本人には投球時の肩甲帯・股関節柔軟性の必要性を十分説明したうえでホームエクササイズを指導した．

①，②が改善するまでは投球禁止とした．

LTG（2〜3か月）

全力投球可能，競技復帰
　→投球フォームの修正・動作指導

Ⅳ. 介入経過

介入後3週

肘頭内側の圧痛，屈曲時痛が消失し，外反ストレステストも陰性になった．肩関節機能テストでは投球側のCATが（±），HFTが（−）となり，下肢・体幹柔軟性テストではSLRが両側80°，HIRが両側45°に改善した．また，医師から塁間のキャッチボール，バッティングの許可が出た．そこで投球フォームの評価を実施した．

・投球フォーム：

コッキング前期の際，肩の水平外転が過剰となりコッキング後期までに右肘が両肩を結んだ線上まで上がっておらず，コッキング後期以降も肘下がりの状態が観察された．また，肘下がりの状態が持続することで胸椎伸展や胸郭拡張，肩甲骨後傾を伴った肩の外旋運動，いわゆるしなりができていなかった．またコッキング後期での肘の屈曲角度が不十分であった．さらにステップ脚への体重移動が不十分であり，体幹の回旋動作が円滑に行えていなかった．

これらが肘への外反ストレス増大，上腕三頭筋による牽引ストレス増大の要因と考えた．よって「投球フォームの改善による肘へのストレス軽減」も目標に追加し，指導および練習を開始した．医師からは塁間までの投球が許可されていたが，症状の再発の恐れがあったため，あくまで疼痛自制内で実施するよう指導した．

介入後6週

疼痛の再発はなく経過し，肩関節機能テストでは投球側のCATが（−）となった．下肢・体幹柔軟性も維持され良好であった．

・投球フォーム：

コッキング前期での肩の過剰な水平外転が減少し，肘下がりも消失した．またステップ脚への体重移動が円滑となったことで体幹の回旋動作も円滑になった．

以上から，塁間までのキャッチボールでは疼痛は認めず，肘へのストレスも軽減していると判断できた．また，医師からは「疼痛自制内で投球数・投球距離増大」の許可が出たため，投球距離をキャッチャーからセカンドベースの距離に延長した．

Ⅴ. 理学療法再評価（介入後9週）

・医師の指示：全力投球許可．
・疼痛検査：
　①圧痛；なし（右肘頭内側の圧痛が消失）
　②運動時痛；なし（右肘関節屈曲時痛が消失）
　③動作時痛；なし（投球動作時痛が消失）
・ROM-t（右/左）：
　①肘関節；屈曲150°/145°，伸展15°/15°
　②肩関節には著明な制限なし
・整形外科的テスト：
　肘外反ストレステスト；両側陰性
・立位姿勢アライメント：骨盤前後傾中間位，胸椎軽度後弯，投球側肩甲骨わずかに前傾位
・肩関節機能テスト（投球側/非投球側）：CAT−/−，HFT−/−
・下肢・体幹柔軟性テスト（軸脚/ステップ脚）：SLR 80°/80°，HIR 45°/45°，HBD 0cm/0cm
・投球フォーム・パフォーマンス：
　キャッチャーの捕球体勢からのスローイング動作においても肘下がりなどの不良動作パターンを認めなかった．練習に復帰し，すべてのメニューを痛みなく実施することができた．

Ⅵ. 考察

投球障害に対するリハの報告が多く見受けられるなか，実際には投球障害に対する保存療法＝安静と捉えられている現状もいまだに存在している．本事例に対して，患部の安静だけでなく股関節・肩甲骨周囲機能の改善をリハ開始時より実施する，いわゆる積極的保存療法により，介入後2か月で全力投球が可能となり，競技復帰を果たすことができた．その後も1〜2週間に1回の頻度でリハを継続し，試合の出場にむけて段階的に復帰することができた．

今回良好な結果を得られた要因として，介入開始時は股関節・肩甲骨周囲柔軟性改善に重点を当て，その後フォームの改善へと目標設定を変更し，投球時の肘へのストレスを軽減させることができたことが挙げられる．投球障害に対する本人・家族の理解度が十分であり，ホームエクササイズが確実に実施されたことも大きかった．そして段階的な投球復帰の指示を忠実に守ってくれたことによって，疼痛の再発を予防しながら正しいフォームを身につけることができ，最終的に完全復帰を果たすことができたと考える．

[文献]

1) 岩堀裕介：投球障害に対する投球フォームへの介入．菅谷啓之（編）：肩と肘のスポーツ障害—診断と治療のテクニック，pp120-143, 中外医学社，2012

運動器疾患

高度脊柱変形を伴った利用者の参加制限に対し，生活行為向上リハビリテーションを実施した結果と課題

溝口眞健

Ⅰ．はじめに

平成27(2015)年度の介護報酬改定にあたり通所リハビリテーションではリハビリテーションマネジメント加算Ⅱと生活行為向上リハビリテーション実施加算が新たに設けられた．この算定においては，活動・参加に対してのリハビリテーション（以下，リハ）を強化する目的が含まれている．今回，圧迫骨折入院後，活動・参加に対し制限をきたした利用者に対し，上記の加算を算定し，リハを行う機会を得たため報告する．

Ⅱ．基本情報・生活歴

- 87歳，女性
- 身長141 cm，体重40 kg，BMI 20.1
- 診断名：第3腰椎圧迫骨折
- 入院前生活：ADL自立．移動はシルバーカーを使用．屋内近距離であればフリーハンドでも可能．1日おきにスーパーへの買い物や，友人宅へ歩いて訪問していた．
- 現病歴：
  明らかな誘因なく腰痛が悪化し，体動困難となり救急搬送されてA病院に入院．第9病日目，硬性コルセット完成．第13病日目，回復期リハ病院へ転院．第51病日目，日中シルバーカー見守り．第69病日目終日コルセットoff．ADL守れており，転倒，転落なく過ごせている．第88病日目，自宅退院．第91病日目，当施設通所リハ利用開始．
- 退院時ADL：入浴時のまたぎ動作に介助を要する．足趾など手の届きにくいところの洗体には介助を要する．
  階段動作は見守りが必要．
- 要介護度3
- 本人のHope：近所のスーパーまで歩けるようになりたい．
- 家族のHope：元の状態に戻って転倒しないよう生活してほしい．

Ⅲ．理学療法評価（通所リハ利用開始時）

1) 全体像
歩行はシルバーカーを使用しているが，円背が強く，体幹は床とほぼ水平となっている．歩幅は狭く，すり足気味で歩いている．物静かで穏やかはあるが，時折冗談などを話すこともある．歳相応の物忘れはみられるが，受け答えはしっかりしている．

2) 情報収集
- 関節可動域検査（右/左）：股関節伸展-5°/-5°，股関節外転0°/0°，膝関節伸展-5°/-10°，足関節底屈40°/40°，肩関節屈曲95°/95°
- 筋力：両股関節屈曲3，伸展2，膝関節伸展4．四肢の緊張が高いために同時収縮のようになってしまい関節のスムーズな動きを誘導するのが非常に難しく，その動きを本人が再現することも困難であった．また，脊柱の高度変形により既定のポジション困難のため，MMTのどのgradeに相当するかセラピストが判断した．
- 筋緊張検査：四肢屈筋群・伸筋群ともに被動性検査にて緊張亢進認める．
- 歩行：シルバーカー使用．両肩関節を屈曲・外転・内旋させシルバーカーの持ち手を把持．体幹左回旋に伴い右上肢が若干下がっている．上位胸椎では左側屈がみられる．左右とも足底接地で立脚開始．膝関節における衝撃吸収はあまり見られず，上下動が少ない．左立脚中期では骨盤の左右偏移が大きく出現する．立脚後期にかけては左右とも十分な股関節の伸展運動がみられず，遊脚期へ移行する．踵離地はみられず，すり足気味で振り出していく．連続400 m歩行可能．歩行距離が伸びると右上肢の疲れが出現する．
- 立位バランス：立ち直り反射消失．どの方向の外乱に対しても頭部・体幹・骨盤・下肢を一塊にして崩れていく．ステップも出現せず．
- FRT：3 cm．観察では四肢・体幹の動きみられず，すぐに一歩踏み出してしまう．
- TUGT：35秒
- 認知機能：HDS-R 27点，MMSE 27点

3) 統合と解釈
脊柱の高度な変形が下位胸椎〜腰椎レベルで起きており，腰椎-骨盤リズムが破綻している．立位において脊柱・骨盤・股関節の動きはほとんどみられず，重心の制動を足関節制御に頼らざるをえない状態となっている．素早い反応で重心を制御する股関節制御が破綻しているため支持基底面内における重心の移動可能範囲は極端に狭く，できるだけ重心動揺を小さくしようとして四肢の筋緊張を高めていると推測できる．

歩行については，股関節，膝関節は屈曲位，足関節は背屈位となっており，立脚後期での下肢の伸展相を作り出せず，非効率な歩行パターンとなっている．また，左の立脚中期に骨盤が左方へ動揺し，体幹の左側

屈・左回旋が増強するため右上肢へ負担が大きくなっている．歩行距離の拡大を図り，本人のHopeにつなげるためには，少しでも効率的な歩行パターンの獲得と，右上肢への負担を減らすために骨盤の左方偏移の是正や体幹より伸展位で保持ができるだけの体幹機能の改善が必要となる．

4) 目標設定と介入計画
- 体幹，下肢，上肢の機能の改善を図り，立位バランス，歩行能力を向上させる．
  → 体幹，下肢，上肢の筋力強化練習，可動域改善運動，バランス練習，歩行練習(屋外歩行を含む)
- 屋外歩行距離の延長(900 m)(2か月)
- 家族と買い物に出かけることができる(4か月)
- 1人で買い物に出かけることができる(6か月)

Ⅳ．介入経過

介入当初よりリハビリテーションマネジメント加算Ⅱを算定し，家族，ケアマネジャー，関係サービス事業所と毎月自宅でリハビリテーション会議を実施した．

当初，歩行可能距離は屋内で連続400 m程度であったが，半年後，屋外を含めて500 mまで可能となった．

1か月後，月に1〜3回程度，ご自宅から近所のスーパーまでの買い物練習を行った(生活行為向上リハビリテーション実施加算を算定)．

2か月後，買い物については，片道350 mを約10分，スーパー内の買い物10分で可能となった(図1)．しかし，マンションエントランスのドアの開閉については介助を要した(図2)．このドアは非常に重く，ストッパーがないことから，どこまで開けても自動的に閉まるようになっていた．本事例はリーチ範囲が狭く，すぐ足を1歩踏み出してしまうため，ドアを開けていてもシルバーカーを引き寄せようとして足を1歩踏み出してしまいドアが閉まるという状況になっていた．重いドアを適度に開け，その位置を保持することと，そこから手を伸ばしてシルバーカーを操作できることを課題とし，上肢，下肢，体幹のさらなる筋力強化と模擬練習として施設内の防火扉での開閉練習を追加で行った．

3か月後，ドアについては時間がかかるものの，自力でシルバーカーを操作しながら出入りができるようになった．また，家族と買い物に出かけることができるようになった．5か月後には実用レベルのスピードで出入りができるようになった．

Ⅴ．理学療法再評価(通所リハ利用5か月)

- 関節可動域検査，MMTは初期と変わらず．

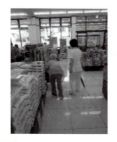 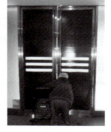

図1 スーパーでの買い物の様子　　図2 マンションエントランスドアの開閉

- 歩行：歩行周期全般を通し初期に比べ体幹が伸展している．左立脚中期の骨盤左方偏移は減少した．連続900 m歩行可能．
- 立位バランス：外乱刺激に対する反応は変化なし．
- FRT：4 cm
- TUG：26秒

Ⅵ．考察

今回，再評価の結果では数字的に大きな改善を認めた部分はなかった．唯一TUGが9秒改善したが，転倒リスクのcut off値は13.5秒と言われており，その点では現段階でも転倒リスクは高いと言える．しかし数字には反映されていないが，実際場面で目標だった近所のスーパーまで行けるようになった．数値化はできなかったが，股関節周囲筋群や体幹機能の改善により歩行時の姿勢の改善や骨盤動揺の減少がみられたと考える．また，実際場面で練習を行ったことで，目標達成に対し，本人の中でどうすればよいのかといった課題解決にむけての意識を高めることができモチベーションの維持につながったと考える．さらに実際場面であがった課題をすぐにリハ室での介入内容に反映できたことも改善につながった要因の1つであると思われる．月1回のリハビリテーション会議で課題や問題点，進捗状況を家族や他のサービス事業所と共有することができたことも有効であった．

このように，身体機能へのアプローチだけでなく，生活期だからこそ実際場面での評価，介入が重要だと改めて感じた．しかし，今回のように加算を取得しアプローチを行うには，セラピストが関わる時間が多く必要となる．生活期の現場では，多くの利用者に対し，少ないスタッフで関わっていることが現状である．その人の活動・参加の問題点に対し実際場面でもアプローチができる体制を整えることができれば，本事例のように，本人・家族のHopeが達成できる例が増えると考える．生活期のリハが地域包括ケアシステムの大きな役割の一端を担うことができるのではないかと考える．

内部障害

フィジカルアセスメントとBNPによる評価を行いながら離床を進めた高齢心不全事例

田屋雅信

I. はじめに

理学療法によって心不全が増悪しないように介入することが求められる．今回，フィジカルアセスメントと週1回のBNP測定による評価を行いながら離床を進めた事例を提示する．

II. 基本情報

- 81歳，女性
- 身長146.0 cm，体重49.2 kg，BMI 20.7
- 診断名：亜急性心筋梗塞，心不全
- 冠危険因子，合併症：高血圧，喫煙10本×60年間（入院前まで喫煙），COPD
- 病前環境：独居，アパート1階，ADL自立
- キーパーソン：妹（78歳）
- 主訴：動くと息があがる
- Hope：コーラスグループに復帰したい
- Need：ADL自立，労作時呼吸困難の改善
- その他：地域のコーラスグループに在籍している．友人との付き合いで飲酒の機会も多い．運動習慣はなし．
- 現病歴：1年前から労作時呼吸困難を自覚するようになっていた．今回，夜間呼吸困難が増強し救急搬送された．四肢冷感が著明で12誘導心電図上V1～4 ST上昇，心筋逸脱酵素（CK，CK-MB）の緩徐な上昇を認め，亜急性心筋梗塞（数日～1か月以内の心筋梗塞）に伴う心不全，肺水腫と診断された．入院後，第9病日より食事を開始したが，プラスバランスになったことを契機に再び肺水腫をきたした．第14病日，冠動脈造影検査を実施したところ，LMT：#5 75%，LAD：#7 90%，#8 90%，RCA：#2 75%，#4AV 90%，#4PD 90%，LCX：#13 75%，2枝病変を認めた．そのままLMT-LADへかけてPCIを実施した．第21病日にRCAの残存病変へのPCIを実施した．第22病日，食事再開，CCU退室の方針となり理学療法が処方された．
- peak CK：572 IU/L，peak CK-MB：47 IU/L
- PCI：LMT～#8 75～90% → 0%，RCA #2 75%，#4PD 90% → 0%
- 心臓超音波検査：左室駆出率（LVEF）31%，軽度大動脈弁狭窄症
- 胸部X線写真：肺うっ血・右胸水・右背側無気肺あり，CTR 62.8%
- 入院時BNP：2,085 pg/mL
- 栄養状態：1,400 kcal，塩分6 g，アルブミン3.1 g/dL
- 腎機能：クレアチニン0.9～1.1 mg/dL
- 処方薬：メインテート®，レニベース®，アルダクトン®，ラシックス®，プラビックス®，バイアスピリン®，リバロ®

III. 理学療法評価（介入時）

1) 全体像
- トイレ歩行負荷まで許可あり．意識清明．問診に対し受け答えは良好であった．塩酸ドブタミン®（DOB）2 mL/h，O₂は鼻カヌラ2 L/minで管理されていた．

2) フィジカルアセスメント
- 問診：トイレ歩行以外ベッド上で過ごしていた．安静時やベッド上動作では息切れがないが，トイレ歩行では息切れを訴えた．食事は半分程度の摂取量であった．入院前は食事について特に制限していたことはない．睡眠は尿意で中途覚醒はあるが，臥位での息切れ感はなかった．
- 視診：手の冷感，四肢の浮腫を軽度認めた．頸静脈は腫れていなかったが，臥位では怒張を認めた．呼吸パターンは胸式優位で胸鎖乳突筋が肥大していた．
- 聴診：心雑音はなく，III音は認めなかった．呼吸音ではラ音を認めず，痰も少なかったが，右背側無気肺は残存していた．
- 打診：右下側に濁音を認め，右胸水を確認できた．

3) バイタルサイン

項目	安静時	歩行後
血圧	108/41 mmHg	125/50 mmHg
心拍数	63 bpm	89 bpm
心電図	洞調律	洞調律
SpO₂	98%	98%
症状		Borg Scale（息切れ/下肢疲労）：15/14
頸静脈	怒張なし	拍動あり

体重：45.2 kg（入院時から−4 kg）

4) 歩行機能，バランス能力
4 m快適歩行速度（6.5秒），片脚立位時間（左右8秒），歩行は左右に動揺し跛行を呈していた．

5) 認知機能：MMSE 25/30点

6) ADL：BI 55点

7) 統合と解釈
フィジカルアセスメントによってうっ血所見（右心不全），低灌流所見（左心不全）の有無を確認し，心不全の状態をNohria分類から推測した．臥位にて息切れなく，睡眠時に阻害することもないので起坐呼吸はない．また，食事が過度な心負荷ではなく食欲も落ち

ていなかったため，消化管浮腫などの体うっ血所見を認めなかった．しかし，四肢の浮腫や頸静脈の怒張が軽度認められること，強心薬（DOB）投与管理や四肢の冷感があることからNohria分類のprofile C（wet & cold）である．理学療法後や翌日にも同様にフィジカルアセスメントを行うことで前日のprofile Cの状態から改善あるいは悪化しているのかを確認していくこととした．また，心不全の改善・悪化の指標であるBNP値を1週間ごとに確認し，100 pg/mL以上の上昇がなければ離床を進めることとした．

　安静時の血圧，脈拍，呼吸状況は正常範囲で，歩行時に冠動脈の残存狭窄による胸痛，胸部違和感を認めなかったが，換気亢進を伴う息切れが生じた．歩行中の息切れ感や頸静脈の拍動は，肺うっ血を助長する肺動脈楔入圧（pulmonary artery wedge pressure；PAWP）の上昇に加え肺動脈圧の上昇を認めたことが考えられる．そのため，労作による心負荷には十分な注意が必要であることから，息切れ感の聴取，SpO_2の測定（場合によっては心音の聴取）を行いながら理学療法を進めていくこととした．

　バランス能力を考慮し，歩行は室内であれば近位見守り，棟内歩行は介助または歩行器の使用が必要であった．また，本事例は喫煙歴や胸部CTでブラを認めていることからCOPDも合併していた．胸鎖乳突筋の肥大から胸式呼吸が優位で労作時の呼吸筋の仕事量が多いことが推測された．歩行練習時には歩行器を使用し，上肢帯を含めた呼吸筋の仕事量を軽減することも検討した．呼吸苦の際には口すぼめ呼吸が有効であるかの確認も行うこととした．

8）目標設定と介入計画
- STG（2週）：棟内歩行自立（200 m歩行完遂），有酸素運動の開始
- LTG（1～3か月）：外来心臓リハビリテーション（心リハ）に参加し，再発予防にむけた運動習慣の獲得と冠危険因子の自己管理を目指す．
- 最終到達目標（5か月）：自己管理を徹底しながら趣味のコーラスや友人との交流を再開する．

Ⅳ．介入経過

　介入当初，座位までの基本動作はできていたが，歩行バランスが悪いこともあいまって容易に息切れを訴えるため歩行器を使用した．理学療法の翌日にフィジカルアセスメントを行い，Nohria分類上で心不全増悪がないことを確認したうえで歩行距離を増加した．歩行に必要なバランス能力を向上させるため，プレトレーニングとして座位または立位で自重を用いた下肢の自動運動も併用した．連続歩行距離は短く，頻回な休息が必要となることから，1日のうちで少量頻回の理学療法介入とした．

　理学療法開始後15日目に病棟内歩行が自立した（200 m歩行達成）．その後，活動量（歩数）を徐々に増やしながら自転車エルゴメータを使用した有酸素運動を導入することができた．22日目に自宅退院となり，外来心リハへ移行した．

Ⅴ．理学療法再評価（2週）

- フィジカルアセスメント：食事量は全量摂取でき栄養状態の改善も認めた（アルブミン：4.0 g/dL）．手の冷感は残存していた．四肢の浮腫，頸静脈怒張，胸水は消失した．
- BNP：865 pg/mL
- 体重：45.5 kg
- 歩行：独歩で200 m歩行を達成した．歩行時の息切れ感は軽減した（Borg Scale 13/13）が，頸静脈の拍動は残存した．
- 4 m快適歩行速度（5.9秒），片脚立位時間（左右12秒）
- BI 90点（階段昇降を除く動作の自立）

Ⅵ．考察

　本事例はBNPが4桁と高値であり，急性期では食事負荷によって容易に肺水腫（左心不全）をきたしたことから重症な心不全に分類される．軽度の心負荷によって容易に肺水腫をきたす事例であったため，前日との比較であるdaily monitoringだけでなく，安静時から労作時までのminutely monitoringでフィジカルアセスメントを行った．BNPを1週間ごとに評価することで理学療法負荷が過度になっていないかを判断できた．その結果，BNPは上昇することなく経過し，歩行自立，有酸素運動の導入まで達成することができた．しかし，BNP値は依然高値であるため外来での定期的な管理が必要であると判断し，週1回の外来心リハへ移行することとした．

　外来心リハでは再発予防にむけた運動習慣の獲得，生活習慣の自己管理（体重などのセルフモニタリング）を徹底できるよう支援していく．また，高齢かつ独居であることから，精神機能の安定化を図るために友人との交流は不可欠であると考えられる．地域のコーラスイベントにも参加できるよう労作時呼吸困難，運動耐容能を改善することが重要である．

内部障害

急性大動脈解離術後に残存解離を認め，運動時の血圧管理に難渋した事例への早期退院にむけた理学療法

外山洋平

I．はじめに

急性大動脈解離術後に残存解離を認める事例は再解離や解離進展を予防するために血圧管理が重要となる．今回，運動時の血圧管理のもと早期自宅退院を目指した一事例を報告する．

II．基本情報

- 60歳代後半，男性
- 身長 169 cm，体重 63 kg，BMI 22.1
- 診断名：急性大動脈解離 Stanford A 型
- 術式：上行・部分弓部大動脈人工血管置換術，オープンステントグラフト内挿術
- 冠危険因子・既往歴：高血圧，脂質異常症，陳旧性心筋梗塞（3年前に #2 100%，#6 75%～#7 90%にPCI施行），慢性腎臓病（10年前～維持透析）
- 術前 ADL：独歩自立
- 職業：職人
- 家族構成：妻，娘との3人暮らし
- 家屋環境：自宅入り口に 15 cm×3 段の段差あり（手すりあり），室内は段差なし
- 主訴：手・足が動かしにくい．体が重い．
- Hope：早く帰りたい．仕事の引き継ぎをしたい．
- Need：自宅内移動手段獲得，ADL自立
- 現病歴：数日前から食欲不振あり．X月Y日早朝に背部痛が出現．かかりつけ医を受診し CT にて急性大動脈解離と診断され，手術目的に当院へ救急搬送．同日緊急手術を施行．術後に敗血症を合併，体液コントロールを目的に持続透析を開始．循環動態不安定にて術後6病日まで鎮静・人工呼吸器管理．術後7病日に抜管・持続透析終了．同日から理学療法を開始．
- 術後 CT：下行大動脈～総腸骨動脈分岐部に残存解離あり（偽腔開存型）
- 血液・生化学データ（術後7病日）：Alb 2.5 g/dL，CRP 16.097 mg/dL，WBC 18,000/μ，Hb 9.9 g/dL，eGFR 8.7
- 心機能：LVEF＝51.2%

III．理学療法初回評価（術後7病日）

1) 全体像：意識清明．コミュニケーション良好．

2) 情報収集
- 筋力：四肢 MMT 2～3 レベル
- MRC（medical research council）スコア（表1）：手関節背屈 3/3，肘関節屈曲 4/4，肩関節外転 2/2，足関節背屈 3/3，膝関節伸展 3/3，股関節屈曲 2/2＝合計：34 点，平均 2.8 点（※術後8病日にも MRC スコアは同様）
- 関節可動域：制限なし
- 感覚：正常
- 基本動作能力：寝返り；中等度介助，起き上がり；重度介助，起立；困難，歩行；困難
- ADL（BI）：0 点

3) バイタルサイン（臥位→端座位の値を表記）

血圧（BP）：122/84 → 85/56 mmHg，心拍数（HR）：112～120 → 112～118 bpm，心電図：心房細動 → 心房細動，SpO$_2$：98 → 98%（酸素投与ベンチュリーマスク 15 L 40%）で推移．端座位で目眩と倦怠感の訴えあり．

4) 統合と解釈

本事例は術前 ADL が自立していたが，術後に敗血症の合併と持続透析の導入，長期人工呼吸器管理がありその後に著明な筋力低下を認めた．ICU 関連筋力低下（ICU-AW）は，敗血症患者で 50％に発症すると報告されており[1]，評価結果からクライテリア（表2）の 1～3，5 を満たし ICU-AW の合併が考えられた．術前 ADL 再獲得には少なくとも 2～3 か月の理学療法の継続が必要と予測したが，仕事の関係で早期自宅退院を強く希望された．仕事はすでに後任が決まっており，退院後は実務の予定はなく申し送りと指導が主とのことであったため，ADL は家族の協力・介助を仰ぎつつ自宅退院を目指す方針とした．退院後に最低限必要な動作は屋内歩行，15 cm×3 段の段差昇降（手すり設置あり）が挙げられた．理学療法は低負荷での筋力強化練習から開始し，短期間での動作能力向上のために特異性の原則に従って目標動作の反復練習を行うこととした．理学療法開始と同時に介護保険申請を行い，術前 ADL の獲得には退院後も理学療法の継続が必要と考えられたため訪問リハビリテーションの利用を勧めた．

急性大動脈解離術後で残存解離を認める場合，リスク管理としては，血圧・心拍数の確認が重要とされる[3]．本事例は心電図上，心房細動を認めたことから心拍数での管理は困難であったため，収縮期血圧（SBP）の上限を安静時＜130 mmHg，運動時＜150 mmHg と設定した．また再解離や解離進展を疑うような症状（CRP上昇，背部痛，急激な血圧上昇，上腕血圧の左右差出現または増悪，CT上での大動脈

表1 MRCスコア

対象筋群	（上肢3筋群・下肢3筋群）×両側：合計12検査
	上肢：手関節背屈，肘関節屈曲，肩関節外転
	下肢：足関節背屈，膝関節伸展，股関節屈曲
スコア	MMTと同様
判定	最低スコア：0×12＝0点
	最高スコア：5×12＝60点
	平均スコア：合計点/12

表2 ICU-AWの診断クライテリア

1）重症疾患発症後における全身的衰弱の出現
2）びまん性（近位および遠位），左右対称性，弛緩性の筋力低下で一般的には脳神経機能は残存
3）MRCスコアで合計＜48点，平均＜4点（検査可能な筋群において24時間以上の間隔で2回以上実施）
4）人工呼吸器管理下
5）既存の重症疾患が衰弱の原因として除外

※ICU-AWの必要最小基準：1，2，3または4，5

径拡大）を注意点として挙げた．既往歴には心筋梗塞があり心不全徴候と心筋虚血症状の出現に注意した．

5）目標設定と介入計画

- STG（2週）：基本動作・歩行器歩行・段差昇降 軽介助レベル
  →徒手抵抗での筋力強化練習，起立練習，歩行器歩行練習，段差昇降練習
- LTG（2～3か月）：屋内歩行自立（独歩），屋外歩行見守り（T字杖使用）

Ⅳ．介入経過

術後7病日から離床を開始し，術後8病日から起立・立位保持練習を，術後9病日から歩行器歩行練習（中等度介助）を導入した．

持続透析の終了に伴い，週3日の維持透析が再開となった．維持透析再開後，非透析日には血圧が高値（運動時SBP 160 mmHg以上）であったため，運動量の増加が困難であり，透析日には血圧が低値（安静時・運動時SBP 80～90 mmHg）で自覚症状（目眩）もあり持続的な立位を含む練習が実施困難であった．透析日には血管内脱水が疑われたが，担当医によって体液バランスなどを考慮すると補液や降圧を含めた積極的な治療は困難と判断された．そこで非透析日と透析日の2通りの理学療法プログラムを立案・実施した．具体的には非透析日には低負荷高頻度での筋力強化練習と20～30 m程度の短距離の歩行器歩行練習を反復し動作耐久性の向上を図った．透析日には持続的な立位は困難であったものの，比較的高強度の負荷でも血圧上昇のリスクは低かったため，バイタルサインの変動には十分留意しつつ起立練習や段差昇降練習を中心に行った．それぞれのプログラム実施時の血圧管理は良好であった．術後2週間経過した頃から血圧は安定し毎日同じ内容（介入計画を参照）の理学療法が実施可能となった．入院中に再解離などの合併症や心不全の増悪はなく，術後22病日に自宅退院となった．

Ⅴ．理学療法再評価（術後21病日）

- MRCスコア：手関節背屈 4/4，肘関節屈曲 4/4，肩関節外転 3/3＝足関節背屈 4/4，膝関節伸展 4/4，股関節屈曲 3/3＝合計 44点，平均 3.7点
- 基本動作能力：寝返り 自立，起き上がり 軽介助，起立 見守り（手すり支持），歩行 見守り（歩行器支持）
- ADL（BI）：65点

Ⅵ．考察

本事例は急性大動脈解離術後に残存解離を認め，運動時の血圧上昇がリスクとなり得る病態であった．術後初期には血圧変動が大きく理学療法実施の阻害因子となったものの，単に血圧管理を行うのみではなく，バイタルサインと自覚症状の変化がなぜ起きているかを考察することに加え，検査所見などを統合したうえでリスク管理を行うことで過度な運動制限を回避できた．その結果，再解離や解離進展などの疾患特有の合併症を防ぎつつ，筋力・動作能力向上を効率的に図れたものと考えられる．

術後にICU-AWを合併した事例は身体機能障害が長期間となることが報告されている[2]が，入院期間中に実現可能な身体機能や動作能力の回復の程度を予測し，それに合わせた自宅環境や社会的な資源の調整を早期から行うことが早期自宅退院の一助となったと考えた．本事例は退院時にはADL自立に至らなかったため，今後は訪問リハビリテーションにて理学療法を継続することで病前ADL再獲得を期待したい．

理学療法士が適切に機能回復の予測を行い，病態を管理しつつ退院後の生活を具体的に想定した理学療法を実施したことで早期自宅退院につなげることができた事例であった．

[文献]

1) Stevens RD, et al : Neuromuscular dysfunction acquired in critical illness : a systematic review. Intensive Care Med 33 : 1876-1891, 2007
2) Kress JP, et al : Medical and economic implications of physical disability of survivorship. Semin Respir Crit Care Med 33 : 339-347, 2012
3) 日本循環器学会，他：大動脈瘤・大動脈解離診療ガイドライン（2011年改訂版）．循環器病の診断と治療に関するガイドライン（2010年度合同研究班報告）（http://www.j-circ.or.jp/guideline/pdf/JCS2011_takamoto_h.pdf）

> 内部障害

具体的な目標設定により再発予防への意識を高めた心不全事例

風間寛子

I. はじめに

心不全患者に対する心臓リハビリテーション（心リハ）では，患者に自己管理に必要な行動変容を促せなければ，心不全増悪を繰り返し予後やQOLが低下してしまう．今回，心不全増悪による入退院を繰り返す事例に対し，外来心リハにて応用行動分析学的観点から行動変容を促す介入を行ったので紹介する．

II. 基本情報・生活歴

- 30代後半，男性
- 身長162 cm，体重76 kg，BMI 29.0
- 診断名：虚血性心筋症，陳旧性心筋梗塞，左室形成術後，三尖弁形成術後
- 既往歴・現病歴：1年前仕事中に急性心筋梗塞（AMI）を発症し，心原性ショックの状態で近医へ救急搬送され，冠動脈前下行枝#6に対して経皮的冠動脈形成術（percutaneous coronary intervention：PCI）を施行（MaxCK：17,790 IU/L）．退院後自宅近くの病院へ通院していたが，心不全増悪による入退院を繰り返しており，半年前に左室形成術・三尖弁形成術を施行．その後も心不全コントロール不良のため，外来心リハ導入目的で当院に紹介となる．
- 合併症：2型糖尿病，脂質異常症，慢性腎不全
- 生活環境：元トラック運転手，現在無職．両親と3人暮らし．父親は脳梗塞後で車椅子生活（週5日デイサービス利用），母親はパート勤務．
- キーパーソン：母親
- 主訴：動くと息苦しい
- Hope：昔のように働きたい．
- 心臓超音波検査：左室駆出率（LVEF）34%，軽度三尖弁閉鎖不全症
- 胸部X線写真：軽度肺うっ血，CTR 50%
- 採血検査：BUN/Cr：59.4 mg/dL/2.28 mg/dL，eGFR：28，BNP：962 pg/mL，HbA1c：5.8%，Hb：9.0/dL
- 処方薬：プラビックス®，クレストール®，サムスカ®，フロセミド®，スピロノラクトン®，カルベジロール®，ワーファリン®

III. 理学療法評価（最終入院日から第42病日）

1) 全体像

覇気がなく他者に依存的．心不全増悪による入退院を繰り返していることに対して自分自身の問題点を把握できていない．

2) フィジカルアセスメント
- 問診：階段昇降や早歩きで容易に息切れ出現．
- 触診：四肢に冷感あり．下腿〜足背に浮腫あり．

3) バイタルサイン（運動前 → 運動後）
- 血圧（mmHg）：95/60 → 87/45，
- 心拍数（bpm）：73 → 82，心電図：洞調律 → 洞調律，SpO_2：96 → 94%
- 自覚症状：運動後は軽度換気亢進，一過性の眩暈の訴えあるが休憩により軽快．

4) 運動耐容能
- 6MWT：305 m，Borg Scale（胸/足）：16/16
- 心肺運動負荷試験（CPX）　AT：6.3 mL/min/kg（1.8 METs），peak VO_2：8.7 mL/min/kg（2.5 METs），AT処方：HR 84 bpm，自転車エルゴメータ 15 watt

5) 心不全重症度分類

NYHA分類：II度

6) MMT

上肢・下肢4，体幹3

7) 不安・抑うつ測定尺度（HADS）

不安：18（重症）・抑うつ：14（中等症）

8) 自宅での活動量

平均歩数1,200歩/日．運動習慣なし．午前中は自宅内，午後は母親と買い物に出かけるが頻回な休憩が必要．不安のため車の運転は再開できていない．

9) 食事

昼間はインスタント食品が多い．推定塩分摂取量/日：19.83 g（採尿結果より）．

10) 入院頻度・期間

左室形成術後の入院回数5回．平均入院日数10日間．退院後再入院までの平均期間20日間．

11) 統合と解釈

本事例は前壁AMIにより広範囲の心筋ダメージを受けた心不全患者である．若年事例であり，AMI発症後1年が経過しているが，心不全増悪による入退院を繰り返しており，社会復帰はおろか自宅での活動量の向上も図れていない状態である．現状の問題点を応用行動分析学的観点から抽出した（図1）．

病態管理に必要な知識が十分でないことから，心不全増悪を繰り返す原因を自身のなかには見つけられていない．短期間での再入院を繰り返していることで，不安・抑うつ傾向にあり，また活動時には低心機能や運動耐容能の低下・貧血の影響から容易に眩暈や息切

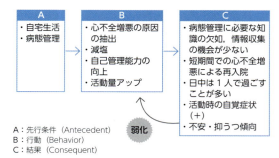

図1 ABC分析：問題点の抽出

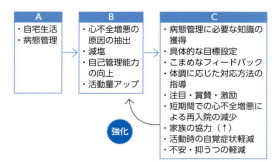

図2 ABC分析：行動を強化した要因

れなどの自覚症状が出現することが嫌悪刺激となり，行動を弱化していると考えられた．

12）目標設定と介入計画

- 体重・血圧の自己管理・心不全増悪による再入院の減少（～2か月）
  → 栄養相談で適切な塩分摂取量と減塩方法について学ぶ（母親と一緒に）．記録表を渡し，毎日の体重と血圧を記録してもらう．3日で2kgの体重増加，尿量の減少や浮腫の増悪を認めた場合には外来受診をするように，また収縮期血圧＜80mmHgの場合には運動は行わないよう指導する．
- 段階的な活動量の向上・自宅での運動習慣の獲得（～3か月）
  → 週3回の外来心リハ参加（親戚の送迎）に加え，自宅での運動を指導し実施内容を記録してもらう．また，活動量計を貸出し自宅での活動量や運動強度（CPXのAT処方に準じているか）を確認し，体調に応じて運動量の増減を指導する．目標は1週間ごとに5％の平均歩数の増加とする．
- 知識の獲得（～5か月）
  → 病態管理に必要な知識の獲得状況を適宜確認し指導を行う．
- 運動耐容能の向上・社会復帰（5か月～1年）

Ⅳ．介入経過

介入当初は受け身な姿勢が多く見られたが，体重や血圧・活動量の自己記録を開始したことで，自らスタッフに質問したり，運動プログラムの追加を提案する場面も見られるようになった．また，体重や血圧に変化があった際に，早期に病院を受診することで，再入院に至らずに心不全増悪を回避することができるようになった．自宅での活動量も徐々に向上を認めた．減塩については母親の理解と協力もあり，昼間も減塩調理された食事の摂取が可能となった．

Ⅴ．理学療法再評価（5か月時）

1）運動耐容能
- 6MWT：346m，Borg Scale：15/15
- 心肺運動負荷試験（CPX）　AT：8.6mL/min/kg（2.5 METs），peak $\dot{V}O_2$：11.7mL/min/kg（3.3 METs），AT処方：HR 98 bpm，自転車エルゴメータ20 watt

2）不安・抑うつ測定尺度（HADS）
不安11（中等症）・抑うつ9（軽症）

3）自宅での活動量
平均歩数3,500～4,000歩/日．軽めの筋力トレーニングは毎日行い，体調に応じてウォーキングも行えている．近所には自分で車を運転して出かけるようになった．

4）食事
推定塩分摂取量/日：7.47g

5）入院頻度・期間
外来心リハ開始後2か月目に感染に伴う心不全増悪で一度入院となった．入院期間は1週間．

Ⅵ．考察

本事例は，心不全増悪による入退院を繰り返していたことから，自宅での厳格な自己管理が必須であった．行動を弱化させていた嫌悪刺激を除去し，強化刺激を増やしたことで，結果的に自己管理能力の向上による再入院の減少，活動量アップによる運動耐容能の改善につながったと考える（図2）．特に，体重・血圧・活動量の目安を具体的に提示し，こまめなフィードバックを繰り返したこと，スタッフからの注目・賞賛が増えたことが，本人のモチベーション向上に有効であったと考える．

心不全増悪による再入院は減少しているが，運動耐容能の低下は残存しており，社会復帰は果たせていない．今後は就労支援を目的とした介入も必要となる．情報提供や就労に必要な動作と心負荷の程度の確認，さらなる運動耐容能の改善を目指すことが求められる．

内部障害

社会復帰を目指した心不全患者に対する介入事例

吉岡　了

I. はじめに

　就労期の成人男性がうっ血性心不全となり，社会復帰に着目しリハビリテーション（以下，リハ）を実施した．入院期のリハから，外来リハを経て復職を目指した経過を報告する．

II. 基本情報・生活歴

- 56歳，男性
- 身長 162.0 cm，体重 72.0 kg，BMI 27.4
- 診断名：うっ血性心不全
- 既往歴：高血圧，糖尿病，脂質異常症
- 病前環境：独居，団地3階（エレベーターなし）
- 職業情報：ビル内装業，通勤は公共交通機関，医師の指示で退院後1か月間は自宅療養
- キーパーソン：なし
- 主訴：苦しいのが楽になったからジョギングもできそう
- Hope：早く仕事に戻りたい
- Need：自己管理の確立，過負荷への気づき
- その他：運動習慣なし，食事は外食が多い
- 現病歴：最近1年くらいは階段を上ると息が上がるし，重いものを持っても動悸と息切れがあって，年齢のせいだと思っていた．職場の同僚に2か月前頃からむくみを指摘されていた．今回夜間呼吸困難で寝ていられなくなり，救急車で来院した．クリニカルシナリオ1の心不全と診断され，hANP・ラシックス®・非侵襲的陽圧呼吸（NIPPV）にて管理を開始し，入院翌日からベッドサイドにてリハビリ開始となる．
- 心臓超音波検査：全周性に壁運動の低下あり，左室駆出率は38％
- 右心カテーテル検査（入院後1週）：Forrester分類 CI：2.2 L/min/m^2，PCWP：16 mmHg（Subset II）
  生検結果：拡張型心筋症
- 冠動脈造影検査：有意狭窄はなし
- 胸部X線写真：肺うっ血・胸水あり，CTR 61.5％
- 血液データ：BNP 2,450 pg/mL，クレアチニン 0.7 mg/dL，推定GFR 84.6
- 栄養状態：1,400 kcal，塩分 6 g
- 処方薬：メインテート®，レニベース®，ラシックス®，クレストール®

III. 理学療法評価（第10病日）

1) 全体像：介入初期はベッドで過ごしていることが多く，運動に意欲的な姿勢がみられなかった．患者教育を進め，自己管理を行っていくなかで意欲的に活動量が増加していった．

2) バイタルサイン

項目	安静時	歩行後	階段昇降	重量物運搬
血圧(mmHg)	104/60	112/60	132/70	144/70
心拍数(bpm)	64	72	114	122
Borg Scale	7/7/7	9/9/7	12/10/7	13/15/13
心電図	洞調律，ST変化なし，重量物運搬後にPVCあり（Lown Grade II）			

Borg Scale（息切れ／下肢疲労／上肢疲労）

3) 筋力（右／左）：
等尺性膝伸展筋力（kgf/kg）　0.64/0.62
握力　35.2 kg/34.4 kg

4) 歩行能力・バランス能力：
4 m快適歩行速度：4.2秒
片脚立位時間：左右30秒以上

5) ワーキングシミュレーション
階段昇降・重量物の挙上と運搬問題なく遂行可能．軽度の動悸と息切れを自覚．

6) 認知機能：MMSE 30/30点

7) 統合と解釈
　歩行・バランス能力から日常生活レベルは問題なく実施可能な体力水準であった．業務内容に20 kg程度の重量物の運搬などがあることから動作シミュレーションを行ったが，現状では心拍数の顕著な増加や軽度の息切れが認められた．低心機能であることから，退院時点では過負荷の運動であることが考えられた．筋力水準は同年代平均水準であったが動作内容と対比すると筋力が不足している可能性が考えられた．また，入院前からの活動低下と入院期間中の廃用により運動耐容能の低下も原因と考えられた．主訴にあるように，病識が低く，病態の教育を早急に進める必要性が考えられた．血圧手帳に体重や活動量を記録することを早期から開始することで，自己管理に対する意識づけが重要と考えられた．

8) 目標設定と介入計画
　STG（1か月）：業務水準に見合った筋力と運動耐容能の獲得を目標とした．
　LTG（5か月）：セルフモニタリングの確認を行い，再発予防にむけた患者教育を進めることを目標とした．

Ⅳ．介入経過

治療状況に合わせ活動量の増加と心不全管理教育，運動習慣の確立を目標にリハを進めた．安静度がベッド上の時期より筋力トレーニングを行い，車椅子乗車，歩行練習，歩行距離の延長へと進めていった．第8病日から訓練室にてリハを進め，自転車エルゴメータを有酸素運動に変更し，院内活動量を増やすように指導を進めていった．第15病日に自宅退院となり，退院後1週間時点で心肺運動負荷試験を行った．

Ⅴ．理学療法再評価（退院後1か月）

1) 全体像：セルフモニタリングが定着してきて，体重や血圧管理を行えるようになってきた．運動に対しても，外来リハ日以外の日も意欲的に行えており，身体活動量も着実に増加してきている．
2) バイタルサイン

項目	安静時	歩行後	階段昇降	重量物運搬
血圧(mmHg)	100/52	108/54	122/60	132/64
心拍数(bpm)	59	72	102	112
Borg Scale	7/7/7	7/7/7	9/9/7	11/12/12
心電図	洞調律，ST変化なし，不整脈なし			

Borg Scale（息切れ/下肢疲労/上肢疲労）

3) 筋力
   等尺性膝伸展筋力（kgf/kg）　0.70/0.69
   握力　36.1 kg/35.4 kg
4) 心肺運動負荷試験
- 最高酸素摂取量　19.1 mL/kg/min（5.46 METs）
  年代平均より低値
- 嫌気性代謝閾値　10.8 mL/kg/min（3.09 METs）
  年代平均より低値
- 運動誘発性の虚血，不整脈はなし

5) 統合と解釈

退院時期よりも筋力は改善傾向であった．また，それと合わせて運動耐容能の改善，動作の練習による運動効率の改善により労作時の血圧や心拍数の上昇をおさえることができた．20 kgの重量物運搬は5.0 METsとされており，心肺運動負荷試験の結果から，この事例の心肺機能では重量物運搬は嫌気性代謝閾値を超えた状態で，最高酸素摂取量に近い水準であった．そのため，重量物運搬動作の反復は疲労感が強く出現し，反復回数の増加によりさらに過剰な循環反応となることが予測された．

Ⅵ．考察

本事例はうっ血性心不全により入院した就労期の男性である．身体機能的には日常生活レベルの活動は問題なく行える身体機能を有していることがわかった．心不全は高率で再発をする病態であり，本事例も復職へのリハだけではなく，復職環境における再入院予防への教育と管理も合わせて進めることが重要であると考えた．

左室駆出率から重度低心機能であることがわかり，運動負荷により過剰な血圧の上昇や心拍数の上昇が認められた．このことから，本事例は過負荷の運動には注意が必要と考えられた．ただ漠然と活動を制限することは事例のQOLや社会的役割の低下をきたす可能性が高く，段階的に活動量と活動強度を上げていくなかで，心不全徴候がないことの確認と心不全徴候への気づきなどの教育を入院期から進める必要性が考えられた．また退院後は生活状況の確認と，自己管理の実践の視点から外来リハの必要性が考えられた．

退院後は段階的に生活に運動習慣を組み込んでいくように指導を進めた．就労期の事例には活動量のコントロールに難渋することが多く，運動習慣の継続には生活の隙間に組み込むなどの方法が必要と考えられた．本事例は嫌気性代謝閾値が3.09 METsであったため運動強度は時速3～4 km程度の歩行を指導し，継続時間は20分から段階的に増やしていくように指導した．復職が近くなったら，仕事を想定した時間の使いかたで生活をし，生活に組み込む運動時間を調整した．その結果，通勤での歩行20分と帰宅後に30分有酸素運動を組み込むことが可能で，あわせて昼休みに筋力トレーニングを行うことなどが可能とのことであった．

心肺運動負荷試験にて最高酸素摂取量は同年代水準よりも低値であった．筋力水準も同年代水準より低値であり，この2つが労作時の過剰な循環反応の原因と考えた．復職に際し，業務中の最高運動強度は5.0 METsであると考えられ，その値と心肺運動負荷試験の結果から，重量物の運搬を持続的に続けることは過負荷になる可能性が考えられた．そのため，自覚的な疲労感が上肢・下肢ともにBorg Scale 13以下で活動をし，少しきついと感じた時点で休息をとるような方法を指導した．

トレーニングを継続していけば運動耐容能の改善が予測され，その変化に合わせ業務形態や休息の取りかたを再度指導修正していく必要があると考えられた．ただ，長期的にみて心不全の基礎疾患は拡張型心筋症であるため，心機能の改善は困難と考えられる．そのため，過負荷の活動の抑制や生活管理を通して心不全の再発を予防すること，末梢骨格筋機能の維持向上を目指すことが重要と考えられた．

内部障害

心臓外科手術後に脳梗塞左上肢麻痺を発症後，作業療法士との連携を強化し自宅復帰と仕事復帰を目指した事例

猪熊正美

表1 安静時，離床時のバイタルサイン

項目	安静時	離床時(立位)
血圧(mmHg)	133/81	118/78
心拍数(bpm)	80	80
心電図	ペースメーカ波形	ペースメーカ波形
SpO_2(%)	96%(O_2 5L鼻腔カニューレ)	96%(O_2 5L鼻腔カニューレ)

I. はじめに

今回，心臓外科手術後に脳梗塞左上肢麻痺を呈し，手術後の離床と左上肢機能の回復に焦点をおいた事例を担当した．心臓外科手術後のリスク管理を行い離床，理学療法と同時に作業療法との連携を強化しリハビリテーション(以下，リハ)を進めた事例を報告する．

II. 基本情報・生活歴

- 60歳代男性，右手利き
- 身長151 cm，体重43 kg，BMI 18.8
- 診断名：解離性大動脈瘤(Stanford A, DeBakey I)
- 合併症：脳梗塞(右前頭葉)，左片麻痺
- 病前生活：ADL，IADLとも自立手術前まで現役で大工を実施していた．本人・妻・長男の3人暮らし．炊事洗濯は妻が行っていた．
- 現病歴：自宅で過ごしているときに極度の眩暈を発症し近医に救急搬送．胸部単純CTを施行した結果，解離性大動脈瘤(Stanford A, Debakey I)との診断で，手術目的で当院に救急搬送となった．搬送後，緊急で上行弓部人工血管置換術を施行した．

III. 理学療法評価(第9病日)

1) 全体像
- RASS(Richmond Agitation-Sedation Scale)：+1，CAM-ICU：陰性．受け答えに反応あり指示にも従えるが，現状認識ができておらず(JCS 2)，会話にも辻褄の合わないときがあった．

2) 各種所見
- 点滴投与内容：塩酸ドパミン®(DOA) 5.4 mL/h，ニコランジル 3.0 mL/h，ジルチアゼム 0.9 mL/h
- バイタルサイン 表1

3) 情報収集
- 気道防御系：舌運動・開口は不十分．呼吸回数20回/分，咳嗽力が弱く自己喀痰不可．左口角から流涎が認められる．
- 嚥下機能評価：反射唾液嚥下テスト2回/30秒(嚥下機能低下)，改訂水飲みテスト3回施行2点(嚥下障害疑い)．フードテスト(ゼリー)3回施行 3点(嚥下障害疑い)．
- 運動麻痺：BRS 左上肢/手指/下肢 II/I/V

- 感覚障害：左右差なし(感覚障害なし)．
- 筋力：MMT 左側－上肢中枢側3・末梢側2(ローテーターカフ2～3，三角筋，上腕二頭筋・三頭筋2．手指の随意的筋収縮なし，末梢ほど障害強い)，股関節屈曲・伸展・外転4，膝伸展・屈曲4．
- 認知機能・高次脳機能：見当意識障害あり(日時，場所で誤答)，指示従令の再現性が低く注意散漫．
- 基本動作(要見守り～軽介助)：右側のベッド柵を把持し右へ寝返る．右側臥位から on elbow まで自立しているが端座位までの動作で軽度介助を要する．端座位保持はベッド柵を把持し自立．
- 立位動作(軽介助～中等度介助)：端座位時左上肢下垂位，右上肢でベッド柵を把持．右上肢の努力も利用し立位となる．離殿時に中等度の介助を要し，立位保持は物的介助と軽度腋窩介助で可能．

4) 統合と解釈

本事例は緊急で心臓外科手術後に脳梗塞を発症し左上肢麻痺を呈した．第9病日に人工呼吸器は離脱したが，介入時には強心剤を使用しており循環動態には留意しなければならない時期であった．しかし，手術後呼吸器合併症や廃用症候群の予防，脳梗塞超急性期でもあることから積極的な離床や左上肢への早期介入が重要である．尿量は約30 mL/hと軽度乏尿であったが呼吸循環は落ち着いていたため，ICUでの離床基準を遵守し，積極的な理学療法を進めた．

本事例は左上肢機能の他に運動機能障害はなく，離床開始時に立位まで軽介助～中等度介助レベルで遂行可能であったことや，年齢や手術前生活を考慮すると，ADLや運動耐容能の改善を図り自宅退院は十分に可能であると考えられる．しかし，発症時に左上肢が重度な麻痺であったことや手術前職業の大工復帰を目指していることから，自宅復帰レベルは可能にはなるが，左上肢機能障害や低体力が残存し仕事復帰には支障が生じると予測される．そのため，脳梗塞超急性期より安全かつ積極的な離床を図り，廃用症候群や筋力，運動耐容能の改善としたリハを早期より実施する必要がある．また，左上肢機能や高次脳機能障害についても重点を置きながら進めることとした．

5）目標設定と介入内容
- 歩行，階段昇降，病棟生活の自立（2週）
  → 歩行練習，応用歩行練習
- 両下肢・左上肢の筋力・巧緻動作の向上（セルフケア，食事動作の自立）（4週）
  → 両下肢・左上肢筋力トレーニング，巧緻動作練習，作業動作練習（OTとの協働）
- 運動耐容能・左上肢機能の向上（8週）
  → エルゴメータ20〜30 watts 10分2セット．左上肢巧緻動作練習，ペグ法，作業動作（大工）練習

Ⅳ．介入経過

第3病日より人工呼吸器管理中での理学療法が開始となり，ベッド上での四肢関節運動やポジショニングを中心に行った．第9病日に人工呼吸器が離脱，離床が開始となったが，脳梗塞左上肢麻痺を発症した．医師よりエダラボンの点滴治療と併用し積極的な理学療法介入の処方を受けた．ICUでのリハは離床やADL練習をPTが実施し，嚥下や左上肢機能練習をOTが実施した．第12病日にICUを退室となり一般病棟で継続的にリハを実施した．点滴治療が終了となり，第15病日よりリハ室でリハが開始となった．理学療法ではADL練習や低強度の筋力トレーニング，作業療法では左上肢巧緻動作練習を中心に実施した．第20病日には歩行やADL動作は自立となり病棟生活でも自立に至ったが，運動耐容能や左上肢巧緻機能はまだ低い状態であった．最終的には1時間の運動療法を遂行することができ，大工による職業動作も実施した．リハ中に有害事象は起きなかった．

Ⅴ．理学療法再評価（8週）

- 主訴：疲れやすい，左手が思うように動かない．
- 運動麻痺：BRS 左上肢/手指/下肢 Ⅴ/Ⅴ/Ⅵ
- 筋力：MMT 左側−上肢中枢側5・末梢側4〜5，下肢5
- ADL，IADL自立
- 大ペグ反転：1分53秒，紐結び検査：5本（上肢機能障害等級表7級に該当）
- バイタルサイン（表2）

Ⅵ．考察

本事例は心臓外科手術後に脳梗塞左上肢麻痺を発症した．心臓外科手術後・脳梗塞とも超急性期であり循

表2 安静時，理学・作業療法後のバイタルサイン

項目	安静時	理学療法後	作業療法後
血圧(mmHg)	87/56	97/61	122/78
心拍数(bpm)	75	82	95
心電図	洞調律	洞調律	洞調律
SpO₂(%)	96	96	95
Borg Scale（息切れ/運動筋疲労）		11/13	13/15

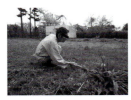

図1 庭作業

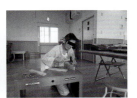

図2 大工作業

環動態への細かいリスク管理と評価を実施しながら離床を進める必要があった．リハではICUより作業療法士に介入を依頼し高次脳機能障害や左上肢機能へのアプローチを積極的に実施した．理学療法では安全かつ効果的な離床を提供し，廃用症候群を予防・改善させ，早期にADLを自立させていくことを目標とした．脳梗塞発症後の予後予測では発症後2週間以内のBRSや1ヶ月後のADLの評価状態が重要とされている．ICU，一般病棟でのリハでは離床，ADL練習を中心に行い，リハ室では運動療法と併用し巧緻動作，作業動作練習を実施した．理学療法介入時のバイタルサインや創部の胸骨の状況をOTに密に伝達し，リスク管理を徹底した．また，運動耐容能向上のためリハ以外でも病棟歩行を10分実施するよう指導した．運動療法に関しては運動前後の準備体操と自転車エルゴメータを利用した有酸素運動を30分遂行できるようになり，自宅復帰後のADLや外出に関しても問題ないレベルになった．一方，作業療法では巧緻動作練習を中心に実施し，患者のHopeであった庭作業（図1），大工作業（図2）を積極的に実施した．胸骨保護を徹底するため，作業自体への胸骨負担をOTと協議しながら進めた．作業動作自体は実施できたが，庭作業・大工作業のような緻密な作業となると疲労感が強く，安全性に欠けた．今後はさらなる運動耐容能向上と巧緻動作や作業を中心としたリハを実施し安全な仕事復帰を目指したいと考える．

内部障害

歩行速度改善に着目して介入したフレイルを呈する高齢開心術後事例

西川淳一

I. はじめに

近年，心臓外科手術患者の予後にはフレイルが強く関連すると報告されている．今回，フレイルの主要因である歩行速度に着目して理学療法介入した心臓外科手術後の一例を提示する．

II. 基本情報

- 76歳，男性
- 身長160.0 cm，体重47.0 kg，BMI 18.4
- 診断名：狭心症3枝病変（#1 90％，#7 75％，#13 75％）
- 術式：心拍動下冠動脈バイパス術（OPCAB；LITA-LAD，RITA-LCX，SVG-RCA）
- 冠危険因子：高血圧，脂質異常症，喫煙歴（20本/日×50年）
- 生活環境：妻と同居，集合住宅7階在住（エレベーターあり）
- 活動状況：ADL自立（低活動），ラーメンや牛丼などを好んで食べていた．運動習慣なし．
- キーパーソン：妻（73歳）
- 主訴：胸の傷が痛い．大きく息が吸えなくて苦しい．
- Hope：自立した生活を送りたい．病気を再発せず長生きしたい．
- Need：ADL自立，生活習慣やフレイル要因の改善
- 処方薬剤：アスピリン，アムロジピン，アトルバスタチン
- 現病歴：1か月前から労作時に胸痛を認めていたが改善しないため当院を受診．精査の結果，冠動脈3枝に有意狭窄を認め，当院で待機的にOPCABが施行された．手術後の血行動態は安定しており，出血も落ち着いていたため，手術翌朝に人工呼吸器が離脱され，理学療法開始の指示が出された．
- 術前検査データ：
  - 心臓超音波検査：左室駆出率（LVEF）56％，左室壁運動は下壁で低下，弁膜症なし
  - 呼吸機能検査：肺活量2.32 L（予測比78％），1秒量1.67 L（予測比76％）
  - 胸部X線写真
  - 12誘導心電図：異常なし
- 術前フレイル関連データ：
  身体機能；膝伸展筋力98 Nm，握力22.2 kg，FRT 26 cm，通常歩行速度0.64 m/秒，SPPB 9点
  精神心理機能；HADS不安12点，抑うつ11点
  認知機能；MMSE 27/30点
  ADL；Barthel Index 95点（減点項目：階段）

III. 理学療法評価（手術後1日目）

1) 全体像：人工呼吸器離脱3時間後の介入．意識清明で問診に対する受け答えは問題なし．呼吸は浅速性で全体的に弱々しい印象．
2) 持続点滴投与：ドブタミン2.0γ，利尿薬
3) バイタルサイン：血圧；120/64 mmHg，心拍数；82拍/分（洞調律），SpO_2；O_2マスク5L投与で98％，時間尿量；60 mL/h
4) フィジカルアセスメント：四肢末梢；冷感（−），足部の浮腫（＋），呼吸音；減弱（特に背側）
5) 12誘導心電図：術前と比較して変化なし
6) 胸部X線写真：両肺野うっ血軽度（＋），両側胸水（＋），心胸郭比55.0％
7) ドレーン排液：淡血性で少量
8) 血液データ：Hb 10.3 g/dL，CRP 5.12 mg/dL
9) 多職種情報：心臓外科医師；胸骨正中切開で施行．手術中トラブルなし．Ns；帰室後の血行動態は安定．覚醒して会話は可能．創部痛の訴え強い．
10) 統合と解釈：

事例は背臥位で安静にしており，呼吸も浅いことから全体的に弱々しい印象を受けた．この時期の理学療法の目的は，「無用な安静臥床による廃用症候群や各種合併症の発症を予防すること」「ADLが心血管イベントの発生なく安全に遂行できるか確認すること」が挙げられる．心臓外科手術後の急性期には特に呼吸機能が低下するため，酸素化の改善や合併症予防を目的に早期に身体を起こして管理しなければならない．また，元々フレイル傾向にある事例は，いったん機能が低下すると回復に時間を要するため，術後は早期に離床を進めるだけでなく，活動時間を管理して無用な安静時間を減らす必要がある．

心臓外科手術後の離床開始の可否は，心臓外科手術後の離床開始基準[1]を参考に判断する．介入時の各種データを確認すると，採血データやドレーン排液の質や量から止血については問題ないと考えられた．また，血圧や心拍数は少量のカテコラミン持続投与で安定しており，四肢末梢も温かく保たれ，時間尿量も十分に認めることから，血行動態も良好にコントロールされていると考えられた．さらにその他データにも異常を認めないため，離床進行可能と判断できる．したがって手術後1日目は術後パスに沿って立位まで離床を進めた．また，術後急性期は，背臥位で酸素化に重要な

肺気量分画である「機能的残気量」が減少するため，酸素化の改善と呼吸器合併症の予防を目的に座位姿勢を中心とした体位管理も開始した．

手術後2日目以降は，持続投与中のカテコラミンが減量され，血行動態が安定していれば早期歩行自立を目指して歩行を開始する．理学療法を施行した際の反応が，運動負荷ステップアップの基準[1]と照らし合わせて異常と判断されたら，無理せずにベッド上でのプログラムに切り替えることとした．翌日に再び介入する際は，前回の運動負荷後のバイタルサイン，血液データ，時間尿量，体重などの推移を観察して，運動負荷強度が適切であったか推察し，毎回プログラムを修正することとした．一方で，フレイルの主要因である歩行速度には，筋力だけでなく動的バランスや認知機能などが複合的に関与することから，各機能を個々に改善させるプログラムのほかに，それらを統合させるための身体パフォーマンスの向上を目的に単純反復動作の速度を高めたり，実動作に近い複雑動作を反復させるようなファンクショナルトレーニングも導入する．さらに，歩行自立後はフレイル進行予防と予後改善を目的に，Takahashi らの報告[2]をもとに1日の歩行歩数の目標を1,300歩に設定し，活動量計を用いて管理することとした．

11）目標設定と介入計画：

　短期目標（〜手術後5日目）：200 m連続歩行完遂，ADL動作自立，ファンクショナルトレーニング導入，集団運動療法参加

　中間目標（〜手術後2週目）：病棟での1日の歩行歩数1,300歩以上，歩行速度の回復

　最終目標（〜手術後5か月目）：生活習慣是正，歩行速度の向上，運動耐容能の改善

IV．介入経過

手術後2日目には，カテコラミン持続投与は終了し，血行動態も安定していたためベッドサイドでの各種機能練習や姿勢管理と並行して歩行評価を開始した．また，歩行速度に対するアプローチとしてファンクショナルトレーニングを導入した．手術後4日目には200 m連続歩行を完遂し，病棟ADL自立となった．この時期から日中歩行歩数に目標を定めて活動量計を用いて管理した．手術後10日目には1日の歩行歩数1,300歩以上を獲得し，手術後13日目で自宅退院となった．その後は外来心臓リハビリテーションへ移行した．

V．理学療法再評価（手術後12日目）

- 全体像：意識清明で問診に対する受け答えは問題なし，病棟でも活動的に過ごしている様子．
- 持続点滴投与：なし
- バイタルサイン：血圧；124/66 mmHg，心拍数；88拍/分（洞調律），SpO_2；97%
- フィジカルアセスメント：四肢末梢；色調問題なし，冷感（−），足部の浮腫（−），呼吸音；異常なし
- 12誘導心電図：術前と比較して有意な変化なし
- 胸部X線写真：両肺野うっ血軽度（−），両側胸水（−），心胸郭比52.0%
- フレイル関連データ：

　身体機能；膝伸展筋力104 Nm，握力22.0 kg，FRT 27 cm，通常歩行速度0.68 m/秒，SPPB 10点

　精神心理機能；HADS 不安9点，抑うつ7点

　認知機能；MMSE 28/30点

　ADL；Barthel Index 95点（減点項目：階段）

- 血液データ：Hb 12.8 g/dL，CRP 0.78 mg/dL

VI．考察

本事例は，術前よりADLは自立しているものの，フレイルの主要因である身体機能や歩行速度の低下を認めていたため，術後は機能低下を予防する取り組みが重要になると考えられた．そこで，本事例には手術後1日目より離床練習と並行して，無用な安静臥床時間を減らすために病棟Nsの協力のもと，日中に過ごす姿勢を管理した．また，歩行開始後には，歩行速度を中心とした実動作能力の回復を目指しファンクショナルトレーニングを導入することに加え，病棟での歩行歩数を増加させるため身体活動量の管理も開始した．その結果，元々フレイル傾向にあった本事例でも，退院までの短期間に身体的フレイル要因は術前と同レベルにまで回復した．また，他のフレイル要因についても術前と比較して維持あるいは改善を認めるなど，良好な経過を認めた．

一方で，本事例は術前よりフレイル傾向にあり，低活動で食生活も乱れていたことから，術後の予後を改善するにはこれまでの生活習慣を修正する必要がある．したがって，本事例には退院後も外来心臓リハビリテーションで運動療法や食事療法を継続して行ってもらい，家族を含めて意識を改革することが重要となると考える．

[文献]

1) 日本循環器学会, 他：心血管疾患におけるリハビリテーションに関するガイドライン（2012年改訂版）（http://www.j-circ.or.jp/guideline/pdf/JCS2012_nohara_h.pdf）

2) Takahashi T, et al : In-patient step count predicts re-hospitalization after cardiac surgery. J Cardiol 66 : 286-291, 2015

内部障害

訪問リハ医療連携にて運動機能を維持向上できた在宅療養COPDの事例

長谷川　信

I．はじめに

慢性閉塞性肺疾患（COPD）は，労作時呼吸困難による活動性低下や急性増悪を繰り返すことで徐々に身体機能・活動低下が進行する慢性疾患である．安定期COPDでは在宅療養が中心となることから外来通院や訪問による介入が必要となる．今回，外来通院に訪問看護を加えた多職種介入にて活動性維持向上，また急性増悪を回避できた事例を提示する．

II．基本情報，医学的情報

- 70歳代，男性
- 身長162.0 cm，体重60.4 kg，BMI 23.0
- 肺機能検査：肺活量（VC）＝2.5 L，％肺活量（％VC）＝78.4％，1秒量（$FEV_{1.0}$）＝0.71 L，％1秒量（％$FEV_{1.0}$）＝31.8％，1秒率（$FEV_{1.0}$％）＝31.0％
- 診断名：COPD（急性増悪後），高血圧
- 主訴：労作時の息切れ感
- Hope：農作業ができるようになりたい
- Need：息切れ感の軽減
- 現病歴：以前より労作時の息切れの自覚があり，発熱および呼吸困難にて救急搬送されCOPDと診断され入院加療となった．早期より理学療法を開始し在宅療養にむけ在宅酸素療法（HOT）および訪問看護導入し自宅退院となった．退院後の理学療法継続目的に当院へ紹介された．
- HOT処方：安静時：0.5 L/min，労作時：1.0 L/min
- 処方薬：吸入抗コリン薬，吸入短時間作用型$β_2$刺激薬，降圧薬
- 家族構成：配偶者と2人暮らし
  キーパーソン：妻（70歳代）
- 仕事：農業

III．理学療法評価（急性増悪後30日）

1）全体像
　HOT併用しキーパーソンと独歩にて来院し，言語理解や理学療法に対するコンプライアンスも良好．

2）バイタルサイン（安静時）HOT：0.5 L/min
　血圧（BP）＝124/82，酸素飽和度（SpO_2）＝96％，心拍数（HR）＝102，修正Borg Scale＝1

3）息切れ感（修正Borg Scale）
　安静時＝1，増強動作：入浴動作＝5，農作業＝5

4）呼吸
　呼吸パターンは腹式呼吸に加え胸鎖乳突筋活動がみられ，胸郭の過膨張がみられ胸郭可動性の低下．口すぼめ呼吸は習得し，聴診で呼気延長．

5）筋力
　上肢筋力：MMT 5レベル（握力：右＝17.5 kg，左＝32.3 kg），下肢筋力：MMT 5レベル

6）運動耐容能
　6分間歩行試験距離（6 MWD）＝384 m，（SpO_2：86～94％，HR：112～133 bpm，修正Borg Scale：1～4）

7）ADL，健康関連QOL
　HOT併用しながら日常生活はすべて自立
　SGRQ Score：症状（symptom＝46.2），活動（activity＝61.2），衝撃（impact＝31.7），Total（44.9）

8）統合と解釈
　本事例は，GOLD（Global Initiative for Chronic Obstructive Lung Disease）によるCOPD病期分類ではⅢ期で高度な気流閉塞がみられる事例である．気道閉塞は運動時の換気亢進に伴う肺過膨張によりSpO_2低下，息切れの増強が考えられ，最大呼気位を意識した呼吸パターンの習得を進めていく．次いで，ADLの状況，筋力や運動耐容能の結果より，在宅療養できる運動機能は維持されていると考えたが，COPDでは急性増悪が繰り返されながら徐々に運動機能が低下する可能性があるため，筋力や活動性を向上したほうが予後良好とされている．また，Hopeとなっている農作業にも筋力や運動耐容能の維持向上が必要であるため，ADLや農作業に必要な筋力トレーニングや持久力トレーニング（歩行など）を積極的に進めていく．しかし，腹式呼吸および口すぼめ呼吸を行えていたが入浴動作や農作業により息切れが増強していることから，動作（運動）と呼吸同期が不十分と考えた．これに対し効率的な運動時（労作時）の呼吸パターン習得，および呼吸と動作の同期練習を行い，加えて呼吸仕事量の軽減を目的に胸郭可動性の維持のため呼吸体操（呼吸筋ストレッチ体操など）を行うように指導する．

　一方，疾患の特異性を考慮し，急性増悪を回避するために疾病に対する知識，日常生活の注意点や体調不良の際の対応などを指導することが重要である．そのためにはCOPDの病態を理解し，自分の身体に注意をむけた状態で運動継続を進められるよう支援することが必要である．また，運動する際の注意点や体調不良になった際の対応策を事前に指導することで，在宅での身体に対する不安感が軽減し，よりADLやQOLの改善につながると考えた．特に息切れが増強した際の対処方法（パニックコントロール）の指導は，息切れの不安による活動制限を予防する意味でも重要である

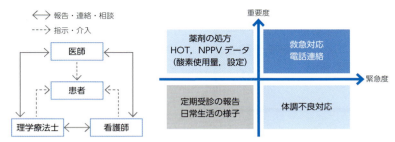

図1 多職種連携における包括的呼吸リハ体制

と考えた．

9）目標設定

短期目標（1か月）：リラクセーション習得，呼吸パターン習得

長期目標（3か月）：ADL全般において息切れ管理，運動耐容能改善

最終目標（6か月）：ADL拡大（農作業），運動（活動性）継続，COPD急性増悪回避（疾病管理）

IV．介入経過

外来通院での理学療法介入は週1回の頻度で行った．介入当初は効率の良い呼吸パターンの習得を中心にリラクセーションおよび胸郭可動運動を行いながらADLに関与する筋力維持増強，持久力改善トレーニング（トレッドミル）を進めた．その後，本人に対し在宅でのADL状態について聴取しながら，より専門的かつ客観的な状況を把握するために訪問看護スタッフと情報交換を行った．その中で在宅でのADLでSpO_2低下が確認された動作について，呼吸と同期したADL練習を追加した．また，指導内容について訪問看護スタッフにフィードバックすることでADLの実際の場での指導，確認を依頼した．身体運動機能の改善とともにADLのみならず農作業にまで活動が拡大したため，動作時の息切れやSpO_2について再評価し，必要に応じて指導した．また，労作時の息切れに対し，気管支拡張効果のある短時間作用型β_2刺激薬を吸入することで息切れが軽減し動きやすくなったため，運動の前，あるいは農作業や入浴の前の併用を指導した．

V．理学療法再評価（介入後3か月）

- 息切れ感：安静時＝0，労作時の修正Borg Scaleの変化はないが呼吸の状態を自身で管理できるようになった．
- 呼吸：安静時では呼吸補助筋活動が減少した腹式呼吸となった．
- 運動耐容能：6 MWD＝426 m，（SpO_2：78〜94％，HR：92〜129 bpm，修正Borg Scale：0〜4）
- 健康関連QOL：SGRQ Score；症状（symptom＝11.7），活動（activity＝54.3），衝撃（impact＝11.5），Total（26.3），すべての項目で改善を示した．

VI．考察

本事例はCOPD急性増悪後の外来通院リハについて訪問看護スタッフと連携しながら介入した．急性増悪期では医療機関での医学的な治療的介入が重要であるが，慢性安定期では治療中心ではなく生活を重視した自己管理型の介入が求められる[1]．

本事例は入院期間中では十分な身体運動機能の改善や自己管理に必要な指導時間が不十分であった．これに対し，身体機能面は当院での外来通院で理学療法を進めながら，在宅でも訪問看護にて運動継続をすすめた．キーパーソンを含め患者は高齢であり頻回の通院も困難なため週1回での通院であったが，週1回の訪問看護を併用することで週2回の医療介入ができた．理学療法を継続しながら在宅での自主トレーニング状況や在宅での様子についての客観的な把握もでき理学療法介入に生かすことができた．実際に運動耐容能のみではなくQOLも改善が得られており，医療連携により運動機能のみならず自己管理の能力が高まったと考えた．今回，医療連携にあたり情報交換や増悪時の連絡体制を図1に示すような形で構築した．特に緊急度と重要度に応じた連絡のタイミングを明確にしたうえで介入（治療）することにしたため円滑に連携することができた．

医療連携における理学療法の展開は，地域の医療資源の有効活用および相互の施設特性を生かすことで，より効果を生みだせる可能性がある．

［文献］

1）木田厚瑞（編）：LINQによる包括的呼吸ケア―セルフマネジメント力を高める患者教育．医学書院，2006

内部障害

人工呼吸器装着中から早期リハビリテーションを開始しウィーニング・再挿管予防を達成した重症呼吸不全事例

渡邉陽介

I. はじめに

人工呼吸器装着患者や急性呼吸不全患者をはじめとする集中治療室(intensive care unit：ICU)管理患者に対する早期リハビリテーション(以下，リハ)介入は急性期理学療法における近年のトピックであり，その重要性は高まっている．今回，人工呼吸器からのウィーニング・抜管から再挿管予防，および身体機能改善を目的に早期リハを実施した一例について報告する．

II. 基本情報

- 70歳，男性
- 身長162 cm，体重51 kg(介入時)，BMI 19.4
- 診断名：急性呼吸不全(肺炎球菌性肺炎)，敗血症性ショック
- 既往歴：陳旧性脳梗塞，慢性気管支炎
- 現病歴：陳旧性脳梗塞にて外来通院をしていた．今回，高度の発熱と著しい呼吸困難が出現し救急搬送された．救命救急にて意識レベルの低下，およびショックを呈し気管挿管，人工呼吸器管理となりICU入室，肺炎球菌性肺炎および敗血症性ショックと診断された．入院後，呼吸・循環を中心とした全身管理および抗菌薬による加療が開始された．原疾患に対する治療経過は良好であり，第3病日の時点で理学療法が処方された．なお，介入時には日中は鎮静管理を中断し，ウィーニングにむけた自発呼吸トライアルを開始する段階であった．
- 病前生活：妻と2人暮らし．陳旧性脳梗塞後遺症に関して運動麻痺はほぼなくADL，IADLとも自立．
- 胸部X線写真：両下葉に浸潤影あり
- 動脈血液ガス：pH 7.362　PaO_2 82.6 Torr，$PaCO_2$ 39.5 Torr，HCO_3^- 22.1 mEq/L，BE 1.6 mEq/L
- 血液・生化学検査：白血球13,000個/μL，CRP 9.4 mg/dL，プロカルシトニン1.8 ng/mL，乳酸1.2 mmol/L(すべてpeak out済み)
- 入院前呼吸機能検査：不明
- 栄養状態：第3病日より経腸栄養開始

III. 理学療法評価(第3病日)

1) 意識レベル(プレセデックス®1 mL/hのみ残存)
Richmond Agitation-Sedation Scale(RASS)：0～−1，GCS：E4 Vt M6

2) 循環
塩酸ドパミン®(DOA)3 mL/h，塩酸ドブタミン®(DOB)2 mL/hにて血圧116/68 mmHg，心拍数102 bpm，洞調律であり，敗血症性ショックから脱していた．

3) 呼吸
a) 人工呼吸器設定：自発呼吸モード，Pressure Support 10 cmH$_2$O，Positive End Expiratory Pressure (PEEP) 8 cmH$_2$O，F_1O_2 0.5

b) フィジカルアセスメント：視診・触診より四肢に軽度の浮腫あり．呼吸パターンは胸腹式．聴診より両下葉・背側でcoarse crackles，中枢気道部でrhonchusを聴取．打診より両下葉で濁音あり．

c) 酸素化能：PaO_2 82.8 Torr，PaO_2/F_1O_2 比 165.6，SpO_2 95%

d) 換気能・換気予備能：呼吸数24回，1回換気量380 mL，分時換気量9.1 L，肺活量900 mL

e) 咳嗽力：咳嗽時最大呼気流量(cough peak expiratory flow；CPEF) 55 L/min

f) その他：痰は黄色軽度粘性痰多量，1回/h程度の頻度で気管吸引を実施

4) 身体機能・運動機能(右/左で記載)
a) Medical Research Council(MRC) score：肩外転3/3，肘屈曲4/4，手掌屈4/4，股屈曲3/3，膝伸展4/4，足背屈4/4，合計44点

b) 握力：13.8/14.4 kg

c) 起居動作・座位保持：軽介助

d) 立ち上がり：中等度介助

5) ADL：BI 0点

6) 統合と解釈
理学療法開始日である第3病日において，血液生化学検査所見にて炎症や敗血症の活動性を示す各項目はpeak outしており，全身状態は順調に改善を認め，意識レベルも良好であった．循環に関しては，低用量の循環作動薬を使用してはいるもののショック期は離脱しており安定していることが考えられた．呼吸に関しては，自発呼吸で管理されているが機械的サポートはまだ高く，酸素化は抜管基準を満たしていない状態であった．呼吸に関して理学療法士の視点から見ると，咳嗽力の低下が主要な問題点であり，①CPEFが抜管後の自己排痰の可否を判別するカットオフ水準以下であること[1]，②痰が多量であり頻回な吸引を必要としていること，の2点から抜管前後での排痰不全のリスクが高いことが推察された．そのため，抜管前から可能な範囲でポジショニング，体位療法，および排痰練習を実施することが重要であると考えられた．

一方で，身体機能に着目するとMRC scoreが合計44点であり，ICU-acquired weaknessの診断基準である48点未満の基準を満たしていた．元々のADLが自立していた背景を考慮すると，本症では著しい筋力低下が生じている可能性が推察された．そのため，早期離床を中心とした運動療法が適応であると考えた．全身状態が改善傾向であること，バイタルサインが比較的安定していることを考慮し，医師・Nsとマンパワーを含む実施体制を協議のうえ，早期離床をプログラムとして設定した．

7）目標設定と介入計画

- 短期目標（1～3日）：抜管後の再挿管予防，呼吸器合併症併発の予防，身体機能の維持・改善 ⇒ ポジショニング，体位療法，排痰練習，離床トレーニング
- 中期目標（1～2週）：病棟内歩行の獲得，身体機能の改善（MRC score 合計≧48点）
- 長期目標（2か月）：自宅復帰，入院前ADLの再獲得 ⇒ 呼吸トレーニング，筋力トレーニング，バランストレーニング，有酸素トレーニング

IV．介入経過

ICUでの原疾患に対する治療経過は良好であり，理学療法介入時（第3病日）より理学療法では循環動態や全身管理に加え，ルート管理，マンパワーの確保などの環境調整を行い，人工呼吸器装着下からの早期離床，運動療法を開始した．また，肺炎球菌性肺炎に伴う喀痰量が多く，評価においても咳嗽力は不十分であり排痰に難渋が予測されたため，Nsと協力しポジショニング，体位療法，および排痰練習を実施した．原疾患の改善に伴い酸素化も改善傾向を認め，第5病日にウィーニング，抜管に至ったが抜管後の排痰に難渋したため，抜管直後は排痰困難による閉塞性無気肺，再挿管予防を目的に咳嗽介助や気管吸引に加え，器械的排痰補助（mechanical insufflation-exsufflation；MI-E）による排痰練習を実施した（図1）．加えて，呼吸機能の早期回復や身体機能の改善を目的に早期離床，歩行練習，骨格筋トレーニングも並行して実施した．全身状態の改善により喀痰量も減少し，第10病日よりリハビリテーション室へ移行となった．

V．理学療法再評価（第10病日）

原疾患の改善に伴い喀痰量も大幅な減少を認め，1L鼻カヌラでSpO$_2$は96％を維持することが可能となった．呼吸状態の改善に伴い，理学療法も身体機能の改善を中心としたプログラムへ移行し，MRC scoreは合計48点と改善傾向を認め，起居動作・座位保持は自立，立ち上がりも手すりを使用し自立となった．

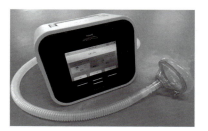

図1 MI-E（Cough Assist E70：Philips Respironics, USA）
MI-Eはフェイスマスクや人工気道を介して圧付加による深呼吸と咳嗽を器械的に作り出し，気道クリアランスの改善を図る機器．神経筋疾患患者に加え，近年では急性呼吸不全患者や脊髄損傷患者を対象とした有効性が報告され始めている．

また，病棟内ADLは付き添い歩行を獲得し，BIも70点と改善を認めた．

VI．考察

本事例は人工呼吸器からの離脱において排痰能力の低下が重篤な阻害因子であると考えられたため，抜管前後の時期には集約的な排痰練習を実施した．気管吸引は有効な排痰効果が得られる一方で苦痛・不快感が強く，非鎮静患者においては臨床で活用が困難となる事例も多く存在する．本事例では，不十分な排痰能力に対し，咳嗽介助やMI-Eを用いることで再挿管のリスクが高い時期を乗り越えられたことが重要であったと考える．

また，理学療法介入時から認めた身体機能の低下に対して，人工呼吸器装着下から医師・Nsと様々な協議をしたうえで早期離床，骨格筋トレーニングを実施することができた結果，リハ室へ移行となった第10病日の段階でMRC scoreは合計48点まで改善し，病棟内付き添い歩行の獲得までADLを向上することができた．本症のような呼吸に問題がある事例を担当する際には，理学療法の本質である身体機能に関する問題点を見落としてしまい，運動療法が後手を踏むことも少なくない．急性期の病棟で実施可能な身体機能評価バッテリーや握力などの定量的な評価を実施することで，低身体機能を見落とさず，全身状態を加味したリスク管理の下で可及的に運動療法を導入することが重要であると考える．

[文献]

1) 渡邉陽介，他：人工呼吸器管理患者におけるcough peak expiratory flowを用いた抜管後排痰能力の予測．人工呼吸 31：180-186, 2014

内部障害

合併症への対応と退院調整を要した特発性間質性肺炎の事例

安井　健

I．はじめに

重症の呼吸不全を呈した事例である．強力な薬物療法が奏効し病態は安定したが，合併症への対応と退院調整を要した一例を提示する．

II．基本情報

- 74 歳，女性
- 身長 155 cm，体重 65 kg（入院時），BMI 27.1
- 診断名：特発性間質性肺炎急性増悪
- 既往歴：両変形性股関節症（68 歳時に他院にて手術：右 THA），糖尿病（68 歳，内服加療），腰部脊柱管狭窄症（72 歳時に他院にて手術：L3-S 後方固定術）
- 現病歴：約 10 日前から息切れを自覚，次第に悪化し当院に救急搬送．来院時の SpO_2 は 83％（room air），KL-6 は 13,120 U/mL と著明高値を示し，画像所見と病状が急速進行していることから，確定診断を待たずに入院翌日よりステロイドパルス 2 コース（それぞれメチルプレドニゾロン 1,000 mg×3 day）施行，終了後よりステロイド後療法〔プレドニゾロン（PSL）50 mg/day 内服〜〕を開始．
- 画像所見：胸部 CT にて両側肺底部の浸潤影とスリガラス影，両肺上葉に複数のブラあり．胸部 X 線では胸水貯留なし，肺過膨張と横隔膜平坦化の所見あり．
- 心機能：心エコー上，心不全や肺高血圧の所見なし．BNP 正常範囲，心電図不整脈なし．
- 経過：KL-6 は入院 6 病日をピークに減少し，入院 18 病日には 9,920 U/mL，安静時はオキシマイザー® 5 L/min にて SpO_2 95％以上維持可能となり，免疫抑制薬（シクロスポリン）を追加しつつステロイドは漸減していく方針となった．入院 20 病日より理学療法を開始．
- 栄養状態：普通食 1,200 kcal/day 全量摂取も，血清 Alb 2.3 g/dL と低値で体重減少著しかったため（1 か月で−8 kg），一時 1,600 kcal/day に上げたが，高血糖となり 1,200 kcal/day に戻した．
- 環境因子：家族は夫（76 歳，自営業）との 2 人暮らし，子息なし．家屋は 2 階建て一軒家，手すり付き階段あり．主な居住空間は 2 階，ベッドあり．トイレは便座高 39 cm，座ると前方に縦手すりあり．自家用車所有，玄関から車庫までは約 10 m．平日の日中は独居となることが多い．身障手帳，介護保険はともに未認定．
- 個人因子：専業主婦．IADL 自立も，腰の手術後からは T 字杖を使用しての買い物程度の外出であった．20〜68 歳まで，20 本/日の喫煙歴あり．
- 主治医からの指示：SpO_2 は 90％以上保つこと．酸素流量は適宜調節してよい．
- 主訴：動くと息が苦しい
- Hope：「息切れせずに楽に歩きたい」

III．理学療法評価（初期評価：入院 20 病日）

1）全体像
- 意識レベルは JCS 1，コミュニケーション良好．
- 病棟での活動度は，Ns が適宜ライン類を整理し付き添い，病室トイレ歩行（ベッドから約 3 m の距離）まで実施，それ以外はほぼ臥床．

2）呼吸に関連した所見
- 両側下肺背側に fine crackle 聴取．会話や体動で時折乾性咳嗽あり．
- ばち指なし．労作後の末梢冷感は目立たず，SpO_2 は手指で正確に計測可能．
- 呼吸様式は胸式で呼吸補助筋の使用あり．腹式呼吸の効果は乏しい．
- 口呼吸だが，鼻からの吸気，口からの呼気に分けることは意識すれば可能．起坐や起立時に息こらえしがちである．歩行は急ぐ傾向，Ns 介助でのトイレ歩行に息切れの恐怖心あり．呼吸リズムは安静時は呼気：吸気＝2：1 にて息切れなし，労作時は 1：1 と促迫．歩行以外では，上肢での身辺動作で息切れあり．
- 下部腰椎〜腰仙関節は固定術にて可動性低下．胸郭は樽状で硬め．
- バイタルサイン
  安静時：オキシマイザー® 5 L/min 使用．血圧 102/54 mmHg，心拍数 95 bpm，SpO_2 98％，呼吸回数 30 回/min，修正 Borg Scale 2．
  5 m 歩行：オキシマイザー® 7 L/min 使用．血圧 120/65 mmHg，心拍数 130 bpm，歩行中の SpO_2 96％→休息後 20 sec で 88％まで低下し 3 min の座位休息で回復．呼吸回数 43 回/min，修正 Borg Scale 5．

3）その他の身体所見
- MMT：股関節周囲筋 3 レベル，それ以外は概ね 4 レベル．
- 立位，歩行：フリーハンド立位安定，片足立位は 3 秒程度．Duchenne 歩行．

4) ADL
BI 70 点　長崎大学 ADL 評価表(NRADL) 8/100 点

5) 統合と解釈
- KL-6 著明高値，食事での摂取カロリー制限と血清 Alb 低値，ステロイド高用量使用などから，異化作用が強く，体重(筋量)減少は不可避と想定．理学療法では過負荷に注意し，動作の効率化に重点を置く．
- 病状的に呼吸機能検査は実施困難で未診断だが，画像所見や喫煙歴より COPD 合併も疑われる．横隔膜低位で腹式呼吸は効果的ではなく，呼吸法では口すぼめ呼吸と呼吸同調動作・歩行を第一選択とする．
- ステロイド筋症が生じやすい状況であり，体幹や下肢帯の筋力増強練習を取り入れる．

6) 目標設定
STG：呼吸法や動作要領指導による労作時呼吸困難感の軽減，活動量の維持と廃用予防
LTG：未定(病状の回復状況による)

IV. 介入経過

1) 入院〜2.5 か月
- ステロイドパルス終了後は PSL 50 mg/day より後療法開始，2 週間で 5 mg/day ペースで漸減，現病の増悪なく 35 mg/day まで減量．画像所見では，浸潤影とスリガラス影は改善も，両肺下葉末梢に胸膜との境界不明瞭な索状網状影がみられ，ブラは著変なし．間質性肺炎像は固定され，非特異性間質性肺炎と診断．KL-6 は 7,000 台まで低下，酸素もオキシマイザー®離脱，鼻カニュラで安静時 2 L/min，労作時 4 L/min まで減量．
- 血清 Alb は若干改善(2.8〜2.9)も低値，体重減少幅は少なくなったが，入院時より約 10 kg 減少．
- 理学療法では，当初はリザーバーマスクも適宜併用して酸素化を保ち，近位筋の再教育，動作練習(歩行，チューブ類またぎ動作)を頻回に休息を入れつつ実施．歩行では，Duchenne 歩行は容認し息切れしないテンポと歩行速度を優先した結果，呼気：吸気＝2：1 に合わせた 3 動作で連続 20 m の T 字杖歩行が可能に．トイレ歩行時の呼吸困難感は修正 Borg Scale 5→3 へ改善．ブラや胸膜との癒着が疑われる画像所見から気胸のリスクを考慮し，胸郭の過度な伸張と息こらえ動作に注意．胸郭への徒手アプローチはリラクセーション目的にとどめた．
- 身辺動作はなるべく肘をついて行うことで呼吸補助筋の労作使用を減らすことを提案，オーバーテーブルの高さを調節した．生活動線では，酸素チューブの這わせ位置を要所でテープ固定，整理し，上肢での細かな作業を減じた．
- 病室内歩行は自立した．
- 病状の悪化なく，退院について検討された．使用薬剤の関係で転院先が限られるため，直接の自宅退院が目標となり，介護保険の認定調査を受けた．

2) 2.5〜4 か月(自宅退院)
- 入院 2.5 か月後に腰痛出現，腰椎圧迫骨折(L1-2)と診断．ステロイド使用による骨粗鬆症と近位筋筋力低下，活動量増加による腰椎固定部の隣接への負担増加が原因と考えられた．2 週間はポータブルトイレ使用以外は安静の方針，理学療法は疼痛のない範囲でダーメンコルセット装着下で実施．ベッドとポータブルトイレの座面高を高めに固定，起立や着座時は後ろ手で手すり支持することで過度な体幹前傾動作を防ぐよう，病棟カンファレンスで徹底した．
- 原病の回復は良好で KL-6 は 3,000 台まで低下，安静時の酸素は離脱，PSL は 20 mg/day まで減量．
- 本格的な練習再開後，連続歩行距離は 50 m (T 字杖 3 動作歩行)，6 分間歩行は 90 m (O_2 2 L/min, SpO_2 lowest 88%，腰部筋疲労による休止)可能となったが，階段昇降と入浴は修正 Borg Scale 5 で疲労度が高かった．
- ADL は BI 85 点，NRADL 30/100 点．
- 介護保険は要介護 3 と認定．

V. 退院調整に際しての理学療法評価

- 酸素は労作時のみ 2 L/min 使用．酸素濃縮器の設置場所と生活動線から，家屋内の酸素チューブの這わせ位置と固定箇所を提案．
- 日常的な階段の使用と入浴は負担が大きく，またトイレの座面高の低さと手すりの位置が問題点．生活スペースを 1 階中心とすること，補高便座とトイレ据え置き式手すりの導入，リハビリテーション継続を提案．
- 入院 118 病日に自宅退院．

VI. 考察

強力な薬物療法で病勢は鎮静化，酸素も予想以上に減量できたが，理学療法では副作用，合併症の問題が生じた．

各種検査データ，画像や理学所見などから安全性と負荷量を考慮して理学療法を実施した．

身体機能に回復の余地を残した状況での自宅退院のため，環境調整とリハビリテーション継続が鍵となった．

内部障害

糖尿病コントロールに難渋した虚血性心疾患事例

設楽達則

I. はじめに

糖尿病（DM）は心疾患の発症リスクを高めることが知られており，心疾患患者はしばしばDMを合併している．今回，有酸素運動中に胸痛（狭心症状）を訴えるDMを合併した虚血性心疾患患者を経験した．

II. 基本情報・生活歴

- 69歳，男性
- 身長171.0 cm，体重76.7 kg，BMI 26.2，腹囲94.0 cm
- 診断名：狭心症，陳旧性心筋梗塞
- 冠危険因子：DM，脂質異常症，高血圧症，喫煙（40本/日，20～52歳），高尿酸血症
- 病前生活：妻と2人暮らし．現在無職（退職）．営業担当で徹夜することが多かった．運動習慣はなかった．炭酸飲料，せんべい，菓子パン，果物，飴などを好んで摂っていた．
- キーパーソン：妻
- 主訴：「階段の上りで胸が痛くなる」
- Hope：胸の痛みなく生活したい．ゴルフでカートを使わず回りたい．
- Need：狭心症状の緩和，DMコントロール
- 現病歴：10年前，5年前の2度にわたり，下壁梗塞（責任病変：右冠動脈 #3～#4）のため，他院にてPCIを施行．今回，狭心症状の再燃のため，かかりつけ医を受診したが，PCIは困難と判断され，DMコントロールの目的で当院へ外来通院することとなった．その後，眼科を受診しDM性網膜症は否定されている．
  - 冠動脈造影検査（coronary angiography；CAG）
    右冠動脈 #1：50％，#3：慢性完全閉塞（側副血行路あり），左前下行枝 D1・D2：75％，左回旋枝 #11：50％．
  - 心臓超音波検査：LVEF 65％，壁運動異常なし
  - 血液データ
    空腹時血糖：162 mg/dL
    持続血糖測定（continuous glucose monitoring；CGM）：250 mg/dL（食後1時間）
    HbA1c：8.3％
    血清Cペプチド：5.1 ng/mL
    CPR index（インスリン分泌能）：3.15
    BUN（尿素窒素）：13.4 mg/dL
    クレアチニン：1.13 mg/dL
    eGFR（推算糸球体濾過量）：51 mL/min/1.73 cm^2
    総コレステロール：143 mg/dL
    中性脂肪：233 mg/dL
    HDLコレステロール：31 mg/dL
    LDLコレステロール：80 mg/dL
    尿酸：8.4 mg/dL
- 処方薬：テネリア®（糖尿病用薬，DPP-4阻害薬），メトグルコ®（糖尿病用薬，ビグアナイド剤），ニトロペン®（冠血管拡張薬），フランドルテープ®（冠血管拡張薬），シグマート®（冠血管拡張薬），タケルダ®（抗血小板薬），クレストール®（脂質異常症用薬），アダラート®（降圧薬，カルシウム拮抗薬），メインテート®（β遮断薬），ミコンビ®（降圧薬・利尿薬配合剤）
  ＊コンプライアンス良好．
- 栄養（医師指示）
  摂取カロリー：1,600 kcal，塩分6 g

III. 理学療法評価（外来初回）

1) 全体像
　狭心症状に神経質で日常生活で胸が苦しくなる（NYHA：II度）

2) 身体機能
- 膝伸展筋力：1.95 Nm/kg
- 片脚立位保持時間：94秒
- FRT：39.0 cm
- 6分間歩行距離：531 m（Borg Scale：息切れ15，下肢疲労15）

3) 心肺運動負荷試験（CPX）
- 自転車エルゴメータで実施．peak付近でV5・V6にST低下 表1．
- AT：3.5 METs，peak$\dot{V}O_2$：5.1 METs

4) 運動処方
- 心拍数：80 bpm
- 自転車エルゴメータ：51 watts
- トレッドミル：5.2 km/h，傾斜9％

5) 体組成検査（インピーダンス法）
- 除脂肪量：54.6 kg（骨格筋量：30.0 kg）
- 体脂肪量：22.1 kg（体脂肪率：28.8％）
- 基礎代謝量：1,548 kcal

6) 統合と解釈
　筋力，バランス能力，歩容には特別問題はなく，運動耐容能は軽度低下程度である．本事例の問題点は，労作時の狭心症状に加え，血糖コントロール不良（高血糖）である．HbA1cが高値（8.3％）であり，CGMに

表1 CPX結果（運動負荷と心筋虚血）

	安静時	AT時	RCP時	peak時
心拍数(bpm)	52	80	88	90
血圧(mmHg)	119/59	141/58	149/57	161/56
心電図波形	−	−	ST↓ V5・V6	ST↓↓ V5・V6

AT；anaerobic threshold，嫌気性代謝閾値
RCP；respiratory compensation point，呼吸代償点
peak；最大運動強度

表2 CPX結果（8週後）

	安静時	AT時	RCP時	peak時
心拍数(bpm)	51	81	88	88
血圧(mmHg)	110/56	115/52	135/53	144/50
心電図波形	−	−	−	ST↓ V5・V6

て食後高血糖が確認されている．インスリン分泌能は良好であるため，インスリン抵抗性が高いことが高血糖の原因と考えられる．インスリン抵抗性の改善のために有酸素運動が欠かせないが，運動中の狭心症状（心筋虚血）が妨げになっている．非見守り下であっても心臓にとって安全で，かつインスリン抵抗性の改善に効果的な運動方法の習得が重要である．しかし，運動強度の目安の1つである心拍数はβ遮断薬を服用しているため頼りにならない．自転車エルゴメータやトレッドミルなどの定量的な強度設定の可能な運動様式であればCPXの運動処方に則って行えばよいが，非見守り下での運動ではそうはいかない．非見守り下では，運動中のBorg Scaleで「ややきつい」を超えないよう指導する必要がある．食事の面では，糖質の摂取量が多く高血糖の原因となっている．

7) 目標設定
・短期目標（2週）：狭心症状のない運動方法（強度・時間）の習得
・長期目標（8週）：HbA1c 7.0％以下
・最終目標（5ヵ月）：狭心症状自体の改善（カートを使用せずゴルフを楽しむ）

8) 介入計画
・立位でのウォーミングアップ（10分）
・自転車エルゴメータ（51 watts 15分）
・トレッドミル（5.2 km/h 傾斜9％ 15分）
・臥位・座位でのクーリングダウン（10分）
・自主トレーニング（以下，自主トレ）指導
＊自主トレを含め週3回以上の運動習慣を励行
＊栄養指導を管理栄養士に依頼

Ⅳ．介入経過

胸部症状の有無に加えTalk TestとBorg Scaleを併用し，ATを超えないよう運動強度を微調整した．自転車エルゴメータでは処方どおりの51 wattsで問題なかったが，トレッドミルでは処方の5.2 km/h 傾斜9％で運動すると狭心症状が出現し，ニトロペン®を舌下していた．運動中の狭心症状の有無を確認しながら歩行速度を調整したところ，トレッドミルでの適切な（狭心症状の起きない）歩行速度は3.5 km/h（傾斜0％）と判明した．

退院後も外来心臓リハビリテーションプログラムに参加した．自主トレを含め，徐々に運動習慣が身についてきたが，運動する時間帯が食前だったため血糖値がピークとなる食後1時間に運動開始時間を変更するよう指導した．運動中，運動直後の低血糖症状はなかった．

Ⅴ．再評価（初期評価後8週）

・体重 74.7 kg，BMI 25.5，腹囲 88.0 cm
・空腹時血糖：141 mg/dL
・運動直後の血糖：130 mg/dL（食後1時間）
・HbA1c：6.7％
・除脂肪量：55.0 kg（骨格筋量：30.2 kg）
・体脂肪量：19.7 kg（体脂肪量体脂肪率：26.3％）
・膝伸展筋力：1.78 Nm/kg
・6分間歩行距離：536 m（息切れ15，下肢疲労16）
・AT：3.5 METs，peak $\dot{V}O_2$：5.2 METs 表2

Ⅵ．考察

有酸素運動は血糖値の安定化のための重要な治療の1つである．本事例は，インスリン分泌能は維持されているが，インスリン抵抗性が高い状態であると推察され，運動療法の慢性効果であるインスリン抵抗性の改善を狙ったプログラムを立案，実施した．しかし，運動負荷に伴う心筋虚血が確認されており，見守り下，非見守り下（自主トレ）に関わらず，安全な運動強度を身につける必要があった．Borg Scaleと狭心症状との関係を見守りの下で事例本人と確認し学習させた．初期評価から8週後のCPXの結果から虚血閾値の上昇を認め，狭心症状なく活動できる範囲が広がった．

インスリン抵抗性の改善のため安全な運動方法（自己管理方法）を身につけた結果，入院・外来を含めた8週間，週3回の運動療法により，目標であったHbA1c＜7.0％が達成された．今後も運動療法を継続し，最終的には冠動脈プラークの退縮と側副血行路による虚血閾値の上昇効果を期待し，趣味のゴルフを狭心症状なく楽しめるようにしたい．

神経筋疾患

ギラン・バレー症候群を呈し歩行再建により独居が可能となった事例

金子賢人

I. はじめに

ギラン・バレー症候群（Guillain-Barré syndrome；GBS）は各種の感染症を契機に発症することが多く，弛緩性運動麻痺を中核症状とする末梢神経障害である．今回，回復期病棟を経て独居生活が可能となった事例を報告する．

II. 基本情報・生活歴

- 45歳男性，無職
- 身長175 cm，体重75 kg
- 診断名：ギラン・バレー症候群（軸索型）
- 既往歴：統合失調症
- 生活歴：22歳で大学卒業後，証券会社に就職．40歳で統合失調症を発症．42歳で退職し，その後は無職となり母の介護を行いながら生活していた．
- 前医での経過：発症直後から四肢の脱力が主症状．軸索型で構音障害は軽度．呼吸筋麻痺なし．神経伝達速度検査では遠位刺激の複合筋活動電位（compound muscle action potential；CMAP）振幅低下，伝導ブロック，H波の消失を認めた．免疫グロブリン大量療法にて加療．発症1か月にて当院転院．
- Hope：「自宅で一人暮らしがしたい」「母の介護をしたい」

III. 理学療法評価

1）全体像

コミュニケーション良好．礼節も保たれており，統合失調症の影響により，リハビリテーションを阻害する精神症状はなく，とても意欲的な印象．その反面，同じ訴えを続ける固執した一面もあった．

2）情報収集

- 関節可動域検査：両側PIP，DIP関節伸展制限．両側股関節伸展5°，両側足関節背屈0°
- MMT（右/左）：上下肢近位筋4．腹直筋3，腸腰筋4/3，大腿四頭筋4/4，ハムストリングス3/3，大殿筋3/3，中殿筋2/2，前脛骨筋0/0，腓腹筋3/4，長母趾伸筋1/1，長趾伸筋0/0
- 握力：右8 kg，左6 kg
- 感覚検査：体幹・骨盤帯周囲軽度鈍麻，両側膝下〜足部，足底重度鈍麻
- 腱反射（両側）：膝蓋腱反射減弱，アキレス腱反射

表1 計画的介入方法

体幹・股関節周囲筋の筋力強化
- 腹直筋，大殿筋，中殿筋を中心に開始
- OKCからCKCへ順次移行していく
- 低負荷・低頻度から開始

免荷式トレッドミルトレーニング（BWSTT）の導入
- 30％部分荷重から開始し，順次免荷量を減らしていく
- 時速1.0 km/hから開始し，最終的には時速4.0 km/hまで漸増的に調整する
- 大きなstrideを意識させ，歩行効率が向上するよう歩容修正を行う

装具・歩行補助具の導入
- 装具は歩行中の立脚期での反張膝，遊脚期での下垂足を抑制する装具を検討
- 足関節底屈機能を残し，歩行推進力を高めるために継手付きプラスチック短下肢装具を作製
- 歩行補助具は上肢筋力や握力を考慮し，順次状態に合わせて評価する
- サークル型歩行車→キャスター付き歩行器→両側クラッチ→両側T字杖→T字杖

屋外歩行，外出訓練，家屋調整の実施
- 外出訓練では公共交通機関の利用を実施
- 屋外歩行は最寄り駅から自宅まで約2 kmの連続歩行が可能となるよう漸増的に距離を調整した

消失

- 基本動作：寝返り；自立，起居動作；見守り，座位；修正自立立ち上がり，立位保持；見守り
- 歩行：入院時は平行棒内歩行見守りで可能．歩容は上肢での努力性が強く，耐久性は低い状態．立脚期では両側反張膝，遊脚期では下垂足があり歩行クリアランス低下を呈していた．
- ADL：FIM 85点（運動項目51点，認知項目34点）〔減点項目→6点：排便管理，問題解決，5点：食事，整容，排尿管理，移動（車椅子），4点：清拭，更衣（上，下衣），移乗（ベッド⇔車椅子，車椅子⇔トイレ），2点：トイレ動作，移乗（浴槽），1点：階段昇降〕

3）統合と解釈

本事例は軸索型による四肢遠位の機能低下に加え，体幹筋や股関節周囲筋の廃用性筋力低下を呈し基本動作能力の低下や歩行障害をきたしていた．立位姿勢では両側反張膝のロッキングが顕著であったため姿勢制御が困難であった．歩行では立脚期初期での踵接地が行えず，立脚中期で反張膝が出現した．遊脚期では足関節の機能不全により下垂足が顕著であった．これらの機能不全に加え，全体的な耐久性低下や握力低下により，歩行補助具の選定に難渋すると考えられた．

主治医からの情報では，本事例の機能予後は不良で，特に四肢遠位の機能改善は困難との見解であった．まだ年齢が40代と若く，自宅退院を強く希望されており，早期の歩行獲得が重要であると考えた．

そこで介入するにあたり，表1に示すように複数の領域を計画的に進行させ，病棟内ADLの向上を図る

ことを考えた．①筋力強化練習，②歩行再建のための手段，③装具および歩行補助具の選定，④屋外歩行や外出練習，家屋調整を挙げる．

4）目標設定と介入計画

- 体幹・股関節周囲筋の筋力向上（〜2週）
- BWSTT導入し30%部分荷重から歩行パターン再建（〜1か月）
- 装具や歩行補助具の検討（〜2か月）
- 院内歩行自立，屋外歩行の導入，階段昇降の導入（〜3か月）
- 屋外歩行や外出訓練，家屋訪問の実施（3〜4か月）

IV．介入経過

初めに，当初より懸念されていた精神疾患の影響はなく，介入初期より廃用性筋力低下を呈していた体幹筋や股関節周囲筋は可及的な回復を認めた．神経−筋疾患に特異的な過用症候群については「翌日に疲れが残らないか」を必ず介入前に確認した．

介入1か月を経過すると歩行パターンが徐々に形成され，歩容の乱れが修正された．早期よりBWSTTを導入することで正しい歩行パターンを繰り返し反復することが可能になり異常歩行は軽減した．

介入2か月経過する頃には下肢装具の選定や歩行補助具など実際にADLで必要とする補装具を選定した．下肢装具においては足関節底屈の機能を残すことで踵離地での前方推進力が得られるために継手付きプラスチック短下肢装具を選定した．歩行補助具では握力向上に沿って杖を変更していった．歩行をADLに導入するにあたり歩行補助具の選定は上肢筋力や握力の回復を確認しながら適宜評価を行うことが重要である．

3か月からは主に歩行耐久性の向上や応用歩行，階段昇降など自宅環境に合わせて動作指導を中心に実施した．本事例の場合，最寄り駅から自宅まで片道約2kmあったため連続歩行できる耐久性が必要であった．また退院後の移動手段は公共交通機関であり，外出訓練でそれらの動作も確認した．

以上の内容で，週6回，約4か月間理学療法を実施した．

V．理学療法再評価（4か月）

- 関節可動域検査：両側DIP関節伸展制限，両側股関節伸展10°，その他初期評価時と変化なし．
- MMT（右/左）：上下肢近位筋5．腹直筋5，腸腰筋5/4，大腿四頭筋5/5，ハムストリングス4/4，大殿筋5/4，中殿筋5/4，前脛骨筋0/0，腓腹筋4/4，長母趾伸筋1/1，長趾伸筋0/0．
- 握力：右25 kg，左23 kg．
- 感覚検査：初期評価と変化なし
- 腱反射（両側）：膝蓋腱反射正常，アキレス腱反射消失
- 基本動作：床上動作自立．起立・立位保持は修正自立
- 歩行：屋内独歩．屋外歩行T字杖歩行．屋内・外ともに下肢装具装着し，修正自立
- ADL：FIM 119点（運動項目85点，認知項目34点）〔減点項目→6点：清拭，トイレ動作，排便管理，移乗（浴槽），移動（歩行），階段昇降，問題解決〕

VI．考察

本事例は機能予後が不良であったにもかかわらず，計画的に理学療法を展開することで独居生活が可能となった．

下肢遠位の機能は初期介入からあまり変化が見られなかったが，廃用性筋力低下を呈していた体幹筋や股関節周囲筋を賦活させることで動作安定性が向上したと考える．早期から可及的な筋力回復により抗重力下での筋力強化が可能となった．

歩行では筋力強化練習に加え，BWSTTを早期に導入することで歩容の乱れを修正することが可能となった．理学療法の際に両下肢装具を着用し，確実な踵接地を促すことで脊髄レベルでのCPG（central pattern generator）を賦活させ，歩行に必要な交互運動をより促通したと考える．

今回の介入で最も重要なことは，機能回復しうる部位へのアプローチと，機能回復は見込めないが，装具を用いた代償手段でのアプローチに分けたことである．それらを正しく評価し，早期から実用的な歩行獲得にむけて計画的に治療を展開することで連続歩行距離の拡大や歩行耐久性の向上につながったと考える．

GBSのリハビリテーションガイドラインにおいても治療アプローチに統一された方法はなく，個々の身体症状によって介入方法が異なっているのが現状である．特に発症直後の症状によって障害が大きく異なるため，治療計画を進めるには難渋することが予想できる．また，耐久性低下が顕著なことも多く，運動負荷の観点からも過用症候群にも注意する必要性もあるためリハビリテーションが計画的に進みづらい側面もある．このような条件であっても，個々の正しい評価を行うことで予後予測が可能となり，計画的な介入が可能となると考える．

本事例の場合，退院後の独居生活を考慮し，外出機会を得ることは身体機能を維持するうえで非常に重要であると考えた．そのため，早期からの歩行介入により，移動手段が確保されたことでIADLの獲得や独居生活の実現が可能となった．

神経筋疾患

歩行時の視覚情報処理に着目した介入により歩行能力の向上が得られた脊髄小脳変性症事例

菊地　豊

I．はじめに

四肢・体幹部の協調性障害は軽度も，歩行開始動作の困難さにより歩行が困難となった脊髄小脳変性事例を担当した．歩行の視覚情報処理に着目した理学療法により歩行能力の向上が得られた一例を提示する．

II．基本情報

- 57歳，女性
- 診断名：脊髄小脳失調症31型（SCA31）
- 現病歴：3年前〜構音障害にて発症．2年前に大学病院にて遺伝子検査を行いSCA31の診断．1年前〜半年前まで左変形性膝関節症（以下，左膝OA）にて関節内注射を実施．半年ほど前から広い場所での歩行が次第に困難になり，T字杖の使用を開始．1〜2か月ほど前より屋外歩行で家族の手引き介助が必要になったため，歩行障害に対して3週間のリハビリテーション（以下リハ）目的の入院となった．
- 家族歴：母親が同症（本人と同年代に発症）
- 併存疾患：左膝OA（腰野のX線分類1）
- 職業：院内保育所勤務（保育士）
- 薬物療法：セレジスト®（5mg×2回／日）
- MRI所見：第一裂の拡大，小脳虫部上葉と両側の小脳第一脚に萎縮を認める．その他の脳部位に明らかな変性所見なし．
- 主訴：歩くのが怖くうまく歩けない．長距離歩行が困難．広い場所で歩くと緊張する．
- Hope：手放しで膝の痛みなく歩きたい．

III．理学療法評価

1）全体像

歩行器にて屋内歩行自立．普段は穏やかな表情をしているが，動作時は精神的な緊張が強く，表情険しい．

2）情報収集

- SARA 11/40
  歩行3，立位2，坐位1，言語障害1，指追い試験0.5（右0・左1），鼻指試験1.5（右1・左2），手の回内外運動1（右1・左1），踵-すね試験1（右1・左1）
- 関節可動域：可動域制限はない
- 筋力：下肢・体幹筋力に明らかな低下なし．
- 感覚：振動覚，表在感覚に低下なし．膝の模倣テストにてごくわずかに左右差あり．
- 膝OA：左Q-angleの増加あり（約25°）．長距離歩行後に左膝内側に軽度疼痛（VAS 3/10）．
- 反射：深部腱反射は正常，病的反射なし
- 眼球運動障害：側方視で眼振あり，注視性眼振なし．Head Impulse Test問題なし
- 筋緊張検査：背臥位での被動性検査では低緊張．立位保持にて右側と比較して左のハムストリングス，大腿筋膜張筋，前脛骨筋の過緊張あり．
- 躯幹協調性：下肢挙上位で保持可能．軽度動揺あり．
- 四肢協調性：鼻指試験，指追い試験にて左に終末時振戦，測定過大を認める．踵-すね試験ではovershootもなくわずかな動揺がある．
- 認知機能：MMSE 30/30，FAB 13/18（知的柔軟性，行動プログラム，GO/NO-GOの項目で減点）
- バランス：閉脚立位可能も前後動揺あり．タンデム立位は介助が必要．
- ADL：移動関連ADLは修正自立．それ以外の基本的ADL，手段的ADLはすべて自立．
- Leg placement課題：開眼で足部軌道の顕著な動揺あり．閉眼で足部軌道の動揺が軽減する（図1）．
- 歩行：手放し歩行では左遊脚期に膝の屈曲角度が減少するstiff knee gaitが顕著となり，初期接地がつま先接地となる．視線は常に左の足元に集中している．歩行開始動作は常に左足から開始し，バランスを保てず何度もステップを試みようとする場面がみられ，数歩ステップをしては立ち止まり，数歩ステップを繰り返す．
- 歩行距離時間パラメーター：速度0.36 m/s，歩調66.8 steps/min，歩幅長右0.26 m・左0.43 m，対称性指数　空間47.4，時間11.2

3）統合と解釈

四肢の協調性，躯幹協調性の障害は軽度も，歩行開始動作の障害により歩行困難となっている．四肢の協調性検査およびleg placement課題において，視覚情報処理を伴う運動課題で協調性が低下していたことから，視覚情報処理の要素が自律的で円滑な運動の阻害要因と考えられる．一方で，運動時のバランス喪失に対する不安感や恐怖感から視覚情報への依存度が高く，このことが全身性の過緊張やstiff knee gaitを引き起こしていると推察された．

介入方針は，視覚情報処理の関与が少ない運動課題を通して，歩行時の視覚情報への依存度を少なくし，歩行本来の自律的制御を引き出すこととした．

4）目標設定と介入計画

- 立位保持，歩行開始動作の全身性の過緊張の軽減（〜2週）

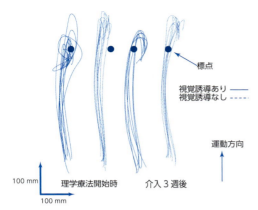

図1 事例の左 leg placement 課題における足部軌道
左足部の軌道を平面上に描いている．入院時の視覚誘導ありの条件では，足部の軌道に動揺が顕著にみられているのに対し，視覚誘導なしの条件では足部軌道の動揺が減少している．退院時は視覚誘導あり，視覚誘導なしともに足部軌道の動揺が少ない安定したステップが行えている．課題は 3 次元動作解析装置（VICON612，VMS 社製，米）にて計測．足部（第二中足骨頭）に赤外線反射マーカーを貼付し，足長の 1.5 倍の位置に視標点を置いて実施した．

跳躍動作練習・片脚立位で膝の小刻みな屈伸
トレッドミル後ろ向き歩行練習

- 歩行開始動作から停滞局面のない定常歩行への移行（～3 週）
右足からの歩行開始動作の練習
トレッドミル走行練習（歩行から走行への遷移）

IV．介入経過

入院中，理学療法を週 6 日間，1 時間/日実施．

- 入院理学療法 1 週目：肋木把持下での跳躍運動練習にて，連続で小刻みに跳躍を繰り返すことで，立位保持時の左下肢の過緊張の軽減を認めた．トレッドミル後ろ向き歩行練習にて stiff knee gait の軽減がみられた．
- 入院理学療法 2 週目：左片脚立位での膝の小刻みな屈伸運動練習およびトレッドミル走行練習，右足からの歩行開始動作の練習を実施．この時期から数歩ごとに立ち止まる傾向が軽減し，T 字杖の使用により立ち止まらずに定常状態への移行が可能となり，T 字杖で屋内歩行自立となった．
- 入院理学療法 3 週目：練習内容は，2 週目と同様．歩行のステップの連続性が向上，病棟からリハ室まで（約 200 m）を手放し歩行で移動可能となった．

V．理学療法再評価（3 週後）

- SARA：7/40
歩行 2，立位 1，坐位 0，言語障害 1，指追い試験 0.5（右 0・左 1），鼻指試験 1.5（右 1・左 2），手の回内外運動 0.5（右 0・左 1），踵-すね試験 0.5（右 0・左 1）
- 膝 OA：長距離歩行後の左膝痛なし．
- 筋緊張：背臥位の被動性は変化なし．立位保持時の左のハムストリングス，大腿筋膜張筋，前脛骨筋の過緊張が軽減．
- 四肢協調性：左の鼻指試験，指追い試験にてわずかに終末時振戦，測定過大の軽減あり．
- 認知機能：FAB18/18
- Leg placement 課題：視覚誘導あり/なしの 2 条件ともに，足部軌道の動揺が軽減した（図1）．
- バランス：短時間であればタンデム立位保持可能．
- 歩行：見守りのもとで 200 m 程度の手放し歩行が可能．T 字杖歩行は屋内外自立．右足からの歩行開始動作が可能となり，数歩ごとに途中で立ち止まる場面や，歩行動作開始前に胸に手をおき落ち着かせようとする仕草は観察されなくなった．
- 歩行距離時間パラメーター：歩行速度 0.62 m/sec，歩調 83.5 steps/min，歩幅右 0.36 m・左 0.45 m　対称性指数　空間 11.2，時間 5.8

VI．考察

本事例は，視覚情報処理を伴う運動課題で運動の拙劣さ，視覚情報への依存度の高さにより歩行開始動作が阻害され，歩行障害が強くみられていた．このような障害がみられた背景として，姿勢バランスの制御に重要な小脳虫部前葉の萎縮に加えて，大脳小脳に相当する第一脚の萎縮がみられていたことが挙げられる．大脳小脳は大脳小脳連関を通して，視覚情報に基づいた運動修正に関与しており，この部位の損傷・萎縮により leg placement が障害される[1]．

理学療法では，視覚による運動調整の要素が少ない運動課題として，跳躍運動や走行など弾道運動の要素を取り入れて行った．一般に弾道運動は，視覚によるフィードバック制御の要素が少なく，予測によるフィードフォワード制御が主体となる．また，後ろ向き歩行は足部接地位置を視覚的に確認できないため，体性感覚などの視覚以外の情報による運動制御が要求される．

入院 3 週後の歩行距離時間パラメーターにおいて，歩行速度と歩調の増加，歩幅の左右差と対称性指数（数値が低いほど対称性が高いことを意味する）が減少しており，自律的な歩行が獲得されたものと考えられた．

[文献]
1) Ilg W, et al：Gait ataxia：specific cerebellar influences and their rehabilitation. Mov Disord 28: 1566-1575, 2013

神経筋疾患

機能低下に伴い歩行介助方法を変化させた筋萎縮性側索硬化症患者に対する理学療法の経験

芝崎伸彦

I. はじめに

今回，筋萎縮性側索硬化症（amyotrophic lateral sclerosis；ALS）を呈し，人工呼吸器下での歩行練習継続中の事例を担当した．機能低下が進行していくなかでの歩行の変化と，それに伴う介助方法の変化は，事例ごと，進行のスピード，タイプにより様々である．本事例の歩行の変化と介助方法の変化を一例としてここに報告する．

II. 基本情報

- 70歳代，男性，身長161.4 cm，体重41.6 kg
- 診断名：ALS（Type；上肢型）
- 既往歴：胃がん（66歳時）
- 現病歴：X-4年，上肢の筋力低下認め，整形外科受診し頸椎症の診断．X-3年，ALSの確定診断．X-2年7月，当院外来リハビリテーション（以下，リハ）目的に来院，リハ開始．X-1年6月，胃瘻造設．造設後退院し，退院3日後に痰詰まりを起こし救急搬送，人工呼吸器装着となる．X-1年8月，長期療養目的にて当院入院となる．
- 病前の趣味：体を動かすこと，フルマラソンなど
- 人工呼吸器：Philips Respironics社製 Trilogy 100 モード；SIMV，Vte：500 mL，RR：8回，PEEP：5 cmH$_2$O，PS：20 cmH$_2$O，O$_2$：0 L
- 栄養状態：アイソカルサポート 1,200 kcal/day

III. 理学療法評価

1）情報収集

- MMT：頸部3〜4，上肢1〜2，体幹2〜3，下肢3（右＞左），足背屈3，底屈2＋．
- ROM-t：頸部側屈・回旋に制限（右＜左），両肩関節屈曲80〜90°，肘関節屈曲90°，手指屈曲制限あり．
  下肢両股関節90°（右＞左），膝関節80〜90°（右＞左），足関節背屈0°（右＞左）
- 呼吸機能評価：
  VC：1.05 L，%FVC：31.0%，FEV$_{1.0}$%：78.8%
- 腱反射・病的反射：減弱・消失
- 疼痛：
  立位時（歩行時も同部位に伸張痛あり）：下腿三頭筋伸張痛 NRS右4/10，左6/10
- 姿勢動作：
  立位保持：軽介助にて保持可．後方より胸郭保持にて，矢状面，前額面上でもほぼ正中に保て，立位可能である．
  座位保持：端座位保持は介助なしで可能．
  ブリッジ：両膝立て位の保持可．拳1つ分の殿部挙上可．
- 歩行：
  歩行器未使用．介助者は後方から胸郭を把持．ICは両側とも足底全接地，LRは立脚側への荷重移動が円滑でなく，荷重応答は体幹の前傾で行う．遊脚側の骨盤が下制するが，Duchenne徴候は著明にはみられない．立脚相での体幹の前傾に加えて，遊脚肢の足クリアランスが得られないことがあり，転倒リスクがある．踵離地は股関節が十分伸展する前に起こる．歩行距離は，1回の休憩で120 m（60×2セット），所要時間は30分（歩行時間は10分程度）．
- ADL：BI 15点，加点項目：移乗5点，歩行10点．ALSFRS-R（ALS Functional Rating Scale-Revised）：合計点数8点，加点項目：言語1点，嚥下1点（経管栄養と併用して，経口でゼリーなどを摂取），歩行2点（介助にて可），起坐呼吸4点．
- 方針とDemand：
  重介助でも可能な限り歩行訓練を続ける．

2）統合と解釈

本事例は，ALSにおける機能低下を自覚し，今後も機能低下が続くことを知りながら，重介助でもできる限り歩行練習を続けたいというDemandがある．MMT 1〜2レベルの上肢の筋力低下に比して，端座位保持に介助が必要ない体幹，MMTで3レベルで下肢には筋力が残されている．しかし，下腿三頭筋の短縮と疼痛，および股関節周囲筋の筋力低下に伴い，立位・歩行では体幹が前傾するため，介助を要する．疾患の特性上，機能向上は望めず，患者のDemandを基盤として，機能低下に合わせた歩行介助を行った．

3）目標設定と介入計画

可能な限りの歩行訓練を継続する．

- 足関節の関節可動域維持，体幹筋，股関節筋力維持：歩行時の立脚側の安定確保のため．
  →ブリッジング，下肢自動抵抗．歩行前20分かけて（下腿三頭筋を中心に）ROM練習，週5回．
- 歩行能力の維持：必要に応じて介助方法を変更しながらできる動作を確保する．
  →30分の歩行練習，週5回．
- 全身状態の維持：呼吸理学療法にて，人工呼吸器関連肺障害を予防する．

→肺胸郭可動性維持練習，咳嗽補助練習，排痰補助練習，排痰機器も利用

Ⅳ．介入経過

1）介入内容：歩行器使用（介入時〜8か月）

主介助者1人，呼吸器介助者1人，車椅子介助者1人の合計3人体制にて介入．転倒リスクと介助量軽減を考慮して歩行器を使用し，体幹前屈を支えてもらう．介助方法は後方より胸郭を把持，立脚肢への体重移動促進と体幹前傾制動を行った．歩行器と介助にて遊脚下肢の振り出しが容易となった（図1）．

2）介入内容：足底板（8〜10か月）

介助人数は不変．足関節の可動域制限増強により足底板（ヒールウェッジ）は3 mmから開始し，徐々に6 mmまで追加した．足クリアランスがわずかに確保され，振り出しが円滑になった．

3）介入内容：前方介助法（10〜11か月）

体幹・股関節周囲筋の筋力低下進行に伴い，体幹屈曲が著明となったため，介助方法の変更を要した．体幹屈曲著明となったことで立脚肢の安定性，遊脚肢の振り出しが困難となったが，前方から腋窩を引き上げ左右に荷重移動を誘導する介助法に変更したことで体幹の正中位保持と立脚および遊脚が改善した（図2）．

Ⅴ．理学療法再評価

1．歩行器使用（8か月後）

足関節の可動域制限が著明−10°/−15°（右/左），遊脚側の足クリアランスが不十分．頻回につまずくことがみられた．足関節の可動域制限の影響により，立位時には体幹を直立位に保つことは可能だが後方重心になってしまう．体幹の代償動作が著明になり，振り出しの際にDuchenne徴候がみられる．

2．足底板使用（10か月後）

立脚側の中殿筋の低下，足関節の可動域制限はより著明になり−15°/−30°．膝の脱力感を訴え，膝の伸展筋筋力はMMT 2レベルに低下がみられた．股関節周囲筋・体幹筋の筋力低下により，左右体幹の代償も増強．立脚側に十分体重が乗せられず，努力的な振り出しも困難となる．また，足底板挿入にても足関節の可動域制限を補えなくなったことが，立脚側の下腿が後傾し，体幹を前傾させ，不安定な立脚側と振り出せない遊脚側を助長した．

3．最終評価（11か月後）

1）姿勢動作

端座位保持：中等度介助にて保持可．
立位保持：前方介助で腋窩を把持．体幹前傾に伴い，

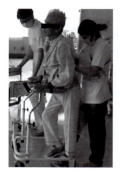

図1 後方介助法での歩行練習
患者が歩行器を把持できないため，バンドで固定した．

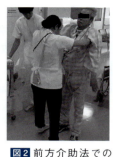

図2 前方介助法での歩行練習
前方介助にすると，体幹の前傾を伴わず歩行できる．

長時間は不可．
ブリッジ：両膝立て位の保持は不可．介助者が足関節を抑えることで，拳1つ分の殿部挙上可．

2）歩行

体幹は伸展し，前屈を伴わない．立脚肢は膝を完全伸展して，膝折れを防いでいる．前方からの腋窩介助を要する．歩行時間と距離について，歩行距離は，3回の休憩で30 m（10×3セット），所要時間は40分（歩行時間は20分程度）．

3）ADL

初期評価と著変なし．

Ⅵ．考察

本事例は人工呼吸器を装着しているものの，上肢に比して下肢に筋力が残存するALS患者である．歩行時には筋力低下に加えて，足関節の可動域制限が問題になっていた．ALSの特徴として，残存筋により関節拘縮が助長される．本事例においては下腿三頭筋と前脛骨筋のアンバランスが生じていた．症状の進行に伴い，筋力低下や可動域制限の問題がより強調されることが予測され，早期から対応した．しかし，介入の継続にもかかわらず，経過により可動域制限はより著明となった．本事例の介入は，機能変化に伴い，歩行介助方法を変化させていったことである．これにより，介入初期から現在に至るまで，歩行距離は短くなっているものの歩行は可能である．このことが本事例のDemandと合致し，生きがいとなっている．

ALSリハでは，進行に伴い早期からの問題がより顕在化してくるため，進行を予測し対応していくことが機能維持および能力維持につながる．そして，患者のDemandを考慮してリハプログラムを構築していくことが，advanced stageのALS患者においても，生きる意義とQOLの維持向上に寄与すると考える．

神経筋疾患

異常姿勢と歩行中の身体認識にアプローチし加速歩行の改善を得た事例

笠井健治

I．はじめに

今回，加速歩行による転倒を繰り返したパーキンソン病（Parkinson's disease；PD）事例を担当した．加速歩行の出現状況から異常姿勢と歩行中の身体認識の改善に重点を置いた理学療法を実施し，良好な結果を得たため報告する．

II．基本情報・生活歴

- 60歳代，男性
- 身長164 cm，体重63 kg
- 職業：自営業，デスクワーク
- 生活：単身生活，介護保険で生活介護2回/週，訪問リハビリテーション1回/週を利用中．
- 通勤：バスと電車を利用し約1時間．職場の最寄り駅から会社までは300 m程度を徒歩で通勤している．
- 診断名：パーキンソン病
- 現病歴：7年前，易転倒性で発症．その後，内服治療を継続．通勤途中や外出先で転倒を繰り返したため，歩行の安定化を目的に短期集中リハビリテーション目的で入院となった．

III．理学療法評価

1）全体像：
右T字杖を使用しているが加速歩行により突進様の歩行で来室される．

2）1日当たりドーパミン換算服薬量：600 mg

3）パーキンソン病重症度
- Hoehn-Yahrのステージ分類：III
- パーキンソン病統一スケール（UPDRS）part III：合計47/108点 表1
  On時，服薬後約80分経過時点で評価

4）認知機能
- The Montreal Cognitive Assessment：25/30点

5）筋緊張
- 触診にて体幹屈筋の筋緊張亢進と傍脊柱筋の筋萎縮が著明．
- 下肢：両側の下肢屈筋と右内転筋の筋緊張亢進あり．

6）筋力
- Trunk Holding Test：7.2秒
- MMT（右/左）：股関節　屈曲 4/4，伸展 4/4，外転 5/3

7）姿勢
- 背臥位：体幹は正中位となる．
  立位：体幹前傾・右側屈位姿勢が著明で自分で姿勢を完全に正中まで修正することはできない．
- 姿勢計測（Spinal mouse，C7-S1の傾斜角度）：
  前傾：12°，右側屈：14°

8）バランス
- 片脚立位保持：右 30.8秒，左 2.5秒
  左片脚立位は骨盤の左偏位と右下制を伴う．

9）歩行
右T字杖歩行で前屈右側屈位姿勢と小刻み歩行が著明．右足は前足部接地となる．加速歩行は早い段階ならば自己修正可能だが，出現に気づきにくいことが多い．
- 加速歩行の出現状況：
  平地では連続100 m，下り坂では連続20 mで出現．異常姿勢の増強，右への方向転換，会話や他者へ注意が向いた際に出現しやすい．
- TUGT：19.4秒
- 二重課題TUGT：39.4秒，語想起7，歩行停止3回

10）統合と解釈

本事例の加速歩行は出現状況から異常姿勢と歩行に対する注意が影響していることが推測された．

前屈位姿勢は重心を支持基底面の前方へ偏位させ，右側屈位姿勢は歩行時の左右への重心移動を阻害し右遊脚期を短縮させる．下り坂や右への方向転換は重心の前方偏位や左方への移動を阻害し，加速歩行を助長している．PD患者の異常姿勢の原因として体幹屈筋群の固縮，傍脊柱筋の弱化や萎縮が考えられており，本事例でも同様の所見を認めた．また，右側屈位姿勢と左片脚立位時のアライメント異常の関連も推測された．異常姿勢に対しては4週間の集中リハによる効果が報告されており，本事例も弱化筋の強化と拮抗筋の持続伸張，立位アライメントの修正を図った．

さらに，PD患者は二重課題が困難となりやすく，二重課題下で姿勢の保持が困難になる．これらは注意や課題優先性の問題であり，本事例も注意が逸れると加速歩行が出現しやすかった．また，加速歩行の出現に対して気づきが遅いために自己修正が困難となっており，歩行中の姿勢や歩行速度の変化を捉える身体認識を改善することが重要である．これには，フィードバックを得やすい環境での歩行練習が必要と考え，転倒防止ハーネス付きトレッドミル（以下トレッドミル）による一定速度の歩行練習を実施した（図1）．

11）目標設定と介入計画
- 単純課題で安全に300 m以上歩行ができる（2週）

表1 入院時のUPDRS得点

項目	得点	項目	得点
言語	3	回内外	2/3
表情	3	下肢俊敏性	2/2
安静時振戦	0/0/0/0	立ち上がり	2
動作・姿勢振戦	1/1	姿勢	4
固縮	0/1/1/2/2	歩行	3
指タップ	3/3	姿勢安定性	1
手の動作	3/3	動作緩慢	2

→トレッドミルによる歩行練習
- 異常姿勢の改善（4週）
  →弱化筋の強化と拮抗筋の伸張，アライメント調整
- 二重課題下での連続歩行300m以上の獲得（4週）
  →認知課題や下り坂などの課題を負荷してのトレッドミル歩行練習

Ⅳ．介入経過

介入初期は筋力増強運動とストレッチ，片脚立位練習の指導を中心に実施し，早期に病棟での自主トレーニング確立を図った．その後の理学療法では高負荷の筋力トレーニングと立位アライメント修正を行うにとどめ，歩行練習の時間を可能な限り多くとった．

歩行練習は主にトレッドミルを用い，歩行中の姿勢と速度変化への注意を促した．初回は傾斜なしの快適歩行速度で手すりを用いて実施したが，歩行速度の維持が困難で姿勢保持に介助を要した．同条件での介入7日目に介助なしでの200mの連続歩行が可能となったが，連続歩行距離の延長や会話を契機に加速歩行が出現した．介入12日目より歩行速度設定や斜度設定を変更しながらトレッドミル歩行練習を実施した．介入17日目では院内歩行で一部加速歩行が生じるものの自己修正しながら連続400mの歩行が可能となった．その後は速度設定や斜度設定に加えて計算問題や携帯電話の操作などの二重課題を実施しながら歩行練習を実施した．

Ⅴ．理学療法評価（4週）

- 1日当たりドーパミン換算服薬量：600mg
- UPDRS part Ⅲ：合計44/108点
  （立ち上がり1，姿勢3，歩行2，姿勢安定性1）
- Trunk Holding Test：30.2秒
- MMT（右/左）：股関節外転5/4
- 姿勢計測（図2）：前傾6°，右側屈10°
- 片脚立位保持：右28.1秒，左22.4秒
- 歩行：屋外歩行500mのT字杖歩行が可能となった．長い下り坂や予期しない刺激に注意をひかれると加速歩行が出現しやすいが自己修正は可能となった．

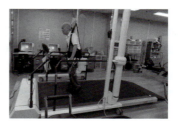

図1 転倒防止ハーネス付きトレッドミルでの歩行練習

定速のトレッドミル歩行は歩行速度の変化を捉えやすく，速度や斜度などの条件変更が可能であり，ハーネスは姿勢のフィードバックに有用である．

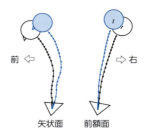

図2 姿勢の変化（Spinal mouse）

黒は開始時，青は最終評価時の姿勢計測の結果を示す．

- 二重課題TUGT：18.8秒，語想起4，歩行停止0回

Ⅵ．考察

今回，加速歩行により転倒を繰り返した事例に対し，加速歩行の出現状況に基づき異常姿勢と歩行中の身体認識に対してアプローチした．4週間の介入で加速歩行自体は残存したが，転倒に至る前に自己修正が可能になった．

PD患者は運動学習を得にくく，異常姿勢は視空間認知や自覚的身体垂直位の障害と関連することからフィードバックが得やすい運動療法が望ましいとされる．トレッドミルでの歩行練習は姿勢や速度変化に対するフィードバックを得やすく，効果的な方法であったと考えられた．また，異常姿勢により特定の筋が持続的に収縮または伸張されることで筋の機能不全が生じ，異常姿勢を助長していたと推察され，運動療法によりこの悪循環が改善されたことで異常姿勢が改善し，歩行能力の改善に寄与したと考えられた．

PDは進行性疾患であり，病期や症状によって個別的な対応が求められる．本事例の特徴として歩行障害と異常姿勢が重度であったが，姿勢反射障害が比較的軽度であったことに加え，認知機能が保たれておりアプローチ内容を理解しプログラムに積極的に関われたことが結果に好影響を与えたと考えられた．

小児疾患

体幹機能に着目した長期的な介入により歩行機能と認知機能が改善した事例

松田雅弘

Ⅰ. はじめに

　発達障害は軽度の知的障害から運動障害にいたるまで個人差があり，脳損傷と発育環境によって異なる．発達遅滞により歩行不安定な児童を担当し，長期経過で歩行能力が向上した一例を提示する．

Ⅱ. 基本情報・生活歴

- 8歳2か月男児，特別支援学校の小学3年生（初診）
- 身長104 cm，体重15.3 kg
- 診断名：精神運動発達遅滞，視力障害，低身長
- 成育歴：23週6日，494 gで出生，Apgar score 3で挿管，動脈開存，慢性肺疾患のため長期呼吸管理が必要であった．先天性心疾患，左白内障・右未熟児網膜症（視力障害）を合併し，知的障害（新版K式発達検査；3歳レベル）である．
- MRI：脳室の拡大，脳波：左右後頭部に棘波，棘徐波が頻発
- 現在の生活レベル：基本的なADLは要介助．歩行は片手介助にて可．発語は喃語．要求はジェスチャーなどで多少可．言語理解レベルは二語文．
- 前施設からの申し送り事項：粗大運動は寝返り・起き上がり，立ち上がり自立，立位保持は外反扁平位で右下肢に重心が乗りやすく，体幹の動揺があり，ふらつきを認める．歩行は介助なし，早足で5～6歩の歩行可能．通常は右側から介助にて歩行可能である．階段は手すり使用で1足1段を近位見守りにて可能．
- Need：歩行の自立（PT），巧緻操作の向上（OT），言語・コミュニケーション能力の向上（ST）

Ⅲ. 理学療法評価

1）全体像

- 歩容は左右へ体幹の揺れと，歩行速度にバラツキが大きい．視機能低下から空間への不安感が強い．手話で好きな乗り物や色について積極的にコミュニケーションをとるが，同じ内容が繰り返される．

2）情報収集

- 関節可動域検査：両肩関節屈曲，SLRで硬さあり．
- 筋緊張検査：低緊張．立位保持で円背・外反扁平足となる．特異的な過可動性はない．
- 筋力：近位筋の筋力低下，抗重力活動の低下，背臥位からの起き上がり困難，ブリッジ肢位の保持困難．
- 失調：体幹の動揺が顕著で，左右への揺れが大きい．
- 感覚：足底＞手掌で感覚過敏．
- 姿勢反射：立ち直り反応は体幹の反応が弱く，遅れて出現する．保護伸展反応は前方，左右方向で減弱，後方へは背屈反応はみられる．
- 基本動作能力：床上動作自立．手の巧緻動作，認知力の低下により，口頭指示～軽介助を要する．
- ADL：BI 30点．尿意・便意もなくオムツを使用．
- 田中ビネー知能検査：CA（生活年齢）8歳5か月，MA（精神年齢）1歳8か月，IQ：20（ST検査）

3）統合と解釈

- 発達障害児の特徴として，協調性に欠けた歩行，低緊張と抗重力筋の筋力低下が顕著であり，姿勢保持や関節の安定性に問題が多く生じる．網様体脊髄路系による姿勢反応の減弱と失調症状による協調運動機能の低下もみられ，一定の姿勢保持が困難となり，物に過剰につかまっている．筋長の長いハムストリングスや広背筋を過剰に使用した立位姿勢や動作のため，運動の自由度が制限され，特定の筋は短縮する傾向にある．
- 認知面の低下により外界への積極的な働きかけや運動経験が少ないため運動発達の遅れにつながる．さらに，運動経験の不足は身体認知の発達の遅れを助長させ，感覚入力の誤情報も身体への歪みの原因となっている（図1）．

4）目標設定と介入計画

- 体幹筋力の向上と失調症状の軽減（～1年）
  →ブリッジ活動，不安定板上の立位，起き上がり練習
- 後方保護伸展反応の獲得（～1年）
  →重心の上下・前後運動を含む練習，安定した場面でのダイナミックな練習
- 歩行時に立ち止まる・方向転換能力の獲得（2年）
  →歩行時に止まる指示，方向転換，速度調整を促す

Ⅳ. 介入経過

1）初診～6か月

　認知面の問題から遊びの好みが少なく，同じ練習の持続や複雑な課題の実施も困難なため，課題設定が困難であった．体幹機能とバランス能力向上のために，不安定な材質上での立位の遊び，高這いからの立ち上がり，つま先立ちや左右へのリーチ動作を取り入れた遊び，模倣動作を含めた練習をブロックにして，動作の反復ではなく時間全体で量を確保した．足底/手掌に自己の感覚刺激を入れて身体認識を高めることと過剰な感覚への反応を抑制した．

2）6～12か月

　体幹失調は軽減したが，まだ身体認識も低く，立位

姿勢保持が困難であった．ゴムの張力を利用した立位保持（図2）を利用して，転倒のリスクをなくしたなかで足底への荷重刺激を強め，リーチ動作や立ち座り動作を反復する課題を実践した．また，後方への動揺を加え後方バランス反応を促通し，後方へのステッピング反応が出現するようになった．

日常の歩行距離も増大し，靴に足底板を入れて歩行練習を継続した．階段は2足1段での動作が多かったが，筋力増強のためにも1足1段を促した．

3）12か月～

歩行時に急に立ち止まる，方向転換，登り坂・下り坂で立位保持や歩行練習の実施，抗重力活動のため段差やまたぎ動作を取り入れ，片脚立位時間の多い動作を増やした．新規運動へチャレンジする意欲や，自分の足の挙げる高さを把握する感覚も向上した．指示理解の向上，動作模倣や1つの介入時間を増やし集中力を高めた設定で実施した．

V．理学療法再評価

1）6か月時点

床からの立ち上がり動作が自立し，重心の上下に対する動きの姿勢制御が向上したが，依然として立位保持の筋緊張が高かった．また，体幹・近位筋の活動性の向上により股関節戦略の能力が高まり，筋応答の短縮化がみられた．

2）12か月時点

手押し車動作も可能となり，ブリッジ活動が向上している．また，Middle guardでの歩行が可能となり，左右へのステップ反応も顕著にみられ，後方へのバランス反応が向上し，転倒しそうな場面が減少した．紐を引っ張るなどの巧緻動作，靴を着脱などのADLの向上もみられた．

3）24か月時点

身体部位，物との距離感の認識が向上し，その場での方向転換動作も円滑に可能となった．しかし，下り坂では姿勢反射の低下のため重心位置の調整が困難であり，後方へのバランス不良は残存している．

・田中ビネー知能検査：CA 10歳7か月，MA 2歳1か月，IQ：19

VI．考察

運動障害は低緊張と体幹失調のために歩行能力の低下が顕著であり，加えて認知面の低下が日常活動の介助量の増大につながっていた．そこで，3職種で各月2回介入を開始した．運動能力と認知面，巧緻動作能力の向上が数か月でみられ，経過1年で屋内歩行近位見守り（ほぼ転倒なし），屋外歩行軽介助，歩行時の急な停止・方向転換時の転倒はなくなった．発達障害児では立位姿勢制御の低下が報告され[1]，本事例も様々な要因で立位姿勢制御の低下がみられた．体幹機能を中心としダイナミックな練習により運動機能の改善がみられた．発達障害児の運動経験不足から生じる身体認知の遅れがあり，転倒しない空間での練習を数多く行うことで身体の動きを多く経験したため，身体認識が高まったと考えられる．また，座位でつぶれて座る姿勢が改善し，作業時間も大幅に延びた．また，体幹・中枢部の安定により巧緻動作の発達にも影響を及ぼし，運動発達学的な考察や多職種で協働して介入した効果がみられた．

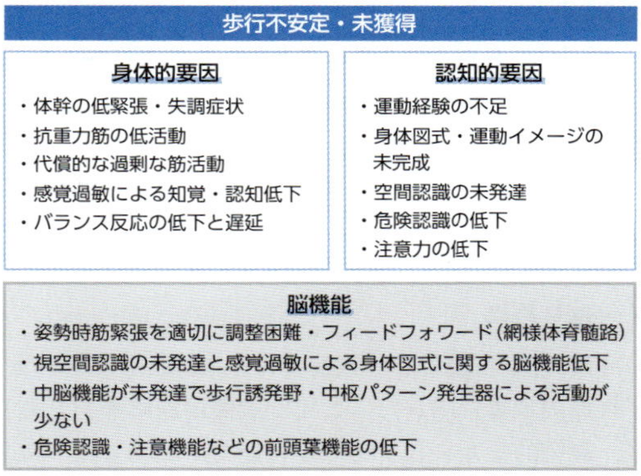

[文献]

1）松田雅弘，他：軽度発達障害児と健常児の立位平衡機能の比較について．理学療法科学 27：129-133，2012

図1 歩行の不安定の要因とその脳機能

歩行不安定・未獲得

身体的要因
・体幹の低緊張・失調症状
・抗重力筋の低活動
・代償的な過剰な筋活動
・感覚過敏による知覚・認知低下
・バランス反応の低下と遅延

認知的要因
・運動経験の不足
・身体図式・運動イメージの未完成
・空間認識の未発達
・危険認識の低下
・注意力の低下

脳機能
・姿勢時筋緊張を適切に調整困難・フィードフォワード（網様体脊髄路）
・視空間認識の未発達と感覚過敏による身体図式に関する脳機能低下
・中脳機能が未発達で歩行誘発野・中枢パターン発生器による活動が少ない
・危険認識・注意機能などの前頭葉機能の低下

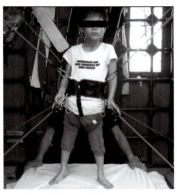

図2 立位保持・バランス練習
8方向からゴムで引っ張り，上方からのゴム紐は転倒予防と部分免荷，またしゃがみ込み時の抵抗が可能．下方からのゴム紐は下肢への荷重感覚刺激，また立ち上がり時の抵抗が可能．このなかで動きの練習を実施した．

小児疾患

屋内床上移動レベルの脳性麻痺児に対する選択的股関節筋解離術と術後理学療法によって歩行を獲得した事例

楠本泰士

Ⅰ．はじめに

今回，痙直型脳性麻痺両麻痺の屋内床上移動レベル，平行棒内歩行レベルだった児が股関節筋解離術を施行後，継続的な介入によって歩行能力が改善した一例を提示する．

Ⅱ．基本情報・生活歴

初診時，7歳3か月（小学校通常学級），診断名は痙直型脳性麻痺両麻痺，GMFCS Ⅳでやや肥満体形．屋内移動はbunny hoppingが中心で，つかまり立ちをすることはあったが頻度は少なく，伝い歩きは行わなかった．

コミュニケーションは良好．トイレ動作は移乗が半介助，お尻ふきがほぼ全介助．理学療法時のみ両側インナーベルト付きの金属支柱付き短下肢装具を使用．
- Hope：歩けるようになりたい

Ⅲ．理学療法評価

1）術前評価
- 粗大運動：寝返りや起き上がりは可能だが下肢の分離は見られず，常に両下肢を一塊として動いていた．両下肢の分離した四つ這い移動は口頭指示でわずかに可能であった．膝立ち位の姿勢は，腰椎前弯が強く，股関節軽度屈曲位だった．床からの立ち上がりは，足背支持にて両脚同時に行っていた．端座位は骨盤後傾し，頸部前突出位，円背だった．歩行器（posture control walker；PCW）での歩行は可能だが，歩行時に両脚のはさみ肢位と内反尖足を強め，動作はゆっくりであった．両手引きでの歩行はPCW歩行以上に内反尖足を強め，床に崩れ落ちていた．屋外移動は車椅子を介助されての移動が多かった．
- 関節可動域テスト：股関節伸展・外転に制限あり．足関節背屈は膝関節伸展位（右/左）で−5°/0°，膝関節屈曲位で5°/10°であった．
- 整形外科テスト：Thomas Testは両側陽性，Ely Testでは両側1横指骨盤が挙上した．
- 感覚検査：足底部の感覚鈍麻がわずかにみられた．
- 筋力（右/左）：膝関節伸展筋力 0.66/0.72（Nm/kg），股関節外転筋力 0.49/0.53（Nm/kg）．
- 姿勢反射：頭頸部の立ち直り反応は良好だが，体幹の反応が少なく，外乱刺激に対する制動範囲が狭かった．動作時の腹筋の収縮が顕著であった．
- ADL：自立〜軽介助レベル．BIは55点（減点項目は移動，トイレ動作，入浴，歩行，階段昇降，更衣と排尿コントロール）．

2）統合と解釈

痙直型脳性麻痺児は，体幹筋の低緊張と下肢随意性の低下による抗重力筋の筋力低下や動作時の痙性の増大が，姿勢保持や立位歩行の不安定性の原因となり，2次障害である関節拘縮につながる．本事例は股関節周囲筋の分離運動の困難さに足関節周囲筋の随意性低下，筋出力低下が重なり，動作時筋緊張を高めて動的な尖足を強めていたと考えられる．

歩行時にはハムストリングスや腓腹筋，後脛骨筋が過緊張し，足関節の底屈内反位で移動していた．筋の協調した活動が制限された運動が多く，重心移動範囲も狭かった．

3）介入計画

今後，粗大運動機能が低下する可能性のある時期である．股関節周囲筋の過緊張や分離運動が改善すれば，足関節周囲筋の過緊張の軽減や将来的な尖足変形の予防，立位歩行の改善につながると考えられる．よって本事例の運動機能向上を目的に両股関節筋解離術を行った（表1）．

Ⅳ．介入経過

1）術後2か月（退院時）

術後3日から理学療法を開始した．術後5日間は大腿部から下腿部までのギプス固定を行っていた．入院中の理学療法では，痛みのない範囲で体幹や股関節周囲筋の活動を中心に促した．エアースタビライザー上端座位での制動練習や膝立ちでの殿筋群の強化，立ち座り運動にて股関節周囲筋と足関節周囲筋も含めた筋活動を促した．

寝返り動作にて両下肢の分離運動がわずかに行えるようになり，床上移動がbunny hoppingから交互性の四つ這い移動に変化した．膝立ちでの腰椎前弯は減少し，股関節屈伸中間位で保持可能となった．PCW歩行時のはさみ肢位がなくなり，わずかに踵は浮くが足底の接地時間が増えた．荷重応答期に両側の反張膝を強めていたが，見守りでの両クラッチ歩行が裸足にて可能となった．日中の歩行時は術前使用していた装具か市販の靴を両側1cm踵補高して使用した．

2）術後3〜6か月

ホームエクササイズを術後半年間は週に4〜5回の頻度で高頻度に実施し，月1回の外来理学療法にてフォローした．ホームエクササイズは膝立ち位での課

表1 手術内容

大腰筋	Cut
腸骨筋	FL
大腿直筋	10 mm ZL
大内転筋　顆部腱	Cut
薄筋	Cut
半腱様筋	FL
半膜様筋	FL

Cut：切離，FL：fractional lengthing（筋間腱延長），ZL：Z lengthing
両側同様の手術内容であった．

表2 術前後の筋力推移

		右	左
膝関節伸展筋力	術前	0.66	0.72
	術後1か月	0.73	0.72
	術後2か月	0.95	0.92
	術後3か月	1.07	0.81
	術後6か月	0.95	0.85
股関節外転筋力	術前	0.49	0.53
	術後1か月	0.59	0.66
	術後2か月	0.73	0.72
	術後3か月	0.60	0.77
	術後6か月	0.74	0.82

単位：Nm/kg

題や立ち座り運動など，入院中に行っていた運動を実施した．立位での抗重力伸展活動を引き出し，立ち座り運動やステップ位での重心移動練習により立位の安定性向上を図った．それに伴い，動的尖足を強めることなく立位での重心移動範囲が広がってきた．

床からの立ち上がりは片足ずつ行えるようになった．屋内移動は伝い歩きが行えるようになり，立位での活動時間が増えた．屋外移動では車椅子を使用することもあるが，両クラッチ歩行と手引き歩行を中心に行うことができ，裸足にて5mの独歩が行えるようになった．歩行時は金属支柱付き両短下肢装具を使用したが，裸足歩行を好んでいた．

3）術後7か月〜1年

身長の伸びとともに体重も増加した．伝い歩きや片手引き歩行の実施，ステップ動作や段差昇降で抗重力活動の時間を増やした．

屋内移動は伝い歩きと数mの独歩を組み合わせて行うようになった．独歩は両膝関節を軽度屈曲し，バランスをとりながら20m可能となった．

V．理学療法再評価

1）術後2か月（退院時）

膝関節伸展筋力と股関節外転筋力は術前の値以上に回復した（表2）．両下肢の分離運動が部分的に行えるようになった．

股関節伸展可動域は両側10°，足関節の関節可動域に変化はなかった．Thomas Test，Ely Testは両側とも陰性であった．歩行時の股関節伸展運動がみられるようになり，1歩の歩幅が増えた．

2）術後6か月

膝関節伸展筋力は術前値と比べ1〜4割，股関節外転筋力は5〜6割増強した．床からの立ち上がりの安定に伴い，トイレへの移乗と浴槽への移乗動作が自立した．クラッチ歩行の初期接地は足底全接地で立脚期に著明な動的尖足はみられなかった．クラッチ歩行時は下肢の振りだしに軽度腰椎前弯や体幹後屈の代償動作があり，両膝の反張膝がわずかにみられた．トイレでのお尻ふきは1人で行えるようになった．

3）術後1年

術前と比べ，身長と体重の増加に伴い，立位での荷重時間が増えたことで，踵骨は尖足気味だが，徐々に前足部の外反変形がみられるようになってきた．足関節は膝関節伸展位で0°/0°，膝関節屈曲位で15°/15°であった．最終的なBIは90点（減点項目は更衣と排尿コントロール）であった．

VI．考察

手術のコンセプトの1つとして，多関節筋を中心に解離し単関節筋の活動を促進することがある[1]．そのため，術後の理学療法では立位や歩行の改善を目標に，股関節周囲の単関節筋の強化と下肢・体幹筋の協調した運動を行った[2]．下肢・体幹筋の協調した筋活動を促すために，ステップ位での重心移動練習，重りを背負った状態での立ち座り運動やステップ動作，様々な高さの段差昇降などをホームエクササイズに取り入れた．手術により股関節周囲筋の過緊張が軽減し下肢の分離運動が容易になったこと，術後一定期間，高頻度で運動を継続したことが歩行機能の改善につながったと思われる．また，本事例は術前から足関節可動域を維持していたこと，術後に歩幅が改善したことによって術後の歩行時の動的尖足が軽減したと考えられる．

整形外科術後に活動性が上がる場合，本事例のような肥満体型の児は足部の変形に影響が出ることがある．変形の予防には，術前からの継続した経過観察と装具療法を行っていくことが必要である．

[文献]

1) 池田啓一，他：痙性に対する整形外科的アプローチ—整形外科的選択的痙性コントロール手術．Jpn J Rehabil Med 46：176-185，2009
2) 楠本泰士：発達障害児の整形外科手術後の理学療法と生活指導．PTジャーナル48：111-117，2014

小児疾患

NICUより早期介入した脳室内出血後水頭症の極低出生体重児

内尾 優

I．はじめに

乳児期早期の発達は手と手，口が合うといった感覚運動経験を通して進み，これは胎児の頃からすでに始まっている．しかし早産児として出生した極低出生体重(出生体重1,500 g未満)児は，この経験が不足し，運動発達全般が遅延する．また，早産児は最も脳が成熟し，傷つきやすい時期に子宮外で過ごすことになるため，脳性麻痺のリスクが高い脳室内出血(intraventricular hemorrhage；IVH)などを発症しやすい．よってこれらのことに留意してNICUから早期にPTが適切な運動発達評価・支援を行っていく必要がある．今回，極低出生体重児として出生し，脳室内出血後水頭症を併発した児へのNICU入院時の理学療法介入について提示する．

II．基本情報

- 母体前期破水あり，緊急帝王切開．
- 在胎期間29週4日，出生体重1,153 g，Apgar score 4/7
- 呼吸は出生後から日齢18まで気管挿管し，日齢35まで陽圧換気(nasal-DPAP)，日齢53まで酸素投与を必要とした．
- 循環はカテコラミンを日齢5までDOB(ドブタミン)，日齢16までDOA(ドパミン)を必要とした．動脈管開存は日齢1に自然閉鎖した．
- 栄養は日齢1より静脈栄養，日齢7より経管栄養，日齢25に経口哺乳開始した．
- 神経は出生時頭部エコーは問題なかったが，日齢3に脳室内出血右2度/左4度を認めた．日齢88(修正42週1日)に非交通性水頭症の診断でVPシャント術施行．未熟児網膜症や聴覚スクリーニング検査は異常所見なし．
- 両親は出生時，児へ触れることへの恐怖心があったが，理学療法介入初期には自主的に育児介入あり．両親ともにおむつ交換，抱っこ，ボトル授乳実施．児は第2子．両親の主訴は児がすぐに泣いてしまう，発達が不安．

III．理学療法評価

日齢50(修正36週5日)，体重1,668 gより介入．

1) 現象
- 循環動態：覚醒時HR 130～150 bpm，SpO$_2$ 95%以上維持，呼吸数40～50回/分であった．経口哺乳終了後や啼泣時HR上昇，呼吸数70回/分となるも短時間ですぐに戻る．無呼吸発作，徐脈なし．
- 栄養：経口哺乳，胃管からの注入との併用．経口哺乳後腹部膨満，多呼吸を認めるため腹臥位または右側臥位での管理が多い．
- 自己沈静：バスタオルに包まれていれば，睡眠-覚醒状態(state)1～2，外すと自己の動きにてストレスサインである驚愕を生じ，啼泣しやすい(state 6)．適切なstate 4(機嫌よく，覚醒・開眼しわずかな自発運動がある状態)で過ごせる時間が少ない．
- 形態：頭部縦長横扁平
- 姿勢：頭部左右横向き，上肢帯後退，両下肢伸展，生理的屈曲姿勢が少ない
- 筋緊張：体幹筋低緊張
- 関節可動域：制限なし
- 感覚：児の手と手，口が合うと反応過敏，追視わずかにあり，聴覚反応あり

2) 発達評価
- General Movements(自発運動)評価
 (まだ意思をもたない全身を含む自発運動を，運動の振幅，速度のパターンにより観察者が視覚的に分類した評価．脳性麻痺，発達障害との関連がある)
 日齢60(修正38週1日)，複雑性，多様性に欠け，流暢さも少ないためmildly abnormal GMsと判断した．
- Dubowitz新生児神経学的評価
 (7項目の評価からなり，児の神経学的特徴を明らかにする．適応：修正37～42週)
 日齢74(修正40週1日)，項目tone 2.5/10，tone patterns 3/5，reflexes 5/6，movements 1/3，abnormal signs 2/3，behavior 5/7，総合18.5点/34点
 体幹筋低緊張，視聴覚反応良好

3) 統合と解釈
極低出生体重児は初期に生理的屈曲姿勢低下，自己沈静能力低下，という未熟性の特徴をもつ．そのため感覚運動経験が乏しく，発達遅延が予測される．よって介入初期は，落ち着いて過ごせること，感覚運動経験の促通を目的に介入した．また本事例は，脳室内出血をエコーで確認しており，神経学的症状に注意して評価介入していく必要があると考えられた．

4) 目標設定と介入計画
- STG(修正36～40週)：感覚運動経験に伴う安定化サインの増加，生理的屈曲姿勢の保持
 →感覚運動経験，発達の促通(視聴覚遊び，前庭刺激)，関節可動域練習(赤ちゃん体操)，家族指導

（抱っこ指導，児の反応の共有），ポジショニング（生理的屈曲姿勢の保持），発達評価
- LTG（修正40週〜退院）：体幹筋低緊張改善
  → STGの介入プログラムに加え，発達の促進（腹臥位，抱っこ座位），家族指導（水頭症症状の共有），ポジショニング（多様な動きの増加）

IV. 介入経過

1) 初期（修正36週〜）

　四肢は伸展位で，また自己の動きでストレスサインである振戦・驚愕を生じやすく，啼泣して落ち着くことができない．そのため適切な感覚運動経験が乏しかった．屈曲位を意識した抱っこでは，安定化サインが多くみられた．よって介入は外界からの刺激量を調整しながら，抱っこのなかで感覚運動経験の支援（手-手口足のタッチ），発達の促進（視聴覚遊び，前庭刺激），赤ちゃん体操を行った．また育児へ協力的であった両親への指導は，PTが行っている支援を実際に一緒に行い，安定化サインやストレスサインを確認した（表1）．児の特徴や変化に気づけるように関わることで，児への愛着形成を促した．初期のポジショニングは胎内環境を再現することを目的に，屈曲姿勢とし，落ち着かせるポジショニング（図1-a）とした．

2) 後期（修正40週〜）

　四肢が軽度屈曲位を保持し，啼泣せずに過ごせる時間が増加．感覚運動経験が増えることで，手と手，口が合ったときの過剰な動きは少なく，微笑むなど安定化サインが多くみられ，両親もその反応を認識できた．しかし体幹筋低緊張，四肢近位部の運動の低下は残存した．よって中枢部の筋緊張を高める目的で発達の促進介入（体幹の回旋，PTの胸の上で腹臥位，抱っこ座位）を行った．両親は水頭症のリスクに対し不安があり，水頭症に伴う落ち着きのなさや徐脈，落葉現象などを両親と医療者間で観察共有できるようにした．児は生理的屈曲位を保持できるようになり，安定期のポジショニング（図1-b）へ移行したが，水頭症症状があるときは初期のポジショニングを併用した．理学療法プログラムも同様に児の状態に応じて変更した．

V. 理学療法再評価

　感覚運動経験が増えることで，手-手口足，追視や聴覚刺激での安定化サインが増加した．姿勢は，生理的屈曲位を保持し，啼泣しても自己沈静可能となる場面も多くみられた．体幹筋低緊張は軽減したが，腹臥位で頭部を挙上することができず月齢相当からは遅延していた．VPシャント術後，水頭症症状は消失し，両親の不安も軽減した．児の退院時の問題点は体幹

表1 安定化サインとストレスサイン

安定化サイン	良い筋緊張，スムーズな動き，頬が緩む，規則的な呼吸，安定した皮膚の色
ストレスサイン	過剰な動き，振戦・驚愕，ぴくつき，顔をしかめる，無呼吸，多呼吸，チアノーゼ様の皮膚の色

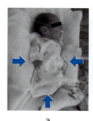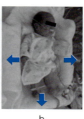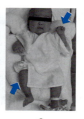

a　　　　　　　b　　　　　　　c

図1 ポジショニングの経過
a：四肢が屈曲位になるようしっかり包む（初期）．
b：四肢が自由に動かせるように囲い込みを緩める（後期）．
c：上下肢の自由度を保ったまま，頭部・上肢帯・骨盤を固定する（退院時）．

低緊張であり，中枢部の筋緊張を高めることを目的とした抱っこ座位，ボトムキッキング，ポジショニング（図1-c）を家族へ指導した．退院時日齢125（修正47週3日），体重3,386 g．

VI. 考察

　介入初期は自己沈静困難，生理的屈曲位の低下により感覚運動経験が乏しかった．そこで抱っこの中で落ち着かせた状態での介入，屈曲位でのポジショニングを継続したことで，落ち着いて過ごせる時間の増加，生理的屈曲位を自己にて保持可能となった．それにより児自身の動きに伴うストレスサインは軽減し，感覚運動に伴う安定化サインも増加した．初期の未熟性に伴う問題は改善したが，脳室内出血・水頭症に伴う体幹筋低緊張が後期では問題となり，中枢部の筋緊張を高めたことで改善傾向であった．しかし退院時も発達遅延が残存していたこと，脳室内出血後であること，発達評価の結果を考慮し，継続した家族指導・介入が必要であると判断し，外来でも継続とした．また今回家族への指導は，初期は理学療法プログラムと児の反応の共有，後期では水頭症症状の共有，退院時は自宅でのプログラムを伝えるなど家族を中心とした介入を行った．それにより児への愛着形成，両親の不安を軽減させ，今後の児との良好な関係を築くことへ寄与したと考えられる．

　退院後の経過：定期的に児の運動発達に応じた発達外来リハビリテーションを当院にて継続した．修正月齢で定頸4か月，座位7か月，四つ這い9か月，独歩12か月．新版K式発達検査：1歳6か月　姿勢-運動94，認知-適応82，言語-社会94，全領域85．

小児疾患

アテトーゼ型脳性麻痺児に対し就学にむけた環境調整を行い，活動範囲が拡大した事例

黒川洋明

Ⅰ．はじめに

就学はこどもやその家族にとってライフステージの大きな変化であり，新たな社会参加となる．そのため就学前は就学後の生活を踏まえてこどもの自立する力を伸ばすことが重要である．

今回，児童発達支援センターの通園を利用するアテトーゼ型脳性麻痺児を担当し，就学にむけて環境調整を行い活動範囲が拡大した一例を提示する．

Ⅱ．基本情報・生活歴

- 6歳1か月 男児，身長117 cm，体重19 kg
- 診断名：脳性麻痺（純粋アテトーゼ型脳性麻痺）
- 成育歴：38週1日，2,722 gで出生，経過問題なく，生後7日で退院．身体は全身的に柔らかく，運動発達が進まず，11か月時に未定頸のため療育センター受診，理学療法開始となる．
  理学療法開始時（1歳0か月）は，定頸不安定，寝返り可能だが腹臥位姿勢を嫌がる．有意味語はないが発声あり．1歳10か月時の新版K式発達検査で姿勢運動6か月，認知適応1歳，言語社会1歳5か月．担当変更に伴い4歳5か月から担当となる．
- 現在の生活レベル：基本的なADLは要介助，移動は寝返りまたは背這い，基本的な日常会話可能．
- 家族Hope：身体のふらつきが少なく，特に頭が安定して保てるようになってほしい．
- Need：両手支持座位の安定，就学にむけて移動方法獲得

Ⅲ．理学療法評価

1）全体像

寝返り，背這いで移動可能．1人で起き上がり，両手で床を支えて座れるが保持は難しい．通園先・自宅では座位保持装置に座って過ごすことが多い．性格は人懐っこいが初めての場所や人に不安を感じやすい．

2）臨床評価

- GMFCS：Ⅳ；床からの起き上がりは可能だが，座位保持は難しい．
- MACS（手指操作能力分類システム）：Ⅲ；母指と示指でつまんで型はめは可能だが，体幹の安定性確保，テーブルにすべり止めなどの準備が必要となる．動揺性筋緊張の影響で動作効率悪いが課題達成可能（MACSは，脳性麻痺児がADLにおいて物を操作する手指能力を体系的にした分類）．
- CFCS（コミュニケーション能力分類システム）：Ⅱ；動揺性筋緊張により，不明瞭になりやすいが，家族・家族以外との日常会話可能（CFCSは，脳性麻痺児・者が毎日使っている普段のコミュニケーション能力を5つのレベルに分類したもの）．
- PEDI：セルフケア49.6，移動29.0，社会機能56.6
- 関節可動域検査：可動域制限なし．
- 筋緊張検査：全身的に低緊張（スカーフ徴候＋），動揺性筋緊張が顕著（頭部・上肢＞下肢）．
- 筋力：抗重力活動可能だが，動揺性筋緊張の影響で持続的な筋活動は困難．
- 姿勢反射：保護伸展反応は前後左右＋，介助立位でのステップ反応＋だが，動揺性筋緊張により安定性に欠ける．

3）統合と解釈

- 全身的な低緊張に加えて動揺性筋緊張により，四肢で頭部や体幹を支える持続的な筋活動の経験が乏しく，姿勢・動作が不安定となりやすい．
- PEDIスコアより，移動と社会機能に差があり，特に移動手段の制限が大きく，活動範囲・内容の制限により，今後の情動，認知，社会性の発達に影響すると考えられる．

4）目標設定と介入計画（図1）

- 上下肢の持続的な筋活動の経験
  →背臥位で自動介助運動，筋力強化運動，両手支持座位練習，つかまり立ち練習
- 就学にむけて移動方法の獲得
  →電動車椅子の操作を通して操作に必要な体幹保持，上肢動作の練習
- 環境調整
  →通園で歩行器を導入し，活動に参加しやすい環境を提供

Ⅳ．介入経過

1）理学療法開始時〜6か月

週1回1時間の頻度で開始する．動揺性筋緊張に変化はみられないが，背臥位での自動介助運動，筋力強化運動（両手で棒を握り，体幹中枢方向に抵抗を加えながら上下運動，足部介助での股関節外転運動，一側下肢固定したうえで対側の下肢股関節屈曲位から抵抗に抗した伸展運動）により回数を重ねるごとに動作効率が向上した．

電動車椅子の操作練習を開始するが，操作レバーを把持し続けることが難しい．通園での歩行器導入にむ

図1 本事例の抱える課題に対する方針

けて，複数の歩行器を試し，本人の機能や使用環境に合わせて選定する．

2）6〜12か月

全身に筋力強化運動の効果がみられる．動揺性筋緊張により体幹が揺れやすいが，手すりに両手でつかまり，上部体幹をもたれた立位を数分間保持可能となる．電動車椅子の操作では前後左右の移動が可能となる．

通園での歩行器（ムスタング®）使用開始．歩行して自力移動可能となり，屋外活動では他のこどもたちと同じ目線で参加できるようになる．また，屋内では歩行器での立位で机上活動に参加することで周りのこどもたちと交流する機会も増えた．

3）12〜18か月（就学1年前）

練習を続けてきた電動車椅子は坂道，屋外走行が可能となり，危険を予測する場面もみられ，実用性が高いと判断する．行政に申請，交渉のうえ作製可能となる．

身体の成長に伴い四肢が長くなり，動揺性筋緊張による頭部・四肢の揺れは大きくなる．しかし，通園で歩行器を使用した立位・歩行場面が増えたことにより，全身の筋力向上が認められ，つかまり立ちの安定性が向上し，保持時間もさらに長くなる．

さらに，自分自身で立位姿勢をコントロールする目的で，立方体フレームの上部4方向からゴムで引っ張り，重力を軽減した環境下（図2）で上下肢の持続的な筋活動を促す立位練習を追加する．

V．理学療法再評価

1）6か月時点

床からの起き上がりにおいて腹臥位から両手で床を押して割り座となる方法に加えて，背臥位から on elbow後，長座位となる方法も可能となる．全身の筋力，持続的な筋活動の向上がみられる．

電動車椅子の操作能力を評価するPMP（powered mobility program：165点中75点以上で安全に操作可能と判断）では63点となり，坂道や屋外走行が苦手であった[1]．

2）12か月時点

歩行器導入により移動範囲が拡大し，PEDI移動スコアが29.0から42.4に向上した．また，自分の要求をより積極的に伝えられるようになり，何事にも挑戦しようとする様子もみられるようになる．

動揺性筋緊張により不安定な場面はあるが，床での両手支持座位が可能になり，GMFCSレベルがⅣからⅢとなる．

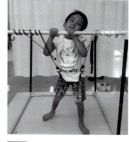

図2 上下肢の持続的な筋活動を促す立位練習

3）18か月時点

就学にむけて電動車椅子の練習を強化したことでPMPは117点となり，苦手だった坂道や屋外走行も口頭指示と最小限の介助で可能となる．

VI．考察

本事例の特徴として動揺性筋緊張が挙げられ，姿勢制御に大きく影響していた．その結果，活動範囲・内容に制限が大きく，日常生活において本来経験できる多くの機会を逃しやすく，集団活動参加の制限にもなっていた．動揺性筋緊張の改善は難しく，今後の生活と年齢に応じてリハビリテーションを展開する必要がある．

歩行器を導入し，通園場面での主体的な生活活動を支援することで活動範囲が拡大した．また，「動きたい」という能動的な気持ちが運動学習の動機づけとなり，活動的な探索活動，感覚フィードバックにつながり，姿勢動作の多様性と安定性向上に影響したと考える．就学後の移動手段として電動車椅子の練習を早期から開始したことにより，操作レバーを扱う際に自分の身体の特徴を意識する機会となった．電動車椅子を操作することで身体図式の強化，目と手の協調動作向上，上肢動作の運動効率が向上した結果，実用的な操作能力を獲得し使用可能になったと考える．

身体運動は認知，情動，社会性を育むうえで重要であり，特に能動的な移動経験はこどもの発達において非常に重要な役割を担っている[2]．今回の環境調整を通して就学を控えた本事例の自立する力を育み，社会参加へのきっかけになったと考える．

[文献]

1) Furumasu J, et al：The development of a powered wheelchair mobility program for young children. Technol Disabil 5：41-48, 1996

2) 船橋篤彦：身体運動の発達と情動．遠藤利彦，他（編）：よくわかる情動発達．pp52-53, ミネルヴァ書房, 2014

小児疾患

脊柱変形の進行予防を中心に包括的アプローチを展開したデュシェンヌ型筋ジストロフィーの事例

春山幸志郎

Ⅰ．はじめに

デュシェンヌ型筋ジストロフィー（Duchenne muscular dystrophy；DMD）は，進行性の経過をたどる性染色体劣性遺伝の筋疾患である．多くが在宅へ移行している今日の患者の療養環境において理学療法が担う役割は大きい．今回は，外来フォローで理学療法を継続している特別支援学校在学中の一例を提示する．

Ⅱ．基本情報・生活歴

- 17歳男子，高校2年生，左手利き
- 身長150.0 cm，体重41.5 kg，BMI 18.4
- 家族構成：母，弟（11歳，DMD，歩行不可）
- 社会背景：生活保護，特別支援学校在学中
- 診断名：DMD（Exon 3～18欠失）
- 現病歴（発育歴）：3歳時に高CK血症をきたし，DMDと診断．7歳でプレドニン®開始．8歳で歩行不能，脊柱側弯の出現．15歳で心機能低下を指摘されレニベース®開始．夜間のみ非侵襲的陽圧換気療法開始．現在1回/月で神経内科，循環器科を受診後，外来理学療法を実施．リハビリテーション（以下リハ）歴なし（本人・母親が否定的）．
- 内服薬：プレドニン®，レニベース®，アーチスト®
- 日中活動：勉強，パソコン，TV
- 移動：オーダーメイド簡易型電動車椅子
- 検査値：CK 1,655 IU/L，PaO$_2$ 101.0 mmHg，PaCO$_2$ 46.1 mmHg，HR 100 bpm，LVEF 51%，BNP 5.7 pg/mL

Ⅲ．理学療法評価

1) 全体像
- 自発的な会話は少ないが，問いかけには丁寧で簡潔な返答あり．知的レベルは年相応だが軽度の情緒障害が疑われる．リハへの期待は特にないとのこと．
- 主訴は，起床時に腰が痛い，肩と後頭部が凝る．

2) 情報収集
- 機能障害度分類（新分類）：stage 7（6～7の移行期）
- 上肢運動機能障害度分類：stage 9
- 関節可動域：頸部屈曲制限，上下肢軽度屈曲拘縮（上肢は右，下肢は左で強い）．脊柱変形は胸腰椎の左凸側弯と左回旋が主体でCobb角は70°（図1-a, b）．
- 筋力：MMTで体幹・肢帯筋・膝伸展・足背屈1～2，肘・手・股関節2～3，手指・膝屈曲・足底屈3～4（全体的に右＞左）．
- 筋緊張：全身性に低下しているが，頸部後面筋群・肩甲帯周囲筋は過緊張．
- 疼痛：起床時の腰痛，頸部後面筋痛，肩甲挙筋・大小菱形筋痛がすべて右＜左であり．
- 姿勢・動作：背臥位で下肢開排位，側臥位保持可能．自己体動および寝返り不可．就寝時は3時間ごとに左右側臥位変換（母親介助）．座位では，胡坐位が数時間保持可能．体幹の抗重力伸展が伴わず腰椎後弯は増強し，左殿部荷重優位．胡坐位や車椅子座位での骨盤回旋のみ自己にてわずかに可能，後方へのしり這いが遅いが数cm可能．立位・歩行は不可．
- 呼吸機能評価（表1）：腹式呼吸パターン，発声持続時間8.2秒，SpO$_2$ 98%，EtCO$_2$（呼気終末炭酸ガス濃度）36 mmHg

3) 統合と解釈

本事例の問題点を統合すると，体幹を中心とした姿勢アライメント不良と呼吸機能低下の2点が考えられた．体幹は低緊張で抗重力伸展が生じず，代償性側弯から構築性側弯に進展しつつあり，左腰部痛が生じていた．しかし，持続伸張により側弯に関連する疼痛や座位保持が短期的（2～3週間）だが改善することから側弯進行予防として有用である可能性が考えられた．また，呼吸機能低下に伴い排痰困難も懸念され，肺炎などのリスクが高まっていた．初期評価から体幹伸張後では主に予備吸気量が確保されることが推測され，呼吸機能および咳嗽力の維持のためにも脊柱変形の進行予防が必要と考えられた．加えて，理学療法の必要性自体の理解不足があり，自宅におけるホームプログラムの導入が困難となっていた．

4) 目標設定と介入計画
- 変形および疼痛の予防（～1年）
  →脊柱側弯に対する持続伸張，頭頸部・上下肢の関

表1 呼吸機能評価と体幹持続伸張による変化（背臥位）

		VC (mL)	MIC (mL)	CPF (L/min)	MIC→CPF (L/min)	MIC→CPF ＋咳介助 (L/min)
初期	通常時	680	1,350	165	230	250
初期	持続伸張後	730	1,380	160	245	270
最終	通常時	700	1,520	170	230	275
最終	持続伸張後	760	1,760	155	270	300

VC：肺活量，MIC：最大強制吸気量，CPF：最大呼気流速

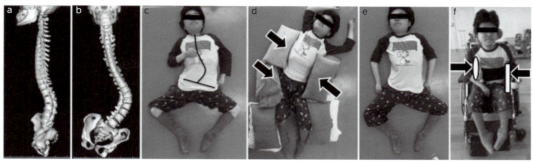

図1 脊柱変形とその対応
a：矢状面 3DCT，b：前額面 3DCT，c：普通の背臥位姿勢，d：砂嚢を用いた持続伸張，e：持続伸張後，f：車椅子姿勢

節可動域運動・ストレッチ，車椅子作成・調整
- 呼吸機能の維持（～1年）
  → 排痰法（体位排痰，用手圧迫，機械的排痰補助装置含む），救急蘇生バッグを用いた MIC 保持，自己および介助での咳嗽練習，舌咽頭呼吸練習
- 患者・家族へのホームプログラム指導および多職種の関わりによる療養環境の整備（～6か月）
  → 上記の対応を自宅や学校でも行えるよう教員や訪問看護スタッフを含めた多職種協働の働きかけ

Ⅳ．介入経過

介入当初は，リハに対する不信感が強く，患者・家族説明を重点的に行い信頼関係の構築に努めた．また，実際に本人の主訴である疼痛部位に基づいて，ストレッチを中心とした疼痛の軽減を図った．その結果，疼痛の明らかな低下の訴えがあり，その後の介入から初めて細かな訴えや要望が本人および母親から得られるようになったため，予定していた介入を開始した．

まず，車椅子上の不良姿勢を本人が自覚していなかったため，良肢位のフィードバックや患者教育を交え，背臥位における側弯変形の改善を試みた（図1-c, d, e）．側弯に対する持続伸張は，回旋偏倚の正中化をクッションで誘導し，砂嚢を用いて徐々に張力をかけながら30分程度実施した．初回介入後に自覚的に著明な体幹伸張感と姿勢変化を認め，2回目以降には側弯の軽減と疼痛の軽減を認めた．自宅では側臥位での側弯ストレッチを指導し継続してもらった．また，変形進行予防と機能的肢位の両立のために新規車椅子の作成を始めた．学校での長時間の車椅子乗車環境を考慮し，教員に対して車椅子移乗方法，姿勢調整法を指導した．半年後には側弯の持続伸張効果が1か月程度維持されるようになり，容易に抗重力位が保たれ，車椅子乗車時間が延長できた．

呼吸機能維持のために，ストレッチ，救急蘇生バッグを用いた MIC 保持，排痰法を行い，在宅でも実施するように母親に指導した．訪問 Ns にも技術伝達を行い，情報共有を継続した．呼吸機能は毎回評価した．

Ⅴ．理学療法再評価（1年後）

新規車椅子も完成し，脊柱側弯変形に対応した右ラテラルサポートおよび着脱式左支持板を設定した（図1-f）．車椅子調整も母親，教員ともに継続できており座位姿勢も体幹正中位で保てている．Cobb角は70°と著変ないが回旋変形は進行している．疼痛の訴えは減少し，外来時に訴えがあった場合に対応するのみで問題なく経過している．在宅での呼吸理学療法も継続できており，呼吸機能も維持・向上が図れている（表1）．冬期には排痰困難による肺炎を生じることもあったが，訪問看護による早期の排痰手技・吸引対応で重症化には至らずに経過できている．

Ⅵ．考察

本事例は脊柱変形の進行リスクが高く，呼吸機能への影響も考えられたため，側弯の進行予防に焦点を当てて介入を行った．結果として，側弯変形の進行が抑えられており，呼吸機能は維持されている．ただし，今後は心不全の進行に伴う胸郭変形への配慮も必要となってくる．また本事例は介入当初より，患者・母親ともに不信感が強く，理学療法についても消極的な言動が見受けられた．そのため，丁寧な対応や患者家族教育と事例自身に変化を感じてもらうことに重点を置いたことで，信頼関係の構築が図れたと考えられる．そのため，在宅でのホームプログラム導入もスムーズに進めることができた．その後は同病の弟の存在もあり，母親の介護負担を不安視したため，訪問スタッフや教員への情報提供・共有を介してチームアプローチ体制を整えることに努めた．結果として，本人家族の医学的サポート体制が構築されており，機能維持も図れていることから，多職種による包括的アプローチの有用性が強調された．

脊椎転移に対するリスク管理が重要であった対麻痺を呈したがん患者の理学療法

大熊克信

I. はじめに

転移性脊椎腫瘍による完全対麻痺を呈した悪性リンパ腫患者を担当した．骨転移しているがん患者の理学療法では，骨転移が心身機能や活動に，どのような影響を及ぼすかを評価したうえで，理学療法プログラムを立案する必要がある．特に脊椎転移例では，骨折だけではなく，麻痺を呈する可能性があり，より慎重な対応が必要である．そこで，脊椎転移のリスク管理を行い，装具療法や運動療法，在宅支援を展開した一例について報告する．

II. 基本情報・生活歴

- 70歳代，女性
- 身長145 cm，体重45 kg，BMI 21.4
- 診断名：①多発転移性脊椎腫瘍（C2-4，Th2，4，11，L3，4，S1），②悪性リンパ腫（濾胞性リンパ腫），③第3頸椎圧迫骨折
- 障害名：対麻痺（第4胸髄以下完全）
- 既往歴：なし
- 生活歴：完全自立．次女夫婦・孫と4人暮らし．週5回は外出するなど活動的である．
- 現病歴：後頸部痛，肩のつっぱり感でA病院を受診．①と診断．原発不明で精査開始．1週後，下肢感覚障害を自覚してA病院へ入院，翌日に完全麻痺となる．放射線療法の目的でB病院へ転院，3クール実施するが著変なく，原因検索目的でA病院へ再入院．再入院後理学療法開始，再入院から4週後に②と診断．翌週，②への化学療法導入と，①へのリハビリテーション（以下リハ）の目的で当センターへ転院．入院時のECOGのPS（Performance Status）は4．
- Hope：頑張って早くよくなりたい．
- 治療方針：標準的化学療法は不適応．リツキシマブ単独療法（週1回，4回の投与）．自宅復帰を目標に理学療法と作業療法開始．

III. 理学療法評価

1) 全体像

- 不安が強く，家族へ配慮する発言が多く，時折，涙ぐむ．懸命に明るくしている様子．リハの意欲は高い．骨転移のリスクや下肢麻痺の予後については理解していない．

2) 各種所見

- 濾胞性リンパ腫について：Grade 1．stage IV A（Ann Arbor 分類）．IPI（International Prognostic Index：国際予後因子）は4点でhigh risk．
- 骨転移再検査（図1）：Spinal Instability Neoplastic Score（SINS）13点；不安定性あり．第3頸椎圧迫骨折は，ポリネックカラーでは四肢麻痺，呼吸筋麻痺のリスク高い状態と診断．理学療法開始にあたりフィラデルフィア型カラーを作成する方針となる．

3) 情報収集

- 運動・感覚麻痺：Frankel；A．ASIA；運動50点，感覚38点（触覚・痛覚とも19点）．機能障害スケールA（第4胸髄レベル以下の完全麻痺）．
- 疼痛：なし
- 筋緊張検査：両下肢筋群；中等度亢進
- 腱反射検査（両側）：膝蓋腱反射，アキレス腱反射；亢進
- 足・膝クローヌス：両側陽性
- 関節可動域テスト（両側）：SLR 30°，足関節背屈 0°
- MMT：両上肢4，体幹屈曲2
- 握力：右17 kg，左16 kg
- 基本動作：寝返り；修正自立，起き上がり；中等度介助，座位保持（長座位，端座位）；両上肢支持ありで軽介助．
- 動作分析：プッシュアップ；不十分，後方重心で転倒リスクが高い．
- ADL：BI 10点（食事のみ自立）．排尿ドレーン留置．
- 心理面：本人へ生命予後，治療方針，身体機能の予後，介護保険サービスやリハについて十分説明がなく，非常に強い不安を訴えていた．
- その他：第3頸椎への転移による影響について，家族のみへ説明がなされた．

4) 統合と解釈

本事例は予後予測のための評価を含め，積極的に理学療法を展開する必要があったため，骨転移の再検査を依頼した．次に，転移性脊椎腫瘍による完全対麻痺患者の基本動作とADLの予後予測の報告を検索したが見つからなかった．一般的に，外傷による上位胸髄レベルの完全対麻痺の場合，基本動作は自立，移乗動作も自立する．一方で転移性脊椎腫瘍例の場合は，原疾患の予後，治療内容，化学療法による有害事象，疼痛，心理的な要因で個人差が大きく，目標設定に難渋する場合が多い．本事例は，以下の5点から積極的に理学療法を行い，可能な範囲で自立を目指すこととした．①濾胞性リンパ腫は，悪性リンパ腫の中でも比較的緩徐な進行を示す（再発リスクは高い），②標準的化

学療法ではなく比較的，有害事象が少ないことが予想される，③開始時に疼痛がない，④リハへの意欲が高い，⑤フィラデルフィア型カラーを選択した．心理面の対応は，不安な事項を，各職種が協働して説明を行うこととした．

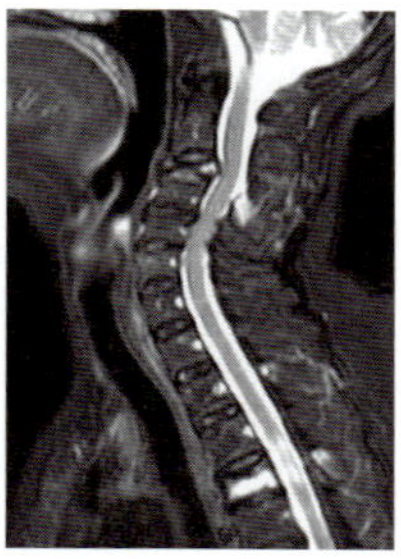

図1　頸椎・上位胸椎のMRI像

5) 目標設定と理学療法プログラム

- 起き上がり動作の自立 (1週) → 起き上がり動作練習 (電動ベッド利用とした)
- 両上肢支持での長座位保持自立 (2週) → ハムストリングスのストレッチ (SLR 45°以上を確保)
- プッシュアップ動作での後方転倒リスクの軽減 (2週) → プッシュアップ練習，上肢筋力トレーニング
- 車椅子移乗動作の軽介助レベルの獲得 (4週) → 上肢筋力トレーニング，静的・動的座位バランス練習，スライディングボードを使用した移乗動作練習
- 更衣動作の自立 (4週) → 静的・動的座位バランス練習，ADL練習 (OTと協働)
- 退院調整：自宅訪問 (2週)，サービス担当者会議 (3週)，自宅退院 (4〜5週)
- 多職種の説明内容：主治医；疾患や障害の予後，治療．医療福祉相談員；介護保険サービスの制度，退院調整Ns；緩和ケア，往診医や訪問看護の実際の内容，理学療法；具体的な生活スタイルの予測と必要なプログラム．

IV. 介入経過

　起き上がり動作，長座位保持やプッシュアップ動作は予測どおり達成した．移乗動作は安定性が向上し，家族への介助指導をOTと協働して実施した．4週目には家族による介助が可能となった．心理的な変化は，各職種が具体的な説明を早急に実施した後，自宅訪問を行った2週目後半で涙ぐむことや悲観的な発言は減少していった．一方で，3週目より下肢の筋緊張が亢進し，不随意運動が出現した．退院調整は，自宅訪問とサービス担当者会議を同時に実施した．介護保険サービスは，訪問看護 (週1回)，拘縮予防や悪化が予想される基本動作・ADL障害に随時，介助指導を行う目的で訪問リハ (週1回，PTとOT交互)，通所介護 (週3回，入浴兼ねる) とした．訪問リハスタッフは骨転移例の経験がなく，入院中に見学を行った．また主治医と本人・家族の許可のもと，画像情報を提供した．5週目には自宅退院できる環境が整ったが，昇降機設置に時間を要し，8週まで入院期間を延長して退院した．

V. 理学療法最終評価

　運動・感覚障害はASIAで初回と変化ない．疼痛はない．下肢伸展挙上角度は60°まで改善も，筋緊張・腱反射が著明に亢進した．長座位時に足・膝クローヌスが強く出現して徒手的に本人が制御することが増えていた．筋力は両上肢がMMT 5と改善，握力は右18 kg，左21 kgであった．基本動作は寝返りが修正自立，起き上がりは労力や後方転倒のリスクを考慮して電動ベッドを利用して自立，座位保持は両手支持下で長座位は自立，端座位は見守りとなった．プッシュアップ動作は後方重心がなくなり，除圧が可能となった．ADLは，更衣が上半身で自立，下半身で軽介助と痙性麻痺の増強による影響が残った．BIは25点となった．上肢麻痺・しびれの出現はなかった．

VI. 考察

　本事例は多発転移性脊椎腫瘍で，特に第3頸椎と第4胸椎の転移部位への対応が重要であった．第3頸髄レベルは呼吸筋を支配し，万が一，動作時に転倒・転落した際には重篤な結果を招く．第4胸髄レベル以下は体幹の大部分と両下肢を支配し，完全対麻痺の場合は上肢支持なしでの端座位保持が困難となる．

　理学療法では骨転移の再評価と装具療法の再検討を依頼した．理学療法処方時には第3頸椎転移部による影響はなかったが，画像を確認したところ，プッシュアップ動作や移乗動作練習で注意深く対応していても，万が一の場合は，圧潰が進み，脊髄浸潤するレベルと考えられた．骨転移の医学的評価は安静時であるため，動作時には理学療法が主体となって評価・検討する必要がある．しかし動作時に骨転移部位が骨折，脊髄浸潤が生じるのか否かを正確に予測することは現時点では困難であり，担当医，整形外科医，放射線科医などと協働して方針を検討した．本人・家族への適切な説明は当然必要であり，そのうえで理学療法が展開されるべきである．一方で，骨転移があるだけで安静を強いることのないよう，特に在宅や通所施設においては，能動的に医学的情報を共有するのがよい．骨転移に対する理解は，医療・介護の両面において不十分であり，PTは医学的管理のできる動作の専門家としてがん患者へのQOL向上に寄与できると再認識した．

　本事例は退院から1年間，再入院することなく生活し，ご家族が看取られたと訪問リハスタッフより報告があった．

術後の運動耐容能の改善に伴い退院後生活に対する自己効力感が向上した肺がん事例

武井圭一

I. はじめに

周術期リハビリテーションでは，術前指導，術後の早期離床により術後合併症を予防し，離床後は運動耐容能の改善を図ることで早期退院へつなげることが重要である．今回，術後合併症を起こさずに経過したが，退院後生活に対する自己効力感が低く，入院前生活への復帰の支援に着目した高齢肺がん事例を報告する．

II. 基本情報・生活歴

- 年齢：70歳代後半，女性
- 身長143 cm，体重46 kg，BMI 22.4
- 診断名：肺がん（TNM分類：T1a N0 M0）
- 術式：胸腔鏡下腫瘍摘出術
- 現病歴：8か月前に健康診断で胸部X線検査にて右肺上葉に結節を認めた．今回，手術目的に入院となり，術前に排痰法・呼吸練習を指導した．入院2日目に右上葉切除術を施行．術後2日目から理学療法を開始．
- 病前生活：ADL，IADLともに自立．ウォーキング（夫と一緒に毎日40分間）の運動習慣あり．年に1回は家族で国内旅行に行っている．喫煙歴なし．
- 主訴：「早く退院したいけど，無理して動きたくない」
- 術前呼吸機能：%VC：115%，FEV_1：1.70 L，$FEV_{1.0}$%：78%

III. 理学療法評価（術後3日目）

1) 全体像

術前に指導を受けたインセンティブスパイロメトリーを自主トレーニングで積極的に取り組んでいるが，退院後生活については「もう，あまり出掛けないほうがいいね」との発言を認めた．

2) バイタルサイン（安静時）

体温：36.5℃，血圧：130/76 mmHg
脈拍：82回/分，呼吸数：16回/分
SpO_2：95%（room air）
自己排痰可能

3) 疼痛

安静時なし．
寝返り，咳嗽時に術創部にNRS 3の疼痛あり．

4) 筋力

膝伸展筋力：右18.4 kg，左19.0 kg（体重比：右40%，左41%）

5) 歩行能力

補助具なしにて自立．
10 m最大歩行速度：1.3 m/秒
6分間歩行テスト：310 m（開始後4分でSpO_2＜90%となり終了．明らかな呼吸困難感は認めず，終了後すぐに95%まで上昇）

6) ADL

BI：85点（減点項目：入浴，階段昇降）

7) 退院後生活に対する自己効力感（全く行わない：0点—絶対に行う：100点として，独自に評価）

退院後にウォーキングを行う自信（ウォーキング）：20点，退院後に旅行に行く自信（旅行）：0点

8) 統合と解釈

周術期リハビリテーションにおいて術前指導，術後早期の離床による合併症の予防は重要である．本事例は，呼吸器合併症の発生頻度が高い術後3日までに合併症を生じずに歩行を開始できていることから，術後早期の経過は順調であると考えられた．呼吸器合併症発生の関連因子として，65歳以上の年齢・喫煙歴・肥満・慢性閉塞性肺疾患の既往・FEV_1＜1.0 Lなどがある．本事例は，年齢以外の関連因子を認めなかったこと，術前から継続して呼吸練習に取り組んでいたことが合併症の予防に影響していると考えられた．

術後合併症を予防し，早期離床が達成された後は，身体活動量を増加して早期退院につなげることが重要である．本事例は，入院前生活において活動性が高く，また術後の早期離床が図れたことで廃用性筋力低下の影響は少ないと考えられ，術後早期から自立歩行が可能であった．しかし，安静時には十分な酸素を供給できているが，6分間歩行テストではSpO_2が90%を下回る低下を認め，運動耐容能が低下していた．このことは，肺葉切除による肺活量の低下に加えて，手術による侵襲，疼痛による呼吸機能低下の影響が考えられた．肺葉切除術後の呼吸機能低下は，術後7日目まで顕著に低下するといわれているが，その後は日常生活へ復帰できる状態まで徐々に回復することが予測される．したがって，運動時に酸素供給が不足する現状では，呼吸数や呼吸困難感，および酸素飽和度を観察しながら過負荷にならない範囲で最大限の運動量を付加することで，廃用性筋力低下・筋持久力低下を予防し，かつ呼吸機能の回復に伴う運動耐容能の改善を促進することが重要であると考えた．

また，本事例は入院前に行っていたウォーキングや旅行を退院後に行う自信があまりなく，退院後に身体

活動量の低下が懸念された．そのため，運動耐容能の改善を図るとともに，運動療法の実践を通じて回復過程にある自己の運動耐容能を把握することで，自己効力感を向上し，退院後生活において入院前生活への復帰を支援することが重要であると考えた．

9）目標設定と介入計画

- 運動耐容能の改善：6分間歩行距離600 m（術後2週）
  ウォーキング，自転車エルゴメーター，呼吸理学療法（インセンティブスパイロメトリー，深呼吸）
- 退院後生活に対する自己効力感の向上：ウォーキング80点，旅行60点（術後2週）
  体力評価と結果のフィードバック

Ⅳ．介入経過

術後1週時点での6分間歩行テスト（図1）は，歩行距離が540 m，SpO$_2$は開始後2分で91％へ低下したが，その後は90％前半を維持した状態で6分間歩き続けることが可能であった．歩行直後のBorg Scaleは13であった．測定後に，前回測定時からの改善点（前回は途中でSpO$_2$が90％未満まで低下して中断したが，今回は中断することなく480 m歩くことができたこと）を説明した．退院後生活に対する自己効力感は，ウォーキングは50点，旅行は20点であった．「少し歩けるようになってきたけど，まだ旅行には行けないかな」との発言を認めた．

Ⅴ．理学療法再評価（術後2週，退院前評価）

疼痛は，動作時を含めて認めなかった．膝伸展筋力は，右18.9 kg，左19.4 kg（体重比：右41％，左42％）であった．6分間歩行テスト（図1）は，歩行距離が630 m，SpO$_2$は開始後3分まで低下傾向（下限値91％）であったが，休憩を挟むことなく，その後は上昇傾向となり，終了時点で96％であった．歩行直後のBorg Scaleは13であった．BIは，100点であった．退院後生活に対する自己効力感は，ウォーキングは80点，旅行は50点であった．「これくらい歩ければ夫と一緒に散歩ができそう」「家族で旅行に行こうと思う」との発言を認めた．

Ⅵ．考察

胸腔鏡下肺切除術は，開胸手術と比べて低侵襲で行

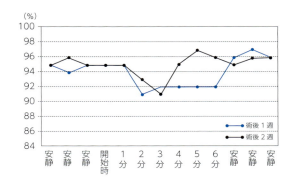

図1 6分間歩行テスト時のSpO$_2$の変化

われる．この外科手術の低侵襲化や術前から術直後における呼吸理学療法，早期離床，および栄養サポートの充実などにより術後合併症の発生率は低下傾向にあり，入院期間も短縮している．入院期間の短縮は，肺切除術後の回復途上の中で不安を抱えたまま自宅復帰することの誘因にもなり得る．特に，高齢者の主観的な健康感は身体活動量と関連するといわれており，退院後の生活において過剰に活動を制限してしまうことが懸念される．そのため，本事例に対する離床後の理学療法では，退院後生活に対する自己効力感の向上を図り，入院前生活の獲得を支援することが重要であると考えた．

6分間歩行テストの結果，歩行距離が延長していることから運動耐容能の改善を認めた．また，歩行中のSpO$_2$は90％以上を維持し，かつ退院前評価時には歩行中に上昇傾向を示したことから，呼吸機能の回復による影響が考えられた．退院後生活に対する自己効力感は，ウォーキングが20点から80点，旅行が0点から50点へ増加した．自己効力感が向上する要素として成功体験がある．術後のリハビリテーションで運動量を漸増できたことや，定期的な評価から客観的な情報をもとに呼吸機能と運動耐容能が改善傾向にあることを本人にフィードバックすることで成功体験となり，退院後生活の自己効力感が向上する可能性が示唆された．

高齢の肺がん術後患者に対する周術期リハビリテーションは，離床後において退院後生活に対する自己効力感を向上させ，入院前生活への復帰の支援としても重要であると考えられた．

がん

進行肝がんと転移性胸椎腫瘍に伴う対麻痺を呈し，精神心理面に配慮して目標設定と介入を行った事例

大隈　統

I．はじめに

　進行肝がんに加え，転移性胸椎腫瘍に伴う対麻痺を発症した高齢患者を担当した．残存する身体機能への積極的なアプローチは困難であったが，精神心理面に配慮した介入により能動的活動が増加し，自宅退院に至った．本事例の目標設定と介入内容について報告する．

II．基本情報

- 90歳，女性
- 身長 148 cm，体重 59 kg，BMI 26.9
- 診断名：肝細胞がん，転移性骨腫瘍による対麻痺
- 現病歴：4年前より肝細胞がんに対して化学療法を行っていたが，5か月前に病巣の拡大を認めたため，緩和ケアに方針を変更した．2か月前には第1～4胸椎と左上腕骨，右第5肋骨に骨転移が確認され，34日前に突然の両下肢麻痺と感覚障害が生じたため，他院へ緊急入院した．腫瘍増大による第3胸髄圧排を認めたが，年齢的に腫瘍縮小に十分な放射線照射が困難なため，疼痛コントロール目的で当院へ入院となった．なお入院時，当院医師が生命予後は3～6か月程度であることを本人および家族に説明した．
- 血液検査：白血球 7,400/μL，ヘモグロビン 13.5 g/dL，血小板 153,000/μL，アルブミン 3.1 g/dL，AST 76 U/L，ALT 48 U/L，CRP 8.11 mg/dL

III．理学療法評価（入院初日～2日目）

1）心身機能・身体構造

- バイタルサイン：意識清明，血圧 100/64 mmHg，脈拍 76/分で離床時も安定．良眠．食思不振で栄養ゼリーを摂取．易疲労性，呼吸困難なし．
- 疼痛・苦痛：内服により夜間痛・安静時痛・体動時痛ともにコントロール良好．
- 神経症状：上肢筋力は左右とも MMT で4レベル，第3胸髄レベル以下は0．感覚は同レベルで表在覚，深部覚とも脱失し，膀胱直腸障害を認めた．
- 精神心理面：病状理解は「急に足が動かなくなって，何が何だかわからないの」と訴えた．一番心配なことは「家族．ちゃんと食べているかしら」と発言し，自身の現状を「情けない」と答えた．

2）活動

- 基本動作：寝返りは全介助であり，ベッド上での背もたれ座位は40°で疼痛なく，30分保持可能．
- ADL：ECOG の Performance Status（PS）は4，FIM 運動項目は15点，認知項目は25点．終日ベッド上臥位で過ごし，食事は臥位のまま自力摂取可能だが食欲低下のため栄養ゼリーのみ摂取，排泄は留置カテーテルとおむつを使用．入浴は未実施．

3）参加

　入院前：主婦で IADL 自立．趣味は園芸．
　入院後：終日ベッド上で過ごし，身辺動作はほぼ全介助．ベッドの周囲に日用品が置いてあるが，自ら使用せず，テレビやラジオも利用しない．ナースコールを使用して自分の要望を伝えることもない．

4）個人因子

- 主訴：「足が動かない」，Hope は「特にない，わからない」．
- 性格：礼節は保たれ，理学療法への拒否もなし．「迷惑をかけて申し訳ない」との発言がよく聞かれる．
- 価値観：幼少期の話題は自発的に聞かれる．

5）環境因子

- 家族構成：夫，息子との3人暮らし．
- 社会資源：介護保険未申請．
- 住環境：持ち家，戸建て．福祉用具・家屋改修なし．
- 家族 Hope：苦しまないようにしてあげたい．

6）統合と解釈

　全体像：肝がんと転移性胸椎腫瘍に伴う完全対麻痺であり，生命予後も不良な高齢患者である．認知機能は保たれ，疼痛は内服管理されているが，対麻痺により自力体動が困難であり，すべての ADL に介助を要していた．また他者への遠慮があり要望の表出が少なく，さらに気分，思考，意欲の低下を認めた．

　今後の見通し：肝がんの進行に伴う肝機能の低下による易疲労性，低アルブミン血症，浮腫，意識障害の出現や，転移性骨腫瘍の増悪に伴う麻痺の進行や疼痛の出現，骨折リスクの増大，また悪液質による衰弱の進行などの可能性が考えられた．胸椎腫瘍の加療が困難であり，年齢や病的骨折のリスクも鑑みると，活動レベルの改善は今後も難しいと推測された．精神心理面は強いストレス状態であることが予想されたが，今後の変化についての予測は難しかった．

　方針：病状の変動を想定し，目標は短期で設定し随時見直した．また理学療法が本人の苦痛にならないよう，介入時は病状や体調を確認して当日の実施内容や負荷をその都度調節した．そのうえで，現状の身体機能面からは座位と上肢機能を活用した机上での軽作業の獲得が期待されたが，精神心理状態が獲得を阻害し

ていると考えられた．そこでまずは安心で快適な環境の提供と，本人が興味を持つ課題を目標とし，それらの快刺激を通して座位や上肢の練習につなげることとした．介入時の負荷は，成功体験による正の強化を促すため十分に達成可能なレベルに設定した．

7）目標設定と介入計画

活動目標（2週間）：
- 車椅子での散歩
- 背もたれ座位での軽作業獲得

要素目標：
- 疼痛のないリクライニング車椅子乗車30分
- 快刺激となる課題や環境の設定

介入内容：
1. 介入当日の目標と負荷の検討
2. リクライニング車椅子乗車（移乗は全介助）
3. 快刺激の模索
4. 臥位ポジショニングとベッド周辺の環境整備

Ⅳ．介入経過

<u>1週目</u>：リクライニング車椅子への移乗は背もたれを完全に倒した全介助で行い，乗車後に疼痛を確認しながら徐々に座位姿勢へ移行した．乗車中は日光浴をしながら四肢の関節可動域運動や幼少期の回想を行い，乗車時間の延長を図った．家族が協力的であったため，車椅子の駆動介助やマッサージを指導し，家族の参画の機会を設け，家族団欒の時間も設定した．

<u>2週目</u>：笑顔は増えたが，病状の理解は，「わからない，ぼーっとする」，Hopeは「特にない，家に帰っても仕方がない」と回答し，ベッド周囲の日用品を使った実用的動作の練習にも関心を示さなかった．幼少期に行った折り紙やちぎり絵を提案すると，笑顔で夫と一緒に作成した．実施後の疲労も見られなかったため，電動ベッドを操作して座位となり，折り紙を行うまでの一連の動作を練習メニューに追加した．

<u>3週目</u>：電動ベッドの操作が自立し，ベッド上座位にて1時間の軽作業が可能となった．身体機能的には座位での食事が可能なレベルとなったが，食欲低下のため実施していなかった．食欲について尋ねたところ，「ゼリーにしてもらったけど，飽きてきた．甘いのがねぇ」との返答があった．Nsと相談し常食に変更したところ，8割程度摂取し，「食べられるようになったのよ」と笑顔で話された．そこで食事姿勢を背もたれ座位に変更した．その後はナースコールを使用して要望を伝えるようになり，ベッド周囲の日用品の使用が増えた．

<u>5週目</u>：本人の変化を受け，主介護者である夫から「家に帰してあげたい」との相談を受けたため，訪問調査を行った．自宅生活ではベッド上の生活と受診のための外出を想定し，電動ベッド，リクライニング車椅子，外出用のスロープの貸与，民間送迎の利用，体調管理のための訪問看護の利用により，自宅退院が可能になると考え，家族もこの提案に賛成した．そこで本人に家族の意向と想定している自宅生活の様子を説明したところ，「帰れるなら帰りたい」との発言があったため，介護保険の申請，試験外出，家族への介助指導を行った．

Ⅴ．退院時理学療法評価（8週目：56～57日目）

バイタルサインは安定し，疼痛管理は内服にて良好であった．神経症状は開始時と変化なく，第3胸髄レベル以下の弛緩性対麻痺であった．寝返りは軽介助，座位は電動ベッド操作により自立し，連続2時間保持可能となった．ADLはFIM運動項目が20点，認知項目が29点，ベッド上座位での食事が可能となり，理解・社会的交流・問題解決で加点された．

なお，61日目に状態悪化により再入院したが，本人と家族は「帰れてよかった．また帰りたい」との感想が聞かれた．79日目に逝去された．

Ⅵ．考察

がん患者では精神症状の変化を伴うことが多いと報告されているが，理学療法上の目標や介入は明確ではない．緩和ケアでは身体的苦痛，精神的苦痛，社会的苦痛，スピリチュアルペインを合わせて全人的苦痛（total pain）といい，このすべてが緩和の対象となる．本事例の身体的苦痛は転移性骨腫瘍，精神的苦痛は対麻痺症状への恐怖や混乱，社会的苦痛は主婦という役割の喪失，スピリチュアルペインは今までの自分ではなくなってしまったことなどにより生じており，これら多方面の苦痛が日常生活を阻害していたと推察された．理学療法では快適な環境，なじみのある物品，家族との時間や経験の共有をポイントに，快刺激よる精神面の安定を図った結果，自発性が向上し能動的活動が増加した．これより活動には身体機能だけでなく意思や意欲が重要であり，緩和ケアにおける理学療法では身体機能と全人的苦痛との関係を理解して患者に関わる必要があると認識した．

また家族の参画は本人へ快刺激を与えることが当初の目的であった．しかし本人に寄り添い，ともに努力し，本人の変化を感じた経験は，家族自身が自宅退院への意欲を高め，在宅生活のイメージを構築することに役立ったと推察された．したがって理学療法場面への家族の参画は，家族へのケアとしても有効であり，残された時間を有意義に送るためにも重要であると考えられた．

移植前からの積極的理学療法により移植後も身体機能を維持できた造血幹細胞移植事例

森下慎一郎

Ⅰ. はじめに

造血幹細胞移植患者は移植前の時点で身体機能が低下している患者も多く見受けられる[1]．したがって，身体機能維持および向上のため，移植前からの理学療法介入が重要となる．今回，移植前の時点ですでに身体機能が低下していた患者に対し，理学療法を実施し体力が維持でき退院につながった事例について報告する．

Ⅱ. 基本情報・生活歴

- 45歳，男性
- 身長 167 cm，体重 50.6 kg（入院時），BMI 18.1
- 診断名：急性リンパ性白血病
- 現病歴：2年ほど前より左腋窩にしこりを感じる．半年前より左腋窩部のしこりが増大してきたため近医受診．急性リンパ性白血病と診断される．以後，前医にて5か月間入院し，化学療法を合計6コース施行する．しかし，がんの抵抗性強く，寛解しなかったため，造血幹細胞移植のため入院となる．ドナーは弟．
- 病前環境および生活：娘との2人暮らし．2階建てのアパート在住．ADLはすべて自立．
- Hope：早く良くなって娘と一緒に暮らしたい．
- 職業：建築関係（現在は無職）

Ⅲ. 理学療法評価（移植2週前）

1) 全体像

意識レベルは清明であり，コミュニケーションも可能．移植前の時点では移植に対する不安感もあり，言葉数は少ない．理学療法に対する理解度は良く，運動に対しても積極的に実施しようとする意思がある．

2) 基本動作：すべての動作は自立している．

3) ADL：FIM 120点（減点項目：階段6点）

4) 身体機能 図1

筋力は握力と膝伸展筋力を測定した．運動耐容能評価として，6分間歩行テストを実施した．バランス評価としてTUGT，FRTおよび重心動揺検査を行った．身体機能の評価結果は 表1 に示すとおりである．

5) 統合と解釈

本事例は前医にて化学療法を6コース施行されており，当院入院前に5か月の入院期間の既往があった．初期評価では筋力および持久力は年齢や性別を考慮するとやや低下しており，バランス機能も悪化していた．そのため，移植前から理学療法を実施し身体機能を極力改善させようと考えた．

6) 目標設定と介入計画

- 移植前から移植日まで（2週間）
  →身体機能向上：この時期は積極的理学療法介入により体力を向上させるとともに運動習慣をつけることを目標とした．
- 移植日から無菌室退出まで（6週間）
  →身体機能維持：この時期は治療の副作用や合併症により積極的な理学療法介入は難しい日も多くなる．その際にもできる範囲内で理学療法を継続することを目標とした．
- 一般病棟から退院時まで（8週間）
  →身体機能維持および応用歩行能力獲得：この時期は自宅退院にむけて社会生活に順応できるよう長距離歩行や応用歩行能力を獲得することを目標とした．

Ⅳ. 介入経過

リハビリテーション（以下リハ）プログラムと介入スケジュールは 図2 のとおりである．

移植前の時点では理学療法室にて筋力増強練習や自転車エルゴメーターによる持久力練習を実施し，体力の向上を図った．前医では理学療法を実施しておらず，ベッド上での生活が続いていたので，まずは運動の重要性の理解と運動習慣をつけてもらうことに重点を置いた．

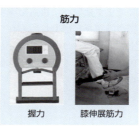

図1 身体機能評価

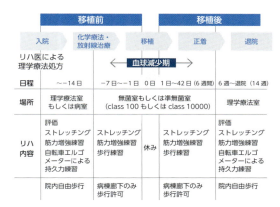

図2 本事例のリハビリテーションスケジュール

表1 移植前後における身体機能の変化

評価項目	移植2週前	移植6週後
体重	50.6	53.5
握力(kg)		
右	21.7	25.5
左	22.2	24.9
膝伸展筋力(kgf)		
右	24.5	26
左	23.8	26.3
6分間歩行テスト(m)	455	480
TUGT(sec)	6.2	6.2
FRT(cm)	33	37
重心動揺テスト		
総軌跡長(cm)		
開眼	119.6	112.92
閉眼	215.9	163.8
実行値面積(cm²)		
開眼	11.8	3.8
閉眼	4.3	1.51

移植後(移植後6週後)は体力維持のための理学療法を主体とした.理学療法以外の時間も積極的に活用し,筋力増強練習および歩行練習を行うよう自主運動を指導した.

一般病棟に移動した後は,退院にむけ筋力増強練習や持久力練習とともに床上動作,重いものを持ち上げる,階段昇降練習といった自宅での生活を想定した練習を行った.また,外来患者の少ない時間帯や休日などは院内を歩行してもらい連続歩行距離の増大を図った.経過良好により移植後14週で退院となる.

V. 理学療法再評価(移植6週後)

1) 全体像

初期評価時と比べ著変ないものの,言葉数は多くなっている.娘の生活のことが気になっているようである.理学療法に対するモチベーションは高い.

2) 基本動作:すべての動作は自立.
3) ADL:FIM 120点(減点項目:階段6点)
4) 身体機能

移植後の握力,膝伸展筋力,6分間歩行テスト,バランス機能は移植前に比べ維持もしくは改善している(表1).

VI. 考察

本事例は移植前から体力が低下していたものの,移植前からの理学療法介入により,運動が習慣化され,体力が比較的維持できた事例である.造血幹細胞移植患者は移植前の時点で体力が低下していることが多く,健常者に比べ体力は20%程度低下している[1].移植前の時点で体力が低下している事例に関しては,移植前からの理学療法介入により身体機能が改善できる余地があると考える.つまり,移植後のステロイドや免疫抑制薬および化学療法やGVHD(graft versus host disease,移植片対宿主病)などによる体力低下[2]は防ぎようがないものの,移植前の時点での筋力や持久力低下は廃用症候群が主であるため理学療法介入により改善できるはずである.

PTはまず,移植前に理学療法評価を行い,患者の年齢および性別を考慮し,どの程度体力が低下しているのかを把握する.もし体力が低下しているようなら,移植前の時点で積極的に介入できる限り体力を改善させる.移植後に関しては極力体力が低下しないよう予防に努めることが重要である.

近年,造血幹細胞移植患者に対するリハは普及しつつあるが,移植前の時点で体力が低下している患者が多く存在する.そのような患者は体力を向上させたうえで造血幹細胞移植を受ける必要があり,移植前からの理学療法の介入が重要であると考えられる.

[文献]

1) Morishita S, et al : Impaired physiological function and health-related QOL in patients before hematopoietic stem-cell transplantation. Support Care Cancer 20 : 821-829, 2012
2) Morishita S, et al : Safety and feasibility of physical therapy in cytopenic patients during allogeneic haematopoietic stem cell transplantation. Eur J Cancer Care (Engl) 22 : 289-299, 2013

索引

頁の太字は主要説明箇所を示す.

数字・欧文

1次予防　3
3次予防　2
5年生存率　80
6分間歩行試験(6 Minutes Walking Test；6 MWT)　70
6-pack エクササイズ　165

A
ABC分析　181
ACL再建術　144
activities of daily living(ADL)　82
Adson Test　60
alubmin(Alb)　24
amyotrophic lateral sclerosis(ALS)　200
Anterior Apprehension Test　62
Anterior Drawer Test　64,65
aortic valve stenosis(AS)　23
Apley's Compression Test　65
arthroscopic rotator cuff repair(ARCR)　148
Attention Process Training(APT)　125

B
Barthel Index(BI)　82
Behavioural Inattention Test(BIT)　46
Berg Balance Scale(BBS)　48
brain natriuretic peptide(BNP)　**24**,176
Brunnstrom Recovery Stage(BRS)　42
Burke Lateropulsion Scale(BLS)　44

C
Cardiopulmonary Excercise Test(CPX)　66
Cervical Traction Test　60
chief complaint　4
chronic kidney disease(CKD)　24
chronic obstructive pulmonary disease(COPD)　188
Clinical Assessment for Attention(CAT)　47
clinical reasoning(CR)　14
closed kinetic chain(CKC)　108
Cochrane Library　28
Crank Test　62
creatine kinase(CK)　25
creatinine(Cr)　24
CRP(C反応性蛋白)　24

D
Demand　4
diaschisis　18
diavetes mellitus(DM)　194
Diezの分類　80
Drop Arm Sign　62
Duchenne muscular dystrophy(DMD)　212

E
ECOG performance status scale　80
Eden Test　61
Ely Sign　64
estimated glomerular filtration rate(eGFR)　24
evidence-based medicine(EBM)　28

F
flat-back　55
Forgotten Joint Score(FJS)　59
Froment Sign　63
functional electrical stimulation(FES)　116
Functional Independence Measure(FIM)　83
──── for Children　79
Functional Reach Test(FRT)　48

G
gait ataxia　72
generalist　10
GOT　24
GPT　24
Gross Motor Function Classification System(GMFCS)　76
Gross Motor Function Measure(GMFM)　76
Guillain–Barré syndrome(GBS)　196

H
Hawkins & Kennedy Test　63
heart failure with preserved ejection fraction(HFpEF)　22
hemoglobin(Hb)　24
heart failure with reduced ejection fraction(HFrEF)　22
Hoehn–Yahrの重症度分類　74
Hope　4

I
ICFの理解，レジメの作成に必要な　94
ICU-AW(ICU関連筋力低下)　178
instrumental ADL(IADL)　82
International Classification of Functioning(ICF)　86
International Classification of Impairment, Disabilities and Handicaps(ICIDH)　86
interprofessional work(IPW)　8
intraventricular hemorrhage(IVH)　208
Inventory of Non-Ataxia Signs(INAS)　73

J
Japanese Knee Osteoarthritis Measure(JKOM)　58

Japanese Orthopaedic Association Hip-Disease Evaluation
　　Questionnaire（JHEQ）　58

K

Kaltenborn-Evjenth concept　160
Karnofsky performance status（KPS）scale　80
Karvonenの式　32
kyphosis　55
kyphotic-lordosis　55

L

Lachman Test　64
Lasègue Sign　61
left ventricular ejection fraction（LVEF）　22
leg placement　198
Load and Shift Test　62

M

McMurray Test　64
MDS-UPDRS（UPDRS改訂版）　74
mechanical insufflation-exsufflation（MI-E）　191
Middle Finger Extension Test　63
Minimally Clinically Important Difference/Change（MCID/
　　MCIC）　59
mitral valve regurgitation（MR）　23
Morley Test　61

N

National Institute of Health Stroke Scale（NIHSS）　42
Need　4
Neer's Impingement Test　62
neglect-like symptoms（NLS）　157
neuromuscular electrical stimulation（NMES）　116
NICU　208
Nohria分類　38
Numerical Rating Scale（NRS）　56

O

O'Brien Test　62
Ober Test　64
on-off現象　27
overwork weakness　25

P

Pain Catastrophizing Scale（PCS）　**57**,157
pain relief score法　56
Parkinson's disease（PD）　202
Patient-Reported Outcome（PRO）　58
Patrick Test　61
Pediatric Evaluation of Disability Inventory（PEDI）　78
PEDro　28
Phalen Test　63
Pivot Shift Test　64
platelet（PLT）　24
Posterior Drawer Test　64,65
postural alignment　54

precentral knob sign　106
pulmonary artery wedge pressure（PAWP）　67
Pusher現象　**44**,110,112

R

RC point　66
Relocation Test　62
rheumatoid arthritis（RA）　162
Roos Test　61
round-back　55

S

Sagging Sign　64
Scale for Contraversive Pushing（SCP）　44
Scale for the Assessment and Rating Ataxia（SARA）　72
SF-MPQ（Short-Form McGill Questionnaire）　56
SF-MPQ-2　56
Shuttle Walking Test（SWT）　70
specialist　10
Speed Test　62
Spurling Test　60
stiff knee gait　198
Stroke Impairment Assessment Set（SIAS）　42
Sulcus Sign　62
sway-back　55

T

Thomas Test　64
Thompson Test　65
Thomsen Test　63
Timed "Up and Go" Test（TUGT）　49
Tinel Sign　63
TNM分類　80
Trunk Control Test（TCT）　52
Trunk Impairment Scale（TIS）　52

U

Unified Parkinson's Disease Rating Scale（UPDRS）　74
unilateral spatial neglect（USN）　100,110,122

V

Valgus Stress Test　63-65
Varus Stress Test　63-65
Vertebral Artery Test　60
Verbal Rating Scale（VRS）　56
Visual Analogue Scale（VAS）　56

W・Y

wearing-off現象　27
WeeFIM　78
Western Ontario and McMaster Universities Osteoarthritis
　　Index（WOMAC）　58
white blood cells（WBC）　24
Wong-Baker FACES Pain Rating Scale　56
Wright Test　61
Yergason Test　62

和文

あ
アキレス腱断裂　146
悪液質（カヘキシア）　69
圧迫骨折　174
アドソンテスト　60
アドヒアランス　9
アプレー圧迫テスト　65
誤りなし学習　122
アルブミン（Alb）　24
安定化サイン　209

い
息切れ　188
移乗動作　112
痛みの評価　56
陰性尤度比　60

う
うっ血性心不全　182
うつ症状，脳卒中後の　104
運動障害　204
運動耐容能　**66**,216
運動麻痺　116

え
エデンテスト　61
エネルギー消費　69
エビデンスレベル　28
エラーレスラーニング　122
エリー徴候　64
円凹背　55
遠隔効果　18
エンドフィール　7
円背　**55**,102

お
横紋筋融解症　25
応用行動分析学的アプローチ　9
オーバーテスト　64
オーバーユース傷害　170
オブライエンテスト　62

か
介助量軽減，移乗動作の　112
外側スラスト　158
階段昇降動作　142
外反ストレステスト
　　──，足関節の　65
　　──，膝関節の　64
　　──，肘関節の　63
解離性大動脈瘤　184
踵-すね試験　72
拡張不全　22
加速歩行　202
下腿切断　154
肩関節亜脱臼，麻痺側の　116
肩関節周囲炎　160
肩関節痛，麻痺側の　116
活動量計　68
カヘキシア（悪液質）　69
過用性筋力低下　25
カリウム（K）　25
肝がん　218
換気効率　66
環軸椎亜脱臼　162
患者立脚型尺度（PRO）　58
関節鏡視下腱板修復術（APCR）　148
関節モビライゼーション　159
関節リウマチ（RA）　162
　　──の投薬治療　27
感度　60
がんの評価　80
緩和ケア　218

き
義足歩行　154
機能的自立度評価法（FIM）　83
機能的バランス分類　48
希望　4
キャストソケット　155
急性呼吸不全　190
急性大動脈解離　178
急性リンパ性白血病　220
強化学習　118
狭心症　194
強心薬　26
虚血性心疾患　194
ギラン・バレー症候群（GBS）　196
起立性低血圧　37
筋萎縮性側索硬化症（ALS）　200
筋膜リリース，腸脛靱帯への　159

く
クランクテスト　62
クリニカルリーズニング（臨床推論）　14
車椅子座位姿勢　110
車椅子調整　121
クレアチニン（Cr）　24
クローヌス　132

け
頸椎牽引テスト　60
頸椎症　166
頸椎捻挫　160
頸部痛　162
血圧管理，運動時の　178

血液検査　24
血小板（PLT）　24
血清クレアチンキナーゼ（CK）　25
嫌気性代謝閾値（AT）　66
健康関連QOLの評価　58
健康寿命　3
腱板エクササイズ　149
腱板断裂　148

こ

高K血症　25
交感神経活性　66
考察のまとめかた　93
高次脳機能障害　104,114,124,136
合成重心　17
行動変容（アプローチ）　114,180
後方介助法　201
後方引き出しテスト
　──，足関節の　65
　──，膝関節の　64
誤嚥性肺炎，ワレンベルグ症候群後の　108
股関節筋解離術　206
呼吸性代償開始点（RC point）　66
呼吸不全，重症の　192
国際障害分類（ICIDH）　86
国際生活機能分類（ICF）　86
極低出生体重児　208
骨アライメント　164
骨転移　214
骨肉腫　156
骨盤アライメント　140,170
こどものための機能的自立度評価法（WeeFIM）　78
こどもの能力低下評価法（PEDI）　78
個別性　4
コンプライアンス　9

さ

サービス担当者会議　134
座位姿勢　166
在宅支援　136
在宅療養　188
座位保持の獲得　110
作業療法士との協働　184
サギング徴候　64
左室駆出率（LVEF）　22
サルカス徴候　62
残存解離，急性大動脈解離術後の　178

し

ジェネラリスト　10
視覚情報処理，歩行の　198
自覚的脚長差　138
視覚誘導性ステップ課題　73

自己効力感　216
脂質代謝　25
視診　38
システマティックレビュー　28
姿勢アライメント　54
自宅復帰　152
失語症　118
膝前十字靱帯再建術　144
している ADL　**83**,104
社会復帰　182
社会保障費　3
シャトルウォーキングテスト（SWT）　70
就学　210
収縮不全　22
周術期リハビリテーション，肺がん術後患者への　216
重心　16
修正 Borg Scale　70
終末期の理学療法　3
主訴　4
手段的 ADL（IADL）　82
障害受容　130,132
情報収集　88
症例報告　98
触診　38
職場復帰　124
事例報告　98
心エコーレポート　22
人工関節置換術後の評価　58
人工股関節全置換術（THA）　138
人工呼吸器　190
人工膝関節全置換術（TKA）　142
心臓外科手術患者　186
心臓リハビリテーション，心不全患者に対する　180
身体活動　68
身体重心　17
心肺運動負荷試験（CPX）　66
心不全　**22**,100,176,180
　── の投薬治療　26

す

推奨度，ガイドラインにおける　28
推定糸球体濾過量（eGFR）　24
水頭症　208
スウェイバック　55
ストーリー，動作の　51
ストレスサイン　209
スパーリングテスト　60
スピードテスト　62
スペシャリスト　10

せ

生活行為向上リハビリテーション　174

整形外科的テスト
　　──，下肢の　64
　　──，頸部〜体幹の　60
　　──，上肢の　62
正常動作　50
生体インピーダンス分析　69
生命予後の予測　80
脊髄小脳変性症　198
脊柱変形　174,212
脊椎圧迫骨折　152
脊椎転移　214
積極的保存療法　172
摂食・嚥下　128
全般性注意　47
前方アプリヘンションテスト　62
前方介助法　201
前方引き出しテスト
　　──，足関節の　65
　　──，膝関節の　64

そ
早期退院　178
早期離床　152
早期リハビリテーション介入，ICU管理患者への　190
造血幹細胞移植　220
僧帽弁閉鎖不全症（MR）　23
足底板　201
粗大運動能力尺度（GMFM）　76
粗大運動能力分類システム（GMFCS）　76

た
ダーツスロー運動　165
ターンアウト　170
退院時目標　92
退院調整　192
体うっ血　22
大腿骨転子部骨折　140
大動脈弁狭窄症（AS）　23
多職種協働　8,124
多職種連携　189
打診　38
立ち上がり動作　17
短期目標（STG）　92
単純X線画像の活用　20
弾道運動　199

ち
チーム医療　8
チェックソケット　155
知的障害，軽度の　204
注意　47
注意障害　122
長期目標（LTG）　92

聴診　38
調整的アプローチ　7
治療的アプローチ　6
陳旧性出血病巣　18

つ
椎骨動脈テスト　60
対麻痺　214,218
　　──，高齢者の　120

て
低K血症　25
低Na血症　25
ティネル徴候　63
ティルト・リクライニング車椅子　128
できるADL　83
デュシェンヌ型筋ジストロフィー（DMD）　212
転移性胸椎腫瘍　218
転倒・転落の原因と危険因子　36

と
投球肘障害　172
統合と解釈　90
橈骨遠位端骨折，高齢者の　164
動作観察　50
動作分析　16,50
糖代謝　25
疼痛，ジョギング時の　146
糖尿病（DM）　194
投薬状況　26
動揺性筋緊張　210
トーマステスト　64
特異度　60
特発性間質性肺炎　192
特発性側弯症　150
特別養護老人ホーム　128
トップダウン評価　50,**88**
ドブタミン　26
トムセンテスト　63
トレッドミル　202
トレンデレンブルグ徴候　140
ドロップアーム徴候　62
トンプソンテスト　65

な
内反ストレステスト
　　──，膝関節の　64
　　──，足関節の　65
　　──，肘関節の　63
中指伸展テスト　63
ナトリウム（Na）　25
軟部組織　20

に
ニアーインピンジメントテスト　62

ニード 4
日常生活活動(ADL) 82
日本整形外科学会股関節疾患評価質問票(JHEQ) 58
日本版膝関節症機能評価尺度(JKOM) 58
乳酸産生 66
入浴動作,脳血管障害事例の 114
認知症 114
妊婦への理学療法,腰痛を呈する 168

の
脳萎縮 18
脳画像の活用 18
脳血管障害の画像所見 106
脳梗塞 106,184
脳室内出血(IVH) 208
脳腫瘍 136
脳性ナトリウム利尿ペプチド(BNP) **24**,176
脳性麻痺 206,210
　── の評価 79
脳卒中
　──,急性期 102
　── の機能評価 42
脳卒中後うつ症状 104
脳卒中後肩関節痛 116

は
パーキンソン病(PD) 202
　── の投薬治療 27
肺うっ血 22
肺がん 216
肺水腫 176
バイタルサインの測定 35
排痰練習 191
肺動脈楔入圧(PAWP) 67
跛行 138
白血球(WBC) 24
発達遅滞 204
パトリックテスト 61
鼻–指試験 72
半腱様筋腱 144
半側空間無視(USN) 100,110,122
反復拮抗運動障害 72

ひ
ヒールウェッジ 201
皮質下線維 19
皮質脊髄路 18
ピボットシフトテスト 64
標準注意検査法(CAT) 47

ふ
ファーレンテスト 63
フィジカルアセスメント 24,**38**,176
フェイススケール 56

復学 150
復職 125,182
フレイル 186
フローマン徴候 63
プログラム立案 92
文献の活用 28

へ
閉鎖運動連鎖(CKC) 108
平背 55
ヘモグロビン(Hb) 24
変形性膝関節症 102,142,158
片麻痺 100,106,118,132,136,184
　──,両側の 126

ほ
包括的リハビリテーション 8
方向性注意 47
ホーキンス・ケネディテスト 63
歩行運動失調 72
歩行再建 118,196
歩行時痛,外側スラストに伴う 158
歩行時の視覚情報処理 198
歩行速度 186
歩数計 68
ボトムアップ評価 88

ま
マクマレーテスト 64
慢性虚血性病変 18
慢性腎臓病(CKD) 24
慢性閉塞性肺疾患(COPD) 188

も
モーリーテスト 61
目標設定 92
もたれ座位・立位でのトレーニング 102,103
問題点の抽出 92

や・ゆ
ヤーガソンテスト 62
有害事象 33
指追い試験 72

よ
陽性尤度比 60
腰痛 126,168
要望 4
予後予測,急性期脳卒中患者の 106

ら
ライトテスト 61
ラセーグ徴候 61
ラックマンテスト 64

り
理学療法 2
　── のアプローチ 6

理学療法士　2
力学的ストレス，骨への　20
リスク管理　32
　──，病期における　34
　──，理学療法士がなすべき　36
立位姿勢制御の低下　205
リハビリテーション栄養　69
リロケーションテスト　62
臨床推論（クリニカルリーズニング）　14

る・れ
ルーステスト　61
練習的アプローチ　6

ろ
ロードアンドシフトテスト　62
濾胞性リンパ腫　214

わ
ワレンベルグ症候群　108